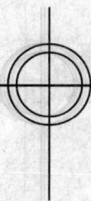

职 业 教 育 课 程 改 革 教 材

中 医 护 理 学

（供护理、涉外护理、助产、家政服务与管理等专业用）

主 编 程 琳 唐章全

中国中医药出版社
·北 京·

图书在版编目（CIP）数据

中医护理学/程琳，唐章全主编．—北京：中国中医药出版社，2011.8（2016.7重印）
职业教育课程改革教材
ISBN 978 - 7 - 5132 - 0526 - 9

Ⅰ．①中…　Ⅱ．①程…　②唐…　Ⅲ．①中医学：护理学 - 职业教育 - 教材　Ⅳ．①R248

中国版本图书馆 CIP 数据核字（2011）第 136346 号

中 国 中 医 药 出 版 社 出 版
北京市朝阳区北三环东路 28 号易亨大厦 16 层
邮政编码　100013
传真　010 64405750
北京市亚通印刷厂印刷
各地新华书店经销

*

开本 850×1168　1/16　印张 16.75　字数 378 千字
2011 年 8 月第 1 版　2016 年 7 月第 4 次印刷
书　号　ISBN 978 - 7 - 5132 - 0526 - 9

*

定价　24.00 元
网址　www.cptcm.com

职业教育课程改革教材

《中医护理学》编委会

编写说明

  护理学的基本任务包括，促进和保持健康、预防疾病、协助康复、减轻痛苦。中医护理学的任务是用中医基础理论指导预防、保健、治疗、康复活动和特色护理。中医护理方法的运用提高了现代护理质量，将传统医学的精华内容充实于临床护理中。为了实现"培养具备整体护理观念，具有中医护理特色，扎实的西医护理知识和技能，又具有人文护理素养的中西医结合护理人才"的培养目标，我们组织四川中医药高等专科学校的骨干教师及绵阳市中心医院、绵阳市妇幼保健院、绵阳市中医院的专家编写了这本职业教育课程改革教材《中医护理学》。

  本教材是根据《关于全面提高高等职业教育教学质量的若干意见》和教育部、卫生部《关于加强医学教育工作提高医学教育质量的若干意见》人才培养目标的要求进行编写，突出了职业能力的培养。通过《中医护理学》的学习，使学生能系统地掌握中医护理基本理论、基本知识；掌握中医护理基础操作技术；能够运用中医理论对护理服务对象实施身心整体护理，并对服务对象进行健康教育与保健指导，从而将传统医学与现代护理学的思想有机地结合起来，培养具有整体护理观念的中西医结合护理人才。

  教材的编写除了遵循"三基五性"，"够用为度、注重实践"的原则外，着重体现整体观念和辨证施护。其特色是突出实用性。在编写中尽量少用文言文，力求把博大精深的中医理论知识写得简单、准确、通俗易懂，既有"完整性"，又有"易教性"和"易学性"；除了充实、完善中医护理基础技能外，还融入了一部分有效、实用的中医护理新技术、新方法；对实用性强的中医护理知识和技能进行重点强化训练指导，并把"示范演示、学生实训、考核、竞赛"融为一体。通过强化技能操作，可以巩固课堂理论知识，培养学生观察、综合分析能力及运用所学的理论解决实际问题的能力。

  本教材体现了以就业为导向，突出关键环节中医护理基础技能的职业能力培养，搭建了中西医结合护理专业基础平台，为学生个人职业素质、职业能力、职业技能的形成与持续提升服务，有效达到职业教育教学目标。

编委会

2011 年 6 月

目 录

上篇 中医学基础知识

中篇 常用中医护理技术

下篇 中医护理基本内容

上篇 中医学基础知识

绪 论

中医护理学是以中医理论为指导，结合预防、保健、康复、医疗活动，对患者及老、弱、幼、残加以照料，并施以独特的护理技术，以保护人类健康的一门应用学科。它是中医学的重要组成部分，有着悠久的历史。在中国传统医学医药护一体化发展的历史长河中，中医护理的知识大量散载于历代医家的论著中。随着社会的进步和医学科学的发展，中医护理经验也被不断地挖掘和整理，并逐步走向系统化、理论化。特别是在党和国家扶持与发展中医药卫生事业的政策影响下，伴随着中医学临床与教育事业的蓬勃发展，中医护理已经逐步发展成为一门独立的学科。

一、中医护理发展史

中华民族能够生生不息、代代相传，与中医药学的形成与发展息息相关。中医护理作为中医药学密不可分的组成部分，在漫长的文化传承中，经历了如下发展阶段：

（一）原始社会时期（远古～公元前21世纪）

在原始社会，人类为了生存，在与大自然的搏斗中难免遭遇损伤，为了保护自己，他们学会了压迫止血，或用草茎、泥土、树叶对伤口进行涂裹包扎，从而出现了最早的外科包扎止血法；通过对四肢跌仆损伤部位的抚摸与揉按，发现有消肿、散瘀和止痛的作用，形成了原始的按摩术。为了避免暴雨雷击及野兽的袭击，原始人过着"穴巢而居"的生活。为了防寒避邪，他们用兽皮或树皮作衣，这些自我保护的简单措施，构成了人类最早的卫生保健。定居下来以后，通过对动、植物的长期观察和尝试，人类认识了更多动、植物的食用与药用价值及其对人体的致病与毒害作用。《史记·补三皇本记》中记载："神农氏以赭鞭鞭草木，始尝百草，始有医药。"《淮南子·修务训》载："神农……尝百草之滋味，水泉之甘苦，令民知所避就。当此之时，一日而遇七十毒。"而到了氏族公社后期，随着生产工具的不断改进，特别是弓箭的发明，促进了渔猎经济的发展，为原始人提供了较多的肉类食物，为认识某些动物药提供了机会。这样便出现了对药物的内服、外敷及对动物内脏、骨骼、甲壳的运用，从而积累了朴素的动植物药理学知识。火的使用让原始人发现，取暖可减轻因受寒湿而引起的疼痛不适，形成了热熨法的原始雏形。在用火的过程中还发现，局部皮肤表层被烧灼会减轻某些疾病的症状，从而形成原始的灸术。考古挖掘出土的新石器时代的各种砭石具有不同的功用，说明当时的原始人已经能够制造出种类繁多且比较精细的石器医疗工具。这些都是现代中医护理技术的最早雏形。

（二）夏－春秋时期（公元前 21 世纪~公元前 476 年）

夏至春秋，是我国的奴隶社会时期。随着经济、思想及科学文化的发展，医学逐渐摆脱了宗教的羁绊，走上了独立发展的道路。这一时期，有关医学知识的记载已包含护理的内容。例如，在卫生保健方面，《诗经》有"予发曲局，薄言归沐"，"洒扫穹窒"，"洒扫庭内"等记载。《礼记》有"鸡初鸣，咸盥漱"，"五日则燂汤清浴，三日具沐"，"头有创则沐，身有疡则浴"等记载。这些都是对环境卫生和个人卫生的论述。在饮食护理方面，指出"饮食必时"，且食饮应与四时季节相适应，如"春多酸、夏多苦、秋多辛、冬多咸"等。《周礼》作为一部记载西周至战国时期官制、职掌和施政要领等社会典章制度的文献古籍，其中已有关于医政组织的设立、医学分科、医疗考核制度和病案建立等的记载，对疾病流行与四季、气候的关系和七情致病也有论述，是反映我国人民对传染病预防与情志护理重要性认识的较早文献。

（三）战国－东汉时期（公元前 475 年~公元 220 年）

战国至东汉时期，社会经济与科学文化的迅速发展，为医学理论体系的逐步形成奠定了基础。《黄帝内经》是我国现存最早、最为完整的一部医学古籍，包括《素问》和《灵枢》两部分。它的问世标志着中医学基本理论的确立。该书不仅全面系统地阐述了人体的生理、病理、诊断及治疗，而且还从不同侧面涉及了中医的临床护理工作，明确提出了情志护理（心理护理）的重要性，详细论述了饮食起居调理、疾病护理、用药护理、针灸、按摩等护理方法的具体要求。如在情志护理上，《黄帝内经》提出："精神不进，志意不治，故病不可愈。""未有逆而能治之也，夫惟顺而已矣……百姓人民皆欲顺其志也。"强调了护理人员应了解患者的心理状态，尽量顺从其意愿，以取得患者的合作，这是施行各种治疗护理的前提。但对娇态纵欲不遵守疾病禁忌的患者，"禁之则逆其志，顺之则加其病"，此时应"告之以其败，语之以其善，导之以其所便，开之以其所苦"。这种开导教育的方法，对当今的心理护理仍有深远的影响。在饮食调护方面，《黄帝内经》认为："毒药攻邪，五谷为养……气味合而服之，以补益精气。""大毒治病，十去其六……无毒治病，十去其九；骨肉果菜，食养尽之，无使过之，伤其正也。"阐明了药物与食物在疾病治疗与调护中的作用和区别，强调了用药攻邪而邪衰，当用饮食以调补人体精神。而在论及五脏病变的饮食禁忌中，《黄帝内经》则明确指出应根据疾病的病因病位与食物的性味归经合理调配，如"脾病者，宜食粳米饭、牛肉、枣、葵……肺病者，宜食黄黍、鸡肉、桃、葱"。"肝病禁辛，心病禁咸，脾病禁酸，肾病禁甘，肺病禁苦"。在病情观察方面，则有"朝则人气始生，病气衰，故旦慧……夜半人气入脏，邪气独居于身，故甚也"的论断，指出了病情变化的日节律，为加强夜间观察与护理提供了依据。在疾病护理方面，《黄帝内经》在论述某些疾病时，还指出了护理要点，如《素问·热论》中说："病热少愈，食肉则复，多食则遗，此其禁也。"明确指出了病人发热稍退，消化机能尚未恢复正常，这时如果给肉类等难以消化的食物，可促使病情再复发；如果再过量给予其他饮食，可使余热遗留不清。

所以，食肉和饮食过多，都是热病所禁忌的。在生活起居护理上，《黄帝内经》则谆谆告诫，要遵循自然界的变化规律，按时起卧，劳逸结合，所谓"其知道者，法于阴阳，和于术数……而尽终其天年"。除此之外，该书还记载了许多中医护理诊疗技术方面的知识，如针灸、推拿、刮痧、敷贴、热熨等。以上内容说明，《黄帝内经》中蕴含着丰富的护理知识和技术，为中医护理学的发展奠定了理论基础。

　　张仲景的《伤寒杂病论》是我国最有影响的一部临床医学巨著，分《伤寒论》和《金匮要略》两部分。它在《黄帝内经》理论指导下，总结了东汉以前众多医家的临床经验，提出了系统的理、法、方、药的辨证论治原则，不仅奠定了中医辨证论治的理论体系，也为临床辨证施护开了先河，给中医护理的发展增添了许多新内容：①首创了猪胆汁灌肠法。②率先开展急诊复苏术，如《金匮要略·杂疗方》中对救自缢死、救溺死、救卒死等具体操作过程的记载，已成为世界上最早开展急诊复苏护理的典范。③发展了中药用药法则，如《伤寒论》中对桂枝汤从煎煮、服药方法、服药后注意事项、观察服药后反应到服药后的处理方法及其饮食宜忌等的记载，详细论述了在疾病发生发展过程中，应如何根据辨证的治则、治法和服药要求做好护理工作，为中医给药护理提供了规范。除此之外，《伤寒杂病论》中还详细描述了各种与护理有关的护治一体护理疗法，如治百合病的洗身法；治狐惑病的熏洗法、烟熏法；治咽痛的含咽法；以及坐浴法、外掺法、灌耳法、吹鼻法等用药护理，充分反映了东汉时期的护理发展水平。④强调饮食护理中的禁忌原则，如《金匮要略》中对禽兽鱼虫及果实菜谷的禁忌讨论，涉及五脏病食忌、四时食忌、冷热食忌、妊娠食忌等内容，并明确指出饮食也应辨证，即"所食之味，有与病相宜，有与身为害，得宜则益体，害则成疾"。⑤主张早防早治，防止疾病的传变等。这些方法和思想进一步丰富了中医护理的理论知识体系。

　　《神农本草经》是我国现存最早的药物学专著，全面总结了战国至东汉时期的用药经验和药物学知识。该书较系统地概述了君、臣、佐、使，七情合和，四气五味等药物学理论。特别是"七情合和"的明确提出，在临床用药中要注意配合得宜，要密切观察记录药物的增效与减效，有毒与无毒等各种临床变化，对后世用药护理具有十分重要的指导意义。《神农本草经》还论述了一系列用药原则，如"欲疗病，先察其源，先候病机"，"疗寒以热药，疗热以寒药……各随其所宜"。对有毒性作用的药物，则强调要特别谨慎，必须从小剂量开始，逐渐增加剂量，以免造成药物中毒的严重后果。

　　后汉名医华佗，以发明麻沸散而闻名于世。在养生健身方面，他认为体育锻炼可以帮助消化，疏通气血，增强体质，减少疾病。华佗所倡导的"五禽戏"，在古代导引方法的基础上，模仿虎、鹿、猿、熊、鸟五种动物的姿态动作，把医疗、护理、体育合于一体，从而创立了世界上最早的康复护理，被后世誉为医疗体育的奠基人。

　　（四）魏晋南北朝时期（公元220年~581年）

　　魏晋南北朝，是中医护理理论与专科护理开始全面发展的时期。王叔和的《脉经》，深入阐明了脉理，将脉、证、护相结合，把脉象归纳为24种，并分析了各种杂病及妇女、小儿的脉证，同时改进了寸、关、尺的诊脉方法，为脉诊法成为中医临床护理和观察病情的手段提供了依据。东晋·葛洪的《肘后方》，是中医急救、传染病及内、外、妇、五官、精神、骨伤各科的集大成之作。书中记载了大量的护理内容，如在"治卒大腹水病方"中明确指出："勿食盐，常食小豆饭，饮小豆汁，鲤鱼佳也"；还提出了用海藻治疗瘿疾，成为世界上最早记载用含碘的食物治疗甲状腺疾病的医籍；又提出用狗脑敷治疯狗咬伤，开创了用免疫法治疗狂犬病的先河。而唐代的《外台秘要》在引用《肘后方》治疗创伤大失血的护理时指出："凡金疮出血，其人若渴当忍之……若多饮粥辈，则血溢出杀人，不可救也。"并指出这时的病人"又忌嗔怒大言笑，思想阴阳，行动作劳，勿多酸咸，饮酒羹臛辈，皆使疮痈肿发，甚者即死"。该书还有关于天花及恙虫病的最早记载，以及对黄疸患者的尿用白纸染尿法鉴别的诊断记载，成为现代实验诊断和病情观察的先驱。

（五）隋唐五代时期（公元581年~960年）

这一时期，随着临床医学向专科化方向发展，中医护理学得到了进一步的充实和提高，总结了许多专科护理的经验。

隋·巢元方的《诸病源候论》虽是阐述病源学的专著，但对各种疾病的护理，尤其是病情观察也有很大的发展和补充。如对温热病的病情观察："凡皮肤热甚，脉盛躁者，病温也。其脉盛而滑者，汗且出了。"并提出临床可以脉象来观察病情。而在对外科肠吻合术后患者的饮食护理中，则指出："当作研米粥饮之，二十余日……饱食者，令人肠痛决漏。"在妇产科护理方面，强调妊娠期间应该注意饮食起居与精神调养。该书还发展和补充了养生护理的方法，如虚劳者可用呼吸法、健身法、搂肚法等增强自身体质。

唐·孙思邈所著《千金方》包括《千金要方》和《千金翼方》两部。该书更详细地论述了临床各科的护理、食疗及养生等内容：①妇产科护理方面：对妇人从怀孕养胎、分娩乃至产褥期的护理都作了详细的叙述。指出孕妇应"居处简静……"禁酒及冰浆；临产时，不能让不洁者进产房，"产妇第一不得匆匆忙忙……忧悒则难产"。产后，"百日已来，极须殷"，不要"纵心犯触及便行房"。这些护理内容对现代妇产科护理仍有实践意义。②婴幼儿保健与护理方面：收集和总结了唐代以前对小儿保健防病的经验，为儿科临证护理作出了巨大的贡献。书中对初生儿的口腔护理、婴儿的母乳喂养、辅食添加、皮肤护理、户外活动等日常生活护理的方法与要求都有详细记载，充分体现了孙氏对小儿护理的重视。③饮食护理方面：主张"先饥而食，先渴而饮，食欲数而少，不欲顿而多"，指出"勿食生菜、生米，勿饮浊酒"，"勿食生肉"，"一切肉惟须煮烂"。而在饮食与药疗的选择上，则强调"须先洞晓病源，知其所犯，以食治之，食疗不愈，然后命药"，把饮食疗法放在药疗之上。④养生保健护理方面：以"预防为主"的思想指导人们如何通过饮食、起居、衣着等日常生活活动养生防病，如："饮食即卧，乃生百病"，"湿衣及汗衣皆不可久着"，"饥忌浴，饱忌沐"，"凡衣服、巾、栉、枕、镜不宜与人同之"，要养成"常习不唾地"，"食毕当漱口数过"等卫生习惯。对老年人的护理，则要求"常须慎护其事，每起速称其所须，不得令其意负不快"。⑤精神调护方面：认为善摄生者，应是"少思、少欲、少念……少恶行"，要"莫忧思、莫大怒、莫悲愁、莫大惧"等，为中医情志护理增添了不少内容。⑥投药护理方面：《千金要方·卷一》指出："病在胸膈以上者，先食而后服药；病在心腹以下者，先服药而后食；病在四肢血脉者，宜空腹而在旦；在骨髓者，宜饱满而在夜。"⑦中医护理技术方面：首创了用细葱管进行导尿，同时发展了蜡疗和热熨法。进一步丰富了中医护理技术的内容。⑧医德方面：孙氏以高尚的医德而著称于世，所著《大医习业》和《大医精诚》两篇专论，被后世奉为医家职业操守之经典。

此外，王焘的《外台秘要》对伤寒、肺结核、疟疾、天花、霍乱等传染病的病情观察均有较详尽的记载，并提出了禁止带菌之人进入产房和"不得令家有死丧或污秽之人来探"的护理探视制度。孟诜的《食疗本草》总结了汉、魏、晋、隋的食物疗法，是我国现存最早的营养学专著，对中医饮食护理的发展起着重要的推动作用。南唐·陈士良的《食性本草》中，将食物和药物进行分类，并创立了食医方剂及四时饮食与调养方法，阐述了饮食护理与医疗的重要关系。龚庆宣的《刘涓子鬼遗方·卷二》中记载，对腹部开放性伤肠管脱出还纳腹腔者，有"十日之内不可饱食，频食而宜少，勿使患者惊"等要求，充实了中医外科护理的内容。

（六）宋金元时期（公元 960 年～1369 年）

宋金元三朝，是中医学史上承前启后的时期。当时医学百家争鸣，百花齐放，各抒医理，出现了历史上著名的金元四大家，即刘完素的火热说、张从正的攻邪说、李东垣的脾胃说和朱丹溪的养阴说。这一时期的医学著作也颇为丰富，其中不乏中医护理的内容。

《太平圣惠方》发展了中药成药的保管法，将服药原则总结为"食气消即进药，药气散即进食"，并对汤药的冷热，以及饵汤、助药、作息等护理方法进行了完整的阐述。对现代护理学中的药物保管和使用仍然有重要的指导作用。《饮膳正要》是当时营养学方面的代表著作。该书提出了养生避忌、妊娠食忌、乳母食忌、饮酒避忌及各种珍奇食品的食谱，大量记载了各种医疗、保健饮食，继承了我国古代食、养、医结合的传统，全面总结并发展了中医学在饮食护理中的宝贵经验。李东垣的《脾胃论》则认为，脾胃为后天之本，必须注意调养，否则，"内伤脾胃，百病乃生"。该书详尽阐述了饮食、劳倦、情志、脾胃机能和人体健康之间的关系，指出"饮食不节则胃病……精神少，而生大热"；"形体劳役则脾病……四肢不收，大便泄泻"；"喜怒忧恐，损耗元气，资助心火，火胜则乘其土位，此所以病也"。并认为，在饮食、劳倦、情志三者所致的内伤病中，情志起着先导作用。书中关于"用药宜禁论"、"安养心神调治脾胃论"、"饮食伤脾胃论"等论述也是指导脾胃护理的内容。陈自明的《妇人大全良方》是宋代妇科的杰出作品，该书概括了妇产科全貌，分篇论述了孕期服药与孕产妇将息法，内容十分丰富。其中所记载的助产方法，对现代妇产科护理仍有临床指导意义。《卫济宝书》介绍的"五善七恶"之说，则成为中医判断外科疾病善恶顺逆的标准。该书在"打针法"中，对刀、钩等外科手术器械的煮沸消毒与贮藏方法的描述，是迄今为止关于医疗器械消毒与保养的最早文字记载。齐德之在《外科精义》中，以"论将护忌慎法"专篇论述了病后休养环境、探视要求、情志护理、饮食卫生与营养、康复护理和照护人员的条件要求等护理学内容。这些观点，对现代护理的发展仍有深远影响。

（七）明清时期（公元 1368 年～1911 年）

在明清时期，医家们进一步总结和发展了前人在临床各科护理中的经验，加速了中医护理向独立、完整的体系发展的步伐。尤其是对传染病护理的详尽论述，成为当时中医护理发展的一大亮点。

明·吴有性的《温疫论》之"戾气"说，是 17 世纪在传染病病因学上的卓越创见，反映了中医对急性热病防治的丰富经验和理论知识。书中"论食"、"论饮"、"调理法"三篇专论，详细论述了瘟疫病的护理措施。其对温邪易伤津耗液的认识，以及对温病患者失液的补充方法的描述，与现代护理学的体液疗法观点完全一致。清·叶天士的《温热论》，则系统阐明了温病发生、发展的规律，指出了温病卫、气、营、血四个阶段辨证论治与施护的纲领，还总结了温病察舌、验齿、辨斑疹白痦等病情观察的方法，并指出在观察舌象、判断病情、推测预后的同时还应做好口腔护理，为中医护理学的病情观察增添了新的内容。

这一时期，由于传染病的流行，在预防交叉感染、消毒灭菌和预防接种方面有了突破性的进展。如对传染病患者的衣服用蒸汽消毒法处理，对空气采用焚烧檀香、沉香之类的药物消毒。《治疫全书》还告诫人们"当合阶延门，时气大发，瘟疫盛行，递相传染之际……毋近病人床榻，染具秽污；毋凭死者尺棺，触其恶臭；毋食病家食菜；毋拾死人衣物"，以防受感染。温病学说的形成和发展，也极大地促进了降温措施的发展，完善了刮痧这一护理诊疗技术。

在专科护理方面，陈实功的《外科正宗》对痈疽的病源、诊断、调治以及其他外科疾病的辨证施护的记述，条理清楚，内容翔实。《普济方·新生将护法》详细论述了新生儿的护理，如用衣法，对小儿啼哭、大便的观察，哺乳及哺食法，浴儿法等。薛己《口齿类要》论述了口腔护理法。《内科摘要》补充了中医内科护理学的内容。

这一时期，护理专著也颇为丰富，尤其是钱襄所著的《侍疾要语》，是现存中医古籍中，最早且较全面论述中医护理的专著，历述了对患者的精神、生活、饮食、疾病、用药等方面的护理要点。该书特别强调情志护理对于患者康复的重要性，提出可采用音乐来消除患者的烦躁；详细描述了病室环境设置、陪护制度、探视制度、患者卧位、人工喂养方法，以及卧床患者预防褥疮的具体要求和措施；论述了护理人员对重危患者夜班监护的职责要求。此书是中医护理史上一部言简意赅，切合实用之佳作。

随着中医理论的发展与传播，中医护理也经过了漫长的发展历程，但始终不离"继承而不泥古，发展而不离其宗"之圭臬，从而保证了这门学科的严谨性、延续性、有效性和可操作性。

中华人民共和国成立以后，在党和国家扶持与发展中医药事业政策的影响下，中医护理学也受到了高度重视，并开始蓬勃发展。在学科建设方面，20 世纪 60 年代初，中医护理培训班在南京首次举办，并出版了第一部系统的中医护理学专著《中医护病学》，继而中医护理学的各种专著相继问世，标志着中医护理学已经走向新的发展阶段。目前，中医护理工作越来越受到社会和医疗机构的重视，中医护理队伍正在发展壮大。临床工作中，运用现代护理模式，结合中医护理理论和辨证施护原则对患者进行护理的实践正在积极开展。经验的总结，理论的充实，进一步推动了现代中医护理学理论体系的形成与发展。在学术研究方面，中医护理的科学研究工作正在全国各地蓬勃发展，学术研究氛围日益浓厚，学术水平不断提高。全国成立了中医、中西医结合护理学术委员会，组织并指导中医护理的学术研究。在古为今用，洋为中用思想的指导下，对中医护理理论的挖掘、整理、总结和发展，以及将现代护理学理论与方法和传统的中医护理理论与技术相结合的实践与研究，使得中医护理理论更加完善、更加系统、更加丰富，并逐步形成了一个独立、完整、系统的科学理论体系，为繁荣中医护理学术，推动中医护理事业的发展作出了贡献。在人才培养方面，随着中医护理学的发展，中医护理教育事业也得到了快速的发展，多层次、多渠道、多形式的中医护理教育体系在全国范围内形成。研究生、本科、专科、中专、函授与网络大学、短期培训班等各种形式的中医护理教育大量涌现，使中医护理的学术水平和护理人员的职业素养均得到不断提高。一批高学历、高职称、年轻化、富有敬业精神的专业人员已经活跃在中医临床护理、教学和科研岗位上。在学术交流方面，改革开放为中医药的国际交流带来了契机。中医护理学在中医药学发展中的地位和作用越来越受到国际卫生组织和国际护理界的关注和重视，许多国家的护理代表团先后来到我国参观考察，加强了中医护理的国际学术交流，扩大了中医护理的国际影响。近年来，我国内地与台湾和香港地区的学术交流日益增多，为中医学的发展和中医护理的学术繁荣创造了条件。

中医护理学的发展源远流长，已经逐渐成为一门独立的学科。其内容丰富，良玉精金，无一不因其实用性、可操作性和显著的疗效赢得了其应有的价值和地位，造就了中医护理临床各科的华实。随着中医药事业的发展和现代科学技术的进步，中医护理学将继承祖国传统医药学的遗产，并吸收现代护理学的新理论、新知识、新技术，不断完善，更全面、系统、科学地发展，为人类的身心健康作出更大的贡献。

二、中医护理的基本特点

（一）整体观念

整体观念是关于事物和现象的完整性、统一性和联系性的认识。中国古代朴素的整体观念是建构在气一元论和阴阳五行学说基础之上的思维形态或方式，它强调整体、和谐与协调，是关于人体自身以及人与环境之间的统一性、完整性和联系性的认识，是中医学的基本特点之一，它贯穿于中医生理、病理、诊法、辨证、治疗和护理等整个理论体系之中，具有重要的指导意义。

1. 人是一个有机整体　人体以五脏为中心，通过经络系统，把六腑、五体、五官、九窍、四肢百骸等全身组织器官有机地联系起来，构成一个表里相关、上下沟通、密切联系、协调共济、井然有序的统一整体，并且通过精、气、神的作用来完成机体统一的机能活动。它们不仅在结构和功能上相互协调，相互为用，而且在病理上也相互影响。如内脏器官与体表的关系中，心合小肠，主血脉，开窍于舌，其华在面；肺合大肠，主气，开窍于鼻，其华在毛；脾合胃，主肌肉、四肢，开窍于口，其华在唇；肝合胆，主筋，开窍于目，其华在爪；肾合膀胱，主骨，开窍于耳及二阴，其华在发等等。临床上可通过这些联系来指导疾病的预防、诊治和护理。如用清肝的方法，可以治疗暴发火眼；用清心泻小肠火的方法，可以治疗口舌糜烂；用清胃的方法，可以治疗实火牙痛；用宣肺的方法，可以治疗感冒鼻塞等。因此，护理工作中，要解决某个脏腑、器官病变带来的问题，就不能只从这一脏腑、器官的局部病变去考虑，而是要在整体观念的指导下，对与其相关联的脏腑、经络的机能状况实施考察和调护。

2. 人与环境密切联系　人生天地之间，六合之内，是整个物质世界的一部分，自然环境的变化，会影响人体发生相应的变化，即《内经》所说"人与天地相应也"。同时，人又具有社会属性，是社会整体中的一个组成部分，社会的变化也必然会对人体产生影响。但是，人类自身又具有积极的主观能动性，能够改造自然，适应环境。人与环境相互关联，密不可分。

（1）人与自然息息相关：人类生活在自然界之中，自然界在为人类提供必要的生存条件的同时，其运动变化又会对人体的生理和病理产生直接或间接的影响。这种"天人一体观"认为，天有三阴三阳六气和五行的变化，人体也有三阴三阳六经六气和五脏之气的运动。自然界阴阳五行的运动变化，与人体五脏六腑之气的运动是相互收受与通应的。如《灵枢·五癃津液别》中说："天暑衣厚则腠理开，故汗出……天寒则腠理闭，气湿不行，水下留于膀胱，则为溺与气。"充分说明了四时气候更替对人体生理功能的影响。《素问·生气通天论》曰："阳气者，一日而主外，平旦人气生，日中而阳气隆，日西而阳气已虚，气门乃闭。"故"百病者，多以旦慧昼安，夕加夜甚"（《灵枢·顺气一日为四时》）。指出了昼夜晨昏变化与病情周期性波动的关系。而地理环境作为自然环境的重要组成部分，与人类的生存与健康也是密不可分的。在中医看来，生长有南北，地势有高低，体质有阴阳，奉养有膏粱藜藿之殊，加之天时有寒暖之别，故"一州之气，生化寿夭不同"（《素问·五常政大论》），受病亦有深浅之异。因此，护理工作必须做到因时制宜、因地制宜，针对疾病发生的不同季节和病人所处的不同环境，采取不同的护理措施。

（2）人与社会紧密相连：人的本质是一切社会关系的总和。人生活在社会环境之中，社会生态的变迁与人的身心健康和疾病的发生有着密切的联系。社会角色、社会地位的不同，以及社会环境的变动，不仅影响人们的身心机能，而且会导致疾病谱的构成也不尽相同。例如，《医宗必读·富贵贫贱治病有别论》云："大抵富贵之人多劳心，贫贱之人多劳力；富贵者膏粱自奉，贫贱者藜藿苟充；富贵者曲房广厦，贫贱者陋巷茅茨；劳心则中虚而筋柔骨脆，劳力则中实而骨劲筋强；膏粱自奉者脏腑恒娇，藜藿苟充者脏腑恒固；曲房广厦者玄府疏而六淫易客，茅茨陋巷者腠理密而外邪难干。故富贵之疾，宜于补正，贫贱之疾，易于攻邪。"此外，对太平之世多长寿，大灾之后必有大疫等社会医学思想的总结，也反映了人类对自身健康与社会关系的清晰认识。随着科学的发展，社会的进步，社会环境的变迁对人的身心机能的影响也在发生变化。现代社会的"多科技综合征"、"抑郁症"、"慢性疲劳综合征"等的发生与社会因素均有着密切关系。因此，《素问·气交变大论》告诫，医家不仅要研习医道，而且要"上知天文，下知地理，中知人事"，这样才能取得满意的治病看护效果。

（二）辨证施护

辨证施护是中医护理的又一基本特点，是中医学对疾病的一种特殊的研究和护理方法。

所谓"辨证"，就是运用中医学的理论，对四诊（望、闻、问、切）所收集的病史、症状、体征等资料，通过分析、综合、概括、判断，辨别疾病发生的原因、性质、部位以及邪正之间的关系，进行证候定性的过程。"施护"，则是在辨证的基础上，从疾病的证候定性和治则治法中确定相应的施护原则和方法。辨证和施护是护理疾病过程中两个不可分割、相互联系的组成部分，辨证是施护的前提和依据，施护是与施治结合解决疾病的重要手段，是辨证的目的之一，同时又是对辨证是否正确的检验，是理论和实践相结合的体现，是中医护理的根本原则。

辨证施护作为中医护理的精华和核心，特别注重病、症、证三者之间的关系。它强调人体的特殊性和差异性，认为"病"、"症"、"证"分属不同的概念领域，三者之间既有联系，又有区别。"病"即疾病，是指有特定病因、发病方式、病机、发展规律和转归的一种完整的病理过程，如感冒、痢疾等。"症"即症状，是疾病所反映的个别表面现象，既包括病人主观的异常感觉，又包括病人的某些病态变化，如发热、头痛、咳嗽、呕吐等。"证"即证候，是机体在疾病发展过程中的某一阶段所出现的各种症状和体征的概括，它包括了病变的部位、原因、性质及邪正关系，反映出疾病发展过程中某一阶段的病理变化的本质，因而它比症状更全面、更深刻、更正确地揭示疾病的本质。

中医认识、治疗、护理疾病，是既辨病又辨证。辨证首先着眼于证候的分辨，然后才能正确的施治与施护。例如感冒，见发热、恶寒、头身疼痛等症状，病属在表，但由于致病因素和机体反应性的不同，又常表现为风寒感冒和风热感冒两种不同的证候。因此，只有把感冒所表现的症状加以分辨，是属于风寒证候还是属于风热证候，才能确定是用辛温解表还是用辛凉解表的方法治疗，才能根据治疗原则采用相应的护理措施。由此可见，辨证施护既区别于见痰治痰，见血治血，见热退热，头痛医头，脚痛医脚的局部对症护理，又区别于那种不分主次，不分阶段的固定护理，而应根据疾病不同阶段的不同证候采用不同的护理措施。而同一种病发生在不同人身上，会因为个体差异，病因病机的不同，表现出不同的证；不同的人患不同的病，则可在疾病发展过程中出现性质相同的证。因此，在临床护理中，应根据不同的证，采用"同病异护"或"异病同护"的方法，施行不同的护理计划和护理措施。

三、中医护理的学习方法

（一）建立兴趣，培养中医思维方式

兴趣即兴致，是对事物喜好或关切的情绪。它是一种能源，能为学习、工作和生活提供能量与动力。因此，要学好中医护理学，首先就要建立对中医学的浓厚兴趣，了解中医关于天地人普遍联系和人病证辨证统一的哲学思想，培养中医取象比类的思维方式。

（二）注重实践，加深对知识的理解

实践是认识的来源，是认识发展的动力，是检验认识正确与否的唯一标准，也是认识的最终目的。中医护理学是一门实践性很强的学科，其理论体系的形成与中华民族长期的医疗实践紧密相关，是古人的医疗经验与智慧融合的结果，其义理的精深，只有结合实际，才能有较深刻的认识和理解，而对其护理操作技术的娴熟应用更是需要不断的临床实践才能够加以掌握。因此，在学习过程中切忌脱离实际，纸上谈兵。

（三）勤思勤辨，力争知识融会贯通

中医学以天人合一的三个哲学观（整体理念、辨证论治、相似观）和一系列学说（阴阳五行学说、藏象学说、五运六气学说、气血精津液神学说、体质学说、病因学说、病机学说及养生学说、经络学说等）建构而成的医学理论知识体系，它以藏象学说为核心，气血精津液神学说为基础，全面系统地阐述了人体的生理、病理现象，并用于指导临床诊疗和护理活

动。因此，在学习中医护理学的过程中，要勤于思考，善于辨析，把握联系，认识区别，将各种知识融会贯通，才能系统掌握本学科知识之精要，领悟中医护理之奥秘。

目 标 检 测

A1 型试题

1. 哪部医著奠定了中医护理学的基础（　　）
    A.《伤寒杂病论》　　　　　B.《黄帝内经》　　　　　C.《千金方》
    D.《温病条辨》　　　　　　E.《金匮要略》

2. 首创猪胆汁灌肠法的医家是（　　）
    A. 张仲景　　　　　　　　B. 孙思邈　　　　　　　C. 华佗
    D. 李时珍　　　　　　　　E. 钱襄

3. 哪位医家开创了辨证施护的先河（　　）
    A. 孙思邈　　　　　　　　B. 张仲景　　　　　　　C. 华佗
    D. 李时珍　　　　　　　　E. 钱襄

4. 我国现存最早的一部药物学巨著是（　　）
    A.《黄帝内经》　　　　　　B.《神农本草经》　　　　C.《伤寒杂病论》
    D.《本草纲目》　　　　　　E.《金匮要略》

5. 下列哪位医家不属于"金元四大家"（　　）
    A. 刘完素　　　　　　　　B. 张从正　　　　　　　C. 叶天士
    D. 李东垣　　　　　　　　E. 朱丹溪

6. 现存最早的一部关于中医护理学的专著是（　　）
    A.《黄帝内经》　　　　　　B.《伤寒论》　　　　　　C.《金匮要略》
    D.《侍疾要语》　　　　　　E.《千金要方》

7. 首创麻沸散的医家是（　　）
    A. 孙思邈　　　　　　　　B. 扁鹊　　　　　　　　C. 华佗
    D. 张仲景　　　　　　　　E. 钱襄

8. 首创细葱管导尿术的医家是（　　）
    A. 孙思邈　　　　　　　　B. 扁鹊　　　　　　　　C. 华佗
    D. 张仲景　　　　　　　　E. 钱襄

9. 中医护理的基本特点是（　　）
    A. 整体观念，辨证施治　　B. 人与天地相应　　　　C. 治病必求于本
    D. 整体观念，辨证施护　　E. 三因制宜护理

第一章

阴 阳 五 行 学 说

阴阳五行学说是我国古代的一种自然哲学认识，其中包含着朴素的唯物主义观和丰富的辩证法内容，是古人认识事物和掌握事物发展规律的一种思想方法和理论工具。从战国时期起，中医学就运用阴阳五行来说明人体的构造、生理、病理，指导预防、诊断、治疗和护理，成为中医学中普遍运用的方法论。

第一节　阴阳学说

阴阳学说是研究自然界事物的运动变化规律，并用阴阳的属性及其相互关系来解释自然界事物发生、发展、变化的一种古代哲学理论。阴阳学说是古人通过生产和生活实践，在长期观察、分析、抽象和纯化自然界事物的基础上建立的一种辩证法思想。它认为世界是物质性的整体，是由阴阳二气构成的，是阴阳二气对立统一的结果。故《医原》亦有"天地与人，不外阴阳二气"的记载。阴阳二气的相互作用，促成了自然界事物的发生，推动和控制着自然界事物的发展和变化。

一、阴阳的基本概念

阴阳，是对自然界相互关联的某些事物和现象对立双方的概括，它既可以代表两个相互对立的事物，也可以代表同一事物内部存在的相互对立的两个方面。阴阳最初的含义甚为朴素，是指日光的向背而言，即向日光者为阳，背日光者为阴。向阳的地方光明、温暖；背阳的地方黑暗、寒冷，于是古人即以光明、黑暗、温暖、寒冷分阴阳，经过漫长的历程，其含义被渐次引申。

阴阳学说认为，世界本身是阴阳二气对立统一的结果。宇宙间一切事物都包含着阴阳相互对立的两个方面，如白昼和黑夜，晴天与阴天，炎热和寒冷等。由于阴阳的变化构成了一切事物，并推动着事物的发生发展。故《素问·阴阳应象大论》说："阴阳者，天地之道也，万物之纲纪，变化之父母，生杀之本始，神明之府也。"

阴阳是对自然界一切事物对立统一双方的概括，它并不局限于某一特定的事物。一般来说，凡是活动的、外在的、上升的、明亮的、温热的、功能的、兴奋的、功能亢进的，都属于阳的范畴。凡是静止的、下降的、晦暗的、寒冷的、物质的、抑制的、功能减退的，都属于阴的范畴。如以天地而言，则"天为阳，地为阴"；以水火而言，则"水为阴，火为阳"；以动静而言，则"静者为阴，动者为阳"；以物质的运动变化而言，则"阳化气，阴成形"。

事物的阴阳属性不是绝对的，而是相对的。其相对性有两方面的内容，一方面表现为在一定条件下，阴阳之间可以相互转化，即阴可以转化为阳，阳也可以转化为阴；另一方面则体现了事物的无限可分性，即阴阳之中还可以再分阴阳。

二、阴阳学说的基本内容

（一）阴阳的对立制约

阴阳的两个方面是相互对立的。一方面是指凡阴阳属性都是对立的，如寒与热、昼与夜、水与火、天与地、动与静等。另一方面则是指在属性相互对立的基础上，阴阳之间的相互制约和相互消长。如夏季本应炎热，但夏至以后阴气却渐次以生，用以制约炎热之阳；冬季本应严寒，但冬至以后则阳气渐宣，用以制约严寒的阴。相互对立着的双方，一方总是通过斗争对另一方起制约作用。在人体的正常生理状态下，阴阳两个对立面，不是平静和互不相关的共处于一个统一体中，而是在相互排斥、相互斗争的过程中完成着人的生长壮老已的变化。

（二）阴阳的互根互用

阴阳是对立统一的，二者既相互对立，又相互依存，任何一方都不能脱离另一方而单独存在。如上为阳，下为阴，没有上，就无所谓下，没有下，也无所谓上；左为阳，右为阴，没有左，就无所谓右，没有右，也无所谓左；热为阳，寒为阴，没有热，就无所谓寒，没有寒，也无所谓热。所以说阳依存于阴，阴依存于阳，每一方都以另一方的存在为自己存在的前提。阴阳间的这种相互关系，称为阴阳的互根。《素问·阴阳应象大论》所言："阴在内，阳之守也；阳在外，阴之使也。"即是对阴阳互根互用的高度概括。

（三）阴阳的消长平衡

阴阳的相互对立、相互依存不是静止不变的状态，而是始终处于"阳消阴长"和"阴消阳长"的运动变化中。只有不断地消长和不断地平衡，才能推动事物的正常发展。对人体来说，才能维持正常的生命活动。如果这种"消长"超过一定的限度，不能保持相对平衡，就会出现阴阳的偏盛偏衰，在人体则呈现"阳胜则阴病"或"阴胜则阳病"的病理状态。

（四）阴阳的相互转化

阴阳对立的双方，在一定条件下，可以各自向其相反的方向转化，阴可以转化为阳，阳也可以转化为阴。如自然界的气候，属阳的夏天可以转化为属阴的冬天，属阴的冬天亦可转化为属阳的夏天；人体的病症，属阳的热证可以转化为属阴的寒证，属阴的寒证可以转化为属阳的热证。在疾病发展过程中，也不乏由实转虚，由虚转实，由表入里，由里出表等阴阳转化的例证。

转化必须具备一定的条件，即《素问·阴阳应象大论》所言："重阴必阳，重阳必阴。""寒极生热，热极生寒。"阴阳转化实际上是阴阳的消长运动发展到一定阶段，使事物属性发生了量变基础上的质变的结果。

三、阴阳学说在中医学中的应用

（一）说明人体的组织结构

人是一个有机整体，它的组织结构可以用阴阳两方面加以概括说明。人体脏腑组织的阴阳属性，就大体部位来说，上部为阳，下部为阴；体表属阳，体内属阴；外侧属阳，内侧属阴。就体内脏腑来说，六腑属阳，五脏属阴。具体到每一脏腑，又有阴阳之分，如心有心阴心阳，肾有肾阴肾阳等。总之，人体上下、内外各组织结构之间，以及每一组织结构本身，无不包含着阴阳的对立统一，都可用阴阳加以概括说明。

（二）说明人体的生理功能

人体的正常生理功能，是阴阳双方保持对立统一协调关系的结果。如以功能与物质为例，则功能属阳，物质属阴，物质与功能的关系就是对立统一关系的体现。人体的生理功能是以物质为基础的，没有物质就无以产生生理功能，而生理功能的结果，又不断促进着物质的新陈代谢，人体功能与物质的关系也就是阴阳相互依存、相互消长的关系。如果阴阳不能相互为用而分离，人的生命也就终止了。

（三）说明人体的病理变化

阴阳是互根、互用、互为制约消长的，阴阳失调则导致疾病的发生。如人体的正气和病邪皆可分为两个方面，病邪有阴阳，人体内部也有阴阳。所以阳邪致病，就会出现阳盛伤阴的热证；阴邪致病，就会出现阴盛伤阳的寒证；阳气虚不能制阴，则出现寒证；阴液不足不能制阳，则出现虚热证。由于正邪的抗争和疾病的衍变，机体阴阳双方虚损到一定程度时，常导致对方的不足，即所谓"阳损及阴"，"阴损及阳"，甚至出现"阴阳两虚"。在某些疾病的发展过程中，常见于阳气虚弱而累及阴精的生化不足，或由于阴精的亏损而导致阳气生化无源的病理变化。

（四）用于疾病的诊断

由于疾病发生发展的机制在于阴阳失调，所以任何疾病尽管其临床表现错综复杂，千变万化，但都可以用阴阳来加以概括说明。正确的诊断首先要分清阴阳，才能执简驭繁，紧抓本质。例如，望诊中色泽鲜明者属阳，晦暗者属阴；闻诊中声音洪亮者属阳，低微断续者属阴；脉象中浮、大、滑、数、实者属阳，沉、小、涩、迟、虚者属阴。

（五）指导疾病的治疗与护理

治疗和护理疾病的原则就是调理阴阳，即补其不足，泻其有余，以促使阴阳恢复平衡。如阳热盛者可损其有余之阳，用"热者寒之"的治法；阴寒盛者可损其有余之阴，用"寒者热之"的治法。反之，若阴液不足，不能制阳而致阳亢者，就需补其阴；因阳气不足不能制阴而造成阴盛者，就应补其阳。

（六）指导疾病的预防

中医学认为，人体内部阴阳变化如能保持与天地间阴阳变化协调一致，就能够却病延年。如在春夏季节要保养阳气，秋冬季节需固护阴精，以顺应四时，调节阴阳。这样不仅可使人体健康，而且可增加预防疾病的能力。相反，如果不能顺应四时，把握阴阳，便会导致疾病的发生。

第二节 五行学说

五行学说属古代哲学范畴，是以木、火、土、金、水五种物质的特性及其运动变化规律来认识世界、解释世界和探求宇宙规律的一种世界观和方法论。

中医学认为，宇宙间的一切事物，都是由木、火、土、金、水五种物质构成，事物的发展变化，都是这五种物质不断运动和相互作用的结果。五行学说运用于中医学领域，主要是阐述人体脏腑生理、病理及其与外在环境的相互关系，从而指导临床诊断和治疗。

一、五行的基本概念

五，指构成客观世界的五种基本物质，即木、火、土、金、水。行，是指运动变化。五行，即指木、火、土、金、水五种物质的运动变化。

五行的最初含义与"五材"有关。五材即木、火、土、金、水这五种人类生产和生活中最为常见的物质。人类对五行的认识，经历了一个漫长的历程，是伴随着人类的不断进步以及对每种物质的发现和应用而形成并完善的。《尚书·洪范》对五行的特性作了经典的阐释，即"一曰水，二曰火，三曰木，四曰金，五曰土。水曰润下，火曰炎上，木曰曲直，金曰从革，土爰稼穑"。五行学说将这五种物质的各自特性作为万物归类的基本依据，并以木生火，火生土，土生金，金生水，水生木的"相生"规律和木克土，土克水，水克火，火克金，金克木的"相克"规律作为阐释各种事物普遍联系的基本法则。

二、五行学说的基本内容

（一）五行的特性

五行的概念虽然来自木、火、土、金、水五种常见的物质，但实际上已经超越了五种具体事物的本身而具有抽象的特征和更广泛的含义。

木的特性 "木曰曲直"。曲，屈也；直，伸也。曲直，即指树木的枝条具有生长、柔和，能屈能伸的特性，引申为凡具有生长、升发、条达、舒畅性质或作用的事物，均归属于木。

火的特性 "火曰炎上"。炎，具焚烧，热烈之义；上，指上升。炎上是言火具有温热、升腾、明亮的特性。引申为凡具有温热、向上等性质或作用的事物均归属于火。

土的特性 "土爰稼穑"。爰通曰；稼，指种植谷物；穑，指收获谷物。引申为凡具有生化、承载、受纳性质或作用的事物均归属于土。

　　金的特性　"金曰从革"。从，由也；革，即变革。从革，即说明金的产生是通过变革而实现的。金质地沉重，且常用于杀戮，引申为凡具有收敛、肃杀、下降、清洁等性质或作用的事物均归属于金。

　　水的特性　"水曰润下"。润，即滋润、濡润；下，指下行、向下。润下乃指水滋润下行的特性，引申为凡具有寒凉、滋润、下行性质或作用的事物皆归属于水。

（二）对事物属性的五行分类

　　古代医家运用五行学说，对人体脏腑、组织、生理、病理现象和与人类生活有关的自然界事物采取"比类取象"的方法，按照事物的不同性质、作用与形态分别将其归属于木、火、土、金、水五行之中，借以阐述人体脏腑组织之间的复杂联系及其与外界环境之间的相互关系（表1-1）。

表1-1　　　　　　　　　　　　　　自然界与人体的五行分类简表

自然界							五行	人体						
五音	五味	五色	五化	五气	五方	五季		五脏	六腑	五官	形体	情志	五液	五声
角	酸	青	生	风	东	春	木	肝	胆	目	筋	怒	泪	呼
徵	苦	赤	长	暑	南	夏	火	心	小肠	舌	脉	喜	汗	笑
宫	甘	黄	化	湿	中	长夏	土	脾	胃	口	肉	思	涎	歌
商	辛	白	收	燥	西	秋	金	肺	大肠	鼻	皮毛	悲	涕	哭
羽	咸	黑	藏	寒	北	冬	水	肾	膀胱	耳	骨	恐	唾	呻

　　五行学说是以五行的特性来推演和归类事物的五行属性的，所以事物的五行属性并不等同于木、火、土、金、水本身，而是将事物的性质和作用与五行的特性相类比得出事物的五行属性。如水的特点是寒润、下行，凡是具有这种特性的便概括称之为水；火的特点是阳热、上炎，凡是具有这种特性的便概括称之为火；木的特点是伸展、易动，凡是具有这种特性的便概括称之为木；金的特点是清肃、收敛，凡是具有这种特性的便概括称之为金；土的特点是长养、变化，凡是具有这种特性的便概括称之为土。因此，中医学所沿用的五行，实际是五种不同特性以及它们之间关系的抽象概括。

（三）五行的生克乘侮

　　五行学说以五行间的相生、相克关系来探索和阐述事物间的相互联系和相互协调；以五行间的相乘、相侮关系来探索事物间的协调平衡被破坏后的相互影响。

　　相生，是指一事物对另一事物具有促进、助长和资生的作用。五行中相生的顺序是：木生火，火生土，土生金，金生水，水生木，以次相生，如环无端，生化不息。在五行的相生关系中，任何一"行"都具有"生我"、"我生"两方面的关系，生我者为母，我生者为子。所以，五行相生的关系又叫"母子关系"。以水为例，生我者为"金"，则金为水之母，我生者为"木"，则木为水之子，其他四行以此类推。

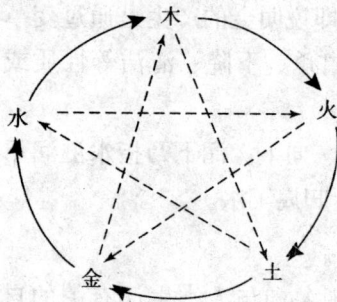

→ 表示相生　- - → 表示相克

图 1-1　五行生克规律示意图

相克，是指一事物对另一事物的生长和功能具有制约的作用。五行相克的次序是：木克土，土克水，水克火，火克金，金克木。这种制约关系，也是往复无穷的。五行的相克关系中，任何一"行"都具有"我克"、"克我"两方面的关系，我克者为我所胜，克我者为我所不胜。因此，五行的相克关系又称为"所胜"与"所不胜"的关系。以"木"为例，克我者为"金"，我克者为"土"，那么土就是木之"所胜"，金就是木之"所不胜"。其他四行以此类推（图1-1）。

制化，有相互制约、生化的意思，是指把相生、相克联系在一起而言的。如果五行只有相生而没有相克，则不能维持正常的平衡；如果仅有相克而没有相生，则万物无从生化。五行的关系实际上就是相互生化，相互制约的关系，也就是制中有化，化中有制，亦制亦化的关系。

乘侮，是指五行之间的生克制化规律遭到破坏后出现的不正常现象。

相乘，意为乘虚侵袭，指一行对另一行的过度克制。相侮，就是恃强凌弱，指一行对另一行的反向克制。例如：金本克木，木本克土，但当木气亢盛，土气虚衰时，由于金不能对木加以正常克制，亢盛的木不仅可以乘土之虚而"乘土"，同时也会反过来恃己之强来"侮金"。五行的乘侮关系，是五行关系失去正常协调的表现（图1-2）。

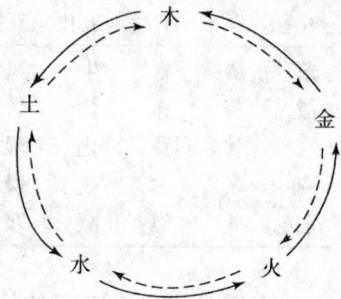

→ 表示相乘　- - → 表示相侮

图 1-2　五行乘侮规律示意图

三、五行学说在中医学中的应用

（一）类比脏腑的生理功能

五行学说在将人体的内脏分属于五行的同时，还以五行的特性来类比五脏的生理活动。如木有生长、升发、舒畅、条达的特性，而肝喜条达而恶抑郁，有疏泄的功能，故以肝属"木"；火有温暖之用，而心阳有温煦之功，故以心属"火"；土有生化万物的特性，而脾为气血生化之源，故以脾属"土"；金有清肃、收敛的特性，而肺有肃降作用，故以肺属"金"；水有滋润的特性，而肾阴有滋养全身的作用，故以肾属"水"。

（二）表述脏腑间的病理影响

五行学说还可说明病理情况下脏腑间的影响。不论一脏受病还是多脏受病，本脏的病可以传至他脏，他脏的病也可以影响本脏。如肝病可以传脾（木乘土），脾病也可以传肝（土侮木），肝脾也可以同病（木郁土虚），肝病也可传心（母病传子）、传肺（木侮金）、传肾（子病及母）。肝病如此，他脏也可类推，都可以用五行生克乘侮的关系，说明它们在病理上的相互影响。

（三）用于指导诊断和治疗

五脏与五色、五音、五味以及相关脉象的变化，在五行分类归属上有着一定的联系，所以在临床诊断疾病时，就可以根据四诊资料，联系五行所属及生克乘侮的变化规律来推断病情。如面色青、喜食酸、脉弦，就可以诊为肝病；面赤、口苦、脉洪数，就可以诊断为心火亢盛。脾虚病人，面色青黄，多为木来乘土；心病面见黑色，多为水来克火。

疾病的发生发展有时与脏腑生克关系的异常有关，因此在治疗时，除对所病之脏进行治疗外，还应根据五行的生克乘侮规律来调整各脏腑之间的相互关系，控制其传变，以达到治疗的目的。《难经·七十七难》曰："见肝之病，则知肝当传之与脾，故先实其脾气。"就是运用五行生克关系指导治疗的具体体现。临床上常用的培土生金、滋水涵木、扶土抑木、壮水制火等治法即是依据五行间生克关系推衍而来。

目 标 检 测

A1 型试题

1. 中医学认为构成人体有机整体的中心是（　　）

    A. 命门　　　　　　　　　B. 脑　　　　　　　　　C. 五脏

    D. 六腑　　　　　　　　　E. 经络

2. 中医学认为人体的主宰是（　　）

    A. 心　　　　　　　　　　B. 肺　　　　　　　　　C. 脾

    D. 肝　　　　　　　　　　E. 肾

3. 根据阴阳属性的可分性，五脏中属于阳中之阳的脏是（　　）

    A. 心　　　　　　　　　　B. 肺　　　　　　　　　C. 肝

    D. 脾　　　　　　　　　　E. 肾

4. 根据阴阳属性的可分性，一日之中属于阴中之阳的是（　　）

    A. 前半夜　　　　　　　　B. 后半夜　　　　　　　C. 上午

    D. 下午　　　　　　　　　E. 以上均非

5. 下列哪一项是五行相克的次序（　　）

    A. 火→金→水→土→木→火

    B. 水→火→金→木→水→土

    C. 金→木→水→土→火→金

    D. 土→金→水→木→火→土

E. 木→土→水→火→金→木

6. 不属于阳的属性是（　　）

    A. 温煦   B. 兴奋   C. 明亮

    D. 向上   E. 滋润

7. 人是一个有机整体，以什么为中心（　　）

    A. 六腑   B. 气血津液   C. 五脏

    D. 经络   E. 奇恒之腑

8. 根据阴阳属性的可分性，五脏中属于阴中之阴的脏是（　　）

    A. 心   B. 肺   C. 肝

    D. 脾   E. 肾

9. 下列关于五行生克规律的叙述，错误的是（　　）

    A. 木为水之子   B. 火为土之母   C. 水为火之所不胜

    D. 金为木之所胜   E. 木为土之所不胜

第二章

藏 象

"藏象"一词，首见于《素问·六节藏象论》。藏，是指藏于体内的脏腑器官；象是指脏腑表现于外的生理、病理现象。藏，藏于体内；象，呈于外，故称藏象。藏象学说是通过对人体生理和病理现象的观察来研究人体内部各脏腑组织的生理功能、病理变化及其相互关系的学说。

藏与脏同；象，形象也。藏象学说是研究脏腑生理功能、病理变化及脏腑间关系的学说。脏腑是内脏的总称，由五脏六腑、奇恒之腑组成。五脏，即心、肝、脾、肺、肾；六腑，即胆、胃、小肠、大肠、膀胱和三焦；奇恒之腑，包括脑、髓、骨、脉、胆、女子胞。

第一节 五 脏

肝、心、脾、肺、肾合称为五脏，共同的生理功能是化生和贮藏精气，又各有其所司，且与六腑及形体官窍有着特殊的联系，心在这个系统中起着主宰作用。在经络学说中，心包络也称为脏，合之为六脏。但在藏象学说中习惯把心包络附属于心，即五脏涵盖了心包络。

一、心

心居于胸腔之内，两肺之间，有心包护卫于外。心为"君主之官"，五脏六腑之大主，具有主血脉和主神志的生理功能。心与小肠相表里，在体合脉，开窍于舌，其华在面，其志为喜，在液为汗，心在五行属火，为"阳中之阳"，与夏气相通应。

（一）生理功能

1. 主血脉 心主血脉，包括主血和主脉两个方面。

心主血，又称"心行血"，是指心脏通过搏动把血液输送到全身，以发挥血液的濡养作用。血液在脉中循环，营周不休，主要靠心气的推动作用。心主脉，是指心能维持脉道的通畅。脉为"血之府"，是血液运行的通道。

心主血脉的功能，依赖着心气充沛、心血充盈和脉道的通利三个条件。心气充沛，血脉充盈，则脉象和缓有力。若心气不足，运血无力，则血脉空虚，脉细弱无力。

2. 主神志 即主神明，亦称心藏神。"神"有三种含义，一是自然界物质运动变化的功能和规律；二是广义的神，泛指人体生命活动的外在表现；三是狭义的神，主要是指人的精神、意识、思维活动等。心主神志，是指心有主宰人体生命活动和精神、意识、思维活动的功能。人的精神、意识、思维活动虽分属于五脏，但主要为心所主。由于血液是神的主要物质基础，故心主神志的功能与心主血脉的功能密切相关。心血充盈，则神志清晰，思维敏捷，精力充沛；心血不足，则心神不宁，思维迟钝，精神萎靡。

（二）生理联系

1. 心在体合脉　心与血脉相连，全身血脉都归属于心。

2. 心其华在面　华，是光彩的意思。心主血脉，面部的血脉极为丰富，全身气血皆可上注于面，故心的功能正常与否，可以从面部的色泽反映出来。心气旺盛，则面部红润有光泽，心气不足，则面色无华；心脉瘀阻，血行不畅则面色青紫。

3. 心开窍于舌　又称为"舌为心之苗"。心经的别络上系于舌，心的气血与舌相通，舌的正常功能有赖于心主血脉和主神志的功能正常。若心火上炎，则舌尖红，口舌生疮；心血瘀阻，则舌质紫暗或有瘀斑。

4. 心在志为喜　喜为心之志，过喜伤心。心的生理功能与精神情志中的"喜"有关。一般来说，喜有益于心的功能。但"喜则气缓"，喜乐过度，又可使心神受伤。

5. 心在液为汗　汗是阳气蒸化津液从玄府达表而成，为津液所化。《素问·阴阳别论》曰："阳加于阴谓之汗。"心与汗液的关系主要体现在两个方面：一是汗为津液所化生，津液是血的重要组成部分，血为心所主，所以说"汗血同源"。二是出汗与心神活动相关，如人紧张时常常可致出汗。

　　附：心包

心包，又称心包络，是心外的包膜，有保护心脏的作用。古人认为邪气犯心，常先侵犯心包，故温病学将温热之邪内陷，出现神昏、谵语等称为"热入心包"，实际上是心的病变。

二、肺

肺位于胸中，居横膈之上，上连气道，与喉相通。肺位最高，称为"华盖"。肺为"相傅"之官。肺的主要生理功能是主气、司呼吸，主宣发肃降，通调水道，朝百脉。肺与大肠相表里，在体合皮，其华在毛，开窍于鼻，在志为忧，在液为涕。肺在五行属金，为"阳中之阴"，与秋气相通应。

（一）生理功能

1. 主气、司呼吸　肺主气，包括主呼吸之气和主一身之气两个方面。肺主呼吸之气，指肺通过呼吸，进行着体内外的气体交换，吐故纳新，呼出体内的浊气，吸入自然界的清气，以保证人体新陈代谢的正常进行。肺主一身之气，主要体现在两个方面：一是气的生成方面，主要是宗气的生成。二是肺有主持、调节全身之气的作用。肺的呼吸功能正常，是气的生成和气机调畅的根本条件。

2. 主宣发、肃降　宣发，指肺气向上升宣和向外布散的作用。肃降，指肺气向下通降和使呼吸道保持洁净的作用。

肺主宣发主要体现在三个方面：其一，呼出体内的浊气。其二，向上向外将脾转输的津液和水谷精微布散全身。其三，宣散卫气，调节腠理的开阖，将汗液排出体外。若肺失宣发，即可出现呼吸不利、咳嗽、胸闷、无汗、鼻塞等病理现象。

肺主肃降也主要体现在三个方面：其一，吸入自然界的清气。其二，将吸入的清气和由脾转输至肺的津液、水谷精微向下布散。其三，肃清肺和呼吸道内的异物，以保持呼吸道的洁净。若肺失于肃降，则可出现呼吸短促、咳痰、喘息之症。肺的宣发与肃降，在生理情况下相互依存、协调和制约，在病理情况下又常常相互影响。

3. 通调水道　指通过肺气的宣发和肃降对体内水液的运行和排泄起着疏通和调节作用。由于肺参与调节体内水液代谢，位置又最高，故有"肺为水之上源"之说。肺气宣发，将水液布散全身，并调节汗液的排泄；肺气肃降，将水液向下输送，经肾和膀胱的气化作用，生成尿液排出体外。若肺气通调水道的功能失职，则使水液代谢停滞，可发生小便不利、尿少、水肿、痰饮等水液运行障碍的病变。

4. 肺朝百脉、主治节　指全身的血液都通过经脉而汇聚于肺，通过肺的呼吸进行体内外清浊之气的交换，然后将富有清气的血液输送至全身。若肺气虚衰，不能助心行血，就会出现胸闷、心悸、气短、唇舌青紫等症状。

（二）生理联系

1. 肺在体合皮，其华在毛，开窍于鼻　皮毛包括皮肤、汗腺、毫毛等组织，为一身之表，是人体抵御外邪侵袭的屏障。肺具有宣发卫气和输布水谷精微以温养、润泽皮毛的作用。

2. 肺开窍于鼻　鼻是呼吸出入的门户，也是清气与浊气出入的通道，外邪袭肺，多从鼻喉而入，故有"肺开窍于鼻"、"喉为肺之门户"之说。鼻的嗅觉和喉的发音，也依赖于肺气的和调，呼吸通利。

3. 肺在志为忧　忧、悲为肺之志，悲自外来，忧自内生，无论悲忧均为不良刺激，易于损伤肺气；而肺虚时，也易产生忧、悲的情绪。

4. 肺在液为涕　涕为宣发的津液经鼻腔分泌而成，肺有病变，可反映于涕。如风寒袭肺，则肺气不宣而鼻塞不通或流清涕。

三、脾

脾位于中焦，在膈之下。脾为"仓廪之官"，主要功能是主运化、升清和统血。脾与胃相表里，在体合肉主四肢，开窍于口，其华在唇，在志为思，在液为涎。脾五行属土，为"阴中之至阴"，与长夏之气相应。

（一）生理功能

1. 主运化　包括运化水谷和运化水液两个方面。

（1）运化水谷：指对饮食物的消化、吸收及输布。前人有"脾为后天之本，气血生化之源"的说法。饮食物入胃，脾助胃及小肠将水谷化为精微，后经过脾的转输和散精功能，将水谷精微布散全身，以营养五脏六腑及各组织器官，同时脾运化的水谷精微也是生成气血的物质基础。若脾运化水谷精微的功能减退，则可见食欲不振、倦怠、消瘦、腹胀、便溏等症状。

（2）运化水液：指脾通过对水液的吸收、转输和布散以防止水液在体内停滞的作用。全身水液的代谢主要通过脾的运化，肺的通调和肾的气化作用来完成。脾将饮食水谷中水液的清者吸收后，转输于肺和肾，经肺的宣降和肾的气化作用而生成汗和尿排出体外。若脾运化水液功能减退，则可致水湿停滞，出现水肿、痰饮等各种病变。

2. 脾主升清 脾气的运化特点，以上升为主，故称"脾气主升"。水谷精微等营养物质，称之为"清"。脾气将水谷精微上输于心、肺、头目，通过心肺的作用化生气血以营养全身，故又称"脾主升清"。若脾不升清，则见神疲乏力、头晕目眩、腹胀便溏；若脾气下陷，则久泄脱肛、内脏下垂等。

3. 主统血 脾统血，指脾具有统摄、控制血液在经脉内运行，防止其溢于脉外的功能。脾能统血，是由于脾气的固摄作用。如脾气健运，则气血充盈，气的固摄功能正常，血液不致溢出脉外。若脾失健运，脾气的固摄功能减退，血失制约而溢出脉外，血不归经而导致出血，称为"脾不统血"。

（二）生理联系

1. 脾在体合肉，主四肢 脾主运化，为气血生化之源，全身的肌肉、四肢均靠其来营养，故说脾主肌肉、四肢。若脾气健运，则肌肉丰满、壮实，四肢强劲有力。若脾失健运，营养缺乏，则肌肉瘦削、四肢乏力，甚或痿废不用。

2. 脾开窍于口 指食欲、口味与脾的运化功能有关。如脾气健运，食欲旺盛，则口味正常；脾失健运，则食欲减退、口淡乏味；湿邪困脾，则口腻口甜。

3. 脾其华在唇 口唇的色泽反映脾主运化的功能和化生气血的状况。若脾气健运，气血充足，则口唇红润光泽；若脾失健运，气血虚少，则口唇淡白无华。

4. 脾在志为思 思，即思考，是人的精神意识思维活动的一种状态。思为脾之志，思虑过度，所欲不遂，影响脾的运化和升清，可导致气血生化乏源及气滞、气结等。

5. 脾在液为涎 涎为口内津液较清稀的部分，有润泽口腔，帮助吞咽和消化的作用。若脾失健运，津生无源，则口干咽燥；若脾胃不和，常可导致流涎不止，从而影响食欲和消化功能。

四、肝

肝位于横膈之下，右胁部。肝的主要生理功能是主疏泄和主藏血。肝与胆相表里，开窍于目，主筋，其华在爪，在志为怒，在液为泪。肝五行属木，为"阴中之阳"，与春气相应。

（一）生理功能

1. 肝主疏泄 指肝具有疏通、条达、升发的特性，从而调畅全身气机的功能。肝的疏泄功能表现在以下几方面：

（1）调畅气机：气的升降出入运动协调平衡，称为"气机调畅"。肝主疏泄的功能对于气机的调畅起着重要的调节作用。肝的疏泄功能正常则气血和调。若肝的疏泄功能异常，一方面可表现为疏泄不及，另一方面则表现为疏泄太过。疏泄不及使气机郁结，气滞血瘀，出现胸胁、两乳胀痛、刺痛、癥积结块等；疏泄太过令肝气上逆，可见面红目赤、烦躁易怒；若血随气逆，则可见咯血、吐血。

（2）调节情志：精神情志与肝的疏泄功能密切相关。肝的疏泄功能正常，气机调畅，气血和调，则精神愉快、心情舒畅；肝失疏泄，则精神抑郁、沉闷不乐、多愁善感；肝疏泄太过，则烦躁易怒、失眠多梦。同样，情志活动的异常，亦影响肝的疏泄功能。

（3）促进消化吸收：肝的疏泄功能正常，有助于保持脾胃升降的协调。肝失疏泄，可致脾胃升降失常。脾气不升则可出现腹胀、纳呆、泄泻、眩晕等；胃气不降则呕逆、嗳气、脘腹胀痛等。肝的疏泄功能还调节着胆汁的分泌与排泄，帮助脾胃对食物的消化吸收。肝气郁结，胆汁排泄失常，则胸胁胀痛、口苦纳呆，甚或出现黄疸等病理变化。

（4）调理冲任：冲脉为血海，其血量主要依赖肝的疏泄来调节；任脉为阴脉之海，与肝经脉相通。肝的疏泄功能影响着冲任二脉的通利协调。肝失疏泄，冲任失调，则经行不畅，引发痛经、闭经、带下、不孕等。

2. 肝主藏血　指肝具有贮藏血液和调节血量以及防止出血的功能。肝贮藏血液，既可濡养自身，制约肝的阳气升腾，勿使过亢，从而维持疏泄功能的冲和条达。肝气又有统摄血液的作用，可防止出血。肝还能调节人体各部分的血量分配，当活动剧烈或情绪激动时，肝就把贮藏的血液向外输布；而安静休息及情绪稳定时，外周的血液需用量相对减少，部分血液便归藏于肝，故有"人卧血归于肝"之说。肝藏血功能失常，可致血液亏虚或血液妄行，引起肝血虚或呕血等出血症状。

（二）生理联系

1. 肝在体合筋　筋是连接关节、肌肉，主司肢体运动的组织。筋司运动的功能有赖于肝血的滋养。肝血充盈，筋得所养，则关节运动灵活有力。肝血不足，筋失所养，则手足震颤、肢体麻木、屈伸不利。若热邪燔灼肝经，血不营筋，则四肢抽搐、牙关紧闭、角弓反张。

2. 肝其华在爪　肝血的盛衰，还可影响爪甲的荣枯。肝血充足，则爪甲坚韧明亮、红润光泽。肝血不足，爪失所养，则爪甲薄软、枯萎脆裂。

3. 肝开窍于目　肝的经脉上连目系，目的视力有赖于肝气疏泄和肝血濡养，所以说"肝开窍于目"。肝血不能上养于目，则两目干涩、视物不清、畏光羞明。

4. 肝在志为怒　大怒则伤肝，可致肝的阳气升发太过。

5. 肝在液为泪　泪从目出，濡润、保护眼睛，故泪为肝之液。肝阴不足，泪液减少，则两目干涩。

五、肾

肾位于腰部，故称"腰为肾之府"。肾为"作强之官"，"先天之本"。肾的主要功能是藏精、主水，主纳气。肾与膀胱相表里，肾在体合骨，生髓，其华在发，开窍于耳及二阴，在志为恐，在液为唾。肾在五行属水，为"阴中之阴"，与冬气相应。

（一）生理功能

1. 肾藏精 藏，即闭藏、封藏之意。肾藏精，指肾对精气有闭藏、贮存的生理功能。

肾中所藏之精，按其来源可分为"先天之精"和"后天之精"。先天之精，禀受于父母，与生俱来，藏于肾中，所以说"肾为先天之本"。后天之精，指出生之后摄入的饮食经脾胃运化而生成的水谷精微及脏腑在生理活动中化生出的精气。先天之精依赖于后天之精的不断培育和充养，才能充分发挥其生理功能；后天之精则必须依赖于先天之精的活力资助。故先天之精和后天之精二者相互依存，相互为用。

精能化气，气能生精，肾精所化之气，称为"肾气"。肾精和肾气互生互化，互为体用，构成肾生理活动的物质基础，其主要有两个方面的作用：

（1）促进人体的生长、发育和生殖：肾中所藏精气是人体生命活动之本，其主要功能是促进人体的生长、发育和生殖。人从幼年开始，由于肾中精气的逐渐充盛而"齿更发长"；到青春期，肾中精气进一步充盛，从而产生一种能促使性功能成熟的物质，中医学称为"天癸"。于是女子就出现月经按时来潮，男子出现泄精，男女性功能成熟而具有生殖能力，体魄也日渐强盛；中年之后，肾中精气渐弱，"天癸"日渐衰少直至耗竭，性功能和生殖能力也随之减退乃至耗竭，形体也逐渐衰老而步入老年。由此可见，人的生长发育衰老过程，就是肾中精气自然盛衰的变化。

（2）推动和调节脏腑气化：肾中精气的生理功能概括为肾阴和肾阳两个方面。对人体各脏腑组织器官起滋养、濡润作用的称为肾阴；对人体各脏腑组织器官起推动、温煦作用的称为肾阳。肾阴和肾阳是人体各脏阴阳的根本，故又称元阴和元阳，或真阴和真阳。肾阴和肾阳之间相互制约，相互依存，相互为用，维持着肾脏本身及各脏阴阳的相对平衡。如这种相对平衡遭到破坏则可形成肾阴虚和肾阳虚的病理状态。若肾阴不足，可出现虚热、眩晕耳鸣、腰膝酸软、男子遗精、女子梦交等症；若肾阳亏损，则可出现形寒肢冷、腰膝冷痛、性功能和生殖功能减退等症。

2. 肾主水 肾具有主司全身水液代谢，调节体内水液代谢平衡的功能，故肾又有"水脏"之称。肾主水的功能，主要是靠肾中精气对水液的蒸腾气化作用以及膀胱的开合作用，膀胱的开合又取决于肾的气化功能。肾中精气的蒸腾气化，主宰着整个水液代谢。肾的气化失司，则可出现尿少、水肿等症；关门不利，则出现尿频、尿多等症。

3. 肾主纳气 纳，即受纳、摄纳的意思。肾主纳气，指肾具有摄纳肺吸入的自然界清气，并使之下归于肾，从而助肺保持呼吸深度的作用。呼吸虽为肺所主，但必须依赖肾的纳气作用。肾能纳气，则呼吸均匀和调，肾不纳气，则呼多吸少，动则喘甚。

（二）生理联系

1. 肾主骨生髓 骨的生长发育，依赖于骨髓的滋养，而骨髓为肾中精气所化生。肾中精气充足，骨髓充盈，则骨髓发育正常，坚固有力；肾精不足，骨髓空虚，则骨软无力。

髓除骨髓外，还有脊髓、脑髓，均由肾中精气所化生。脊髓上通于脑，脑为髓海，由髓聚而成，所以脑的功能与肾有关。肾中精气充足，则脑髓充盛，人就精力充沛、思维敏捷、耳聪目明；若肾中精气不足，髓海亏虚，则见神疲倦怠、思维迟钝、健忘、耳鸣目眩、腰膝酸软。

齿为骨之余，由肾中精气所充养。牙齿的生长与脱落与肾中精气的盛衰密切相关。肾中精气充足，牙齿坚固有力；肾中精气不足，则牙齿松动易落。

2. 肾其华在发 发的生长依赖于精血的滋养。肾藏精，精能化血，精血充足，发长而润泽，故说肾"其华在发"。由于发有赖于血的濡养，故又称"发为血之余"。肾精不足，发失所养，则可出现须发早白、枯槁易脱落。

3. 肾开窍于耳和二阴 耳的听觉功能主要依赖肾中精气的充养。肾中精气充盈，髓海得养，则听觉灵敏；肾中精气虚衰，髓海失养，则听力减退、耳鸣耳聋。故有"肾开窍于耳"之说。

二阴，即前阴和后阴。前阴包括尿道和外生殖器，是排尿和生殖的器官；后阴即肛门，是排泄粪便的通道。尿液的排泄虽属膀胱的功能，但必须依赖肾的气化才能完成。粪便的排泄功能虽属大肠的传化功能，但亦与肾的气化功能有关。肾的藏精和肾气的固摄作用还与生殖和性功能有密切关系，因此肾气亏虚，常导致二便和生殖、性功能等异常。

4. 肾在志为恐 恐为肾之志，恐则气下，易于伤肾，使肾气不固，可致二便失禁。

5. 肾在液为唾 唾为肾精所化，咽唾可滋养肾精；多唾或久唾则耗损肾精。

第二节 六 腑

一、胆

胆居六腑之首，附于肝。胆内所藏胆汁由肝之余气所化。胆的形态似腑，胆汁直接帮助食物消化，故为六腑之一。但因胆藏精汁，而无传化水谷的功能，故又属奇恒之腑。胆的主要生理功能是主决断及助消化。

1. 胆主决断 胆与肝相表里，胆气亦喜升发条达。胆主决断，影响精神情志。若胆气豪壮，则善于应变，判断准确，能当机立断；若胆气虚弱，则善恐易惊，胆怯怕事，遇事顾虑重重。

2. 助消化 胆内所藏胆汁由肝之余气所化，又依赖肝的疏泄注入小肠，以助食物的消化，使脾胃的运化功能得以正常运行。肝的疏泄正常，则胆汁排泄畅达，脾胃运化健旺。肝的疏泄失职，则胆汁排泄不利，影响脾胃运化，出现胁下胀痛、厌食油腻、腹胀腹泻等症。胆汁外溢，则为黄疸。

二、胃

胃位于中焦，上接食道，下通小肠。上口为贲门，下口为幽门。胃的主要生理功能是受纳、腐熟水谷和主降浊。

1. 受纳、腐熟水谷 水谷入口，经过食道，容纳于胃，故胃称为"水谷之海"。水谷经过胃的腐熟，下传于小肠，其精微经脾之运化而营养全身。若胃之受纳与腐熟水谷功能失常，则胃脘胀痛、纳呆厌食或多食善饥。

2. 主降浊 胃主降浊，是指胃气通降将食物残渣下输于小肠和大肠的功能。胃气以降为和，以通为用，从而保证水谷的不断下输和消化吸收。胃主降浊是其受纳的前提。若胃失通降，则脘腹胀闷疼痛、大便秘结；若胃气上逆，则恶心、呕吐、嗳气。

胃的生理功能源于胃气。胃气的盛衰和有无，直接影响营养的来源和脏腑的功能活动，甚至生命的存亡。中医临床诊断疾病十分重视胃气。

三、小肠

小肠位于腹中，上端与胃相接于幽门，下端与大肠相接于阑门。小肠的主要生理功能是受盛化物和泌清别浊。

1. 受盛化物 小肠受盛化物功能主要表现在两个方面：一是受盛经胃初步消化的食物，起到容器的作用；二是食物在小肠内缓慢下输，消化吸收。

2. 泌清别浊 泌，即分泌；别，乃分别。泌清别浊即分清别浊的意思。泌清别浊，指小肠对食物消化的同时，随之进行分清别浊的功能。分清，是将食物中的精华吸收，再经脾运化全身。别浊，一是将食物残渣下输大肠，形成粪便；二是将剩余的水液经肾的气化，形成尿液，故有"小肠主液"之说。

四、大肠

大肠位于腹中，上端在阑门处与小肠相接，下端紧接肛门。大肠的主要生理功能是传化糟粕。传化，即传导、变化之意。大肠接受小肠下输的食物残渣，向下传导的同时，吸收其中部分水液，将糟粕变为粪便，经肛门排出体外。大肠的功能失调，主要表现为腹痛、腹泻或便秘等大便异常的病变。

五、膀胱

膀胱位于小腹，是水液代谢的器官之一。膀胱的主要生理功能是贮存和排泄尿液。水液经肾的气化生成尿液，下输于膀胱。膀胱内的尿液贮存到一定量，经肾和膀胱的气化作用，可及时自主地排出体外。膀胱功能失调，主要表现为尿液的排泄失常。

六、三焦

三焦是上焦、中焦、下焦的合称。三焦的概念有两种，其一为六腑之一，在人体的脏腑中最大，故有"孤府"之称。其二为单纯的部位概念，即上焦、中焦和下焦。膈以上为上焦，膈以下、脐以上为中焦，脐以下为下焦。

作为六腑之一，三焦的主要生理功能为通行元气和运行水液：

1. 通行元气 三焦是元气运行的通道。元气是人生命活动的原动力，根源于肾通过三焦而充沛于全身，三焦通行元气的功能关系到全身的气化作用。

2. 运行水液 三焦具有疏通水道，运行水液的作用，是水液升降出入的通道，三焦通利，水液才能正常代谢。

作为部位概念的三焦，其上焦、中焦、下焦的部位划分和各自的功能特点为：①上焦为膈以上的部位，包括心、肺和头部。其功能主宣发卫气，输布水谷精微和津液，发挥营养和滋润作用，如雾露之溉，故称"上焦如雾"。②中焦为膈以下、脐以上的部分，包括脾、胃。中焦主受纳腐熟水谷，运化水谷精微和津液，化生气血，如酿酒一样，故称"中焦如沤"。③下焦为脐以下部分，包括肝、肾、小肠、大肠、膀胱、女子胞和阴部。其中的肝按其部位应归中焦，但因其生理功能与肾关系密切，故习惯上一同划归下焦。下焦主泌别清浊、排泄糟粕和尿液，如同水浊不断向下疏通和向外排泄一样，故称"下焦如渎"。

第三节　奇恒之腑

奇恒之腑包括脑、髓、骨、脉、胆、女子胞六个脏器。它们在形态上多中空而与腑相似，在功能上是贮藏精气，与脏的生理功能特点相似，故称奇恒之腑。其中脉、髓、骨、胆前已论述，这里不再赘述。

一、脑

脑居于颅内，下与脊髓相通，由髓汇聚而成，故有"髓海"之称。脑的主要生理功能为主精神、意识、思维和感觉。《素问·脉要精微》谓其"头者，精明之府"。但以五脏为中心的藏象学说将脑的功能分属五脏而统归于心。因此，对于精神、意识、思维、情志方面的病症，常以心为主，按照五脏功能来辨证论治。临床对髓海不足的病人，多从益肾填精着手治疗。

二、女子胞

女子胞，又称胞宫，子宫位于小腹之中。女子胞的主要生理功能是主月经和孕育胎儿。

1. 主月经 月经是女子胞宫周期性出血的生理现象。女子"二七"左右，肾中精气旺盛，天癸至，任脉通，太冲脉盛，女子胞发育成熟，月经来潮。年龄至"七七"，肾中精气渐衰，天癸渐绝，冲、任二脉的气血逐渐减少，月经紊乱，直至绝经。

2. 孕育胎儿 女子月经正常来潮后，胞宫就具备了生殖和孕育胎儿的能力。胞宫之所以能孕育胎儿，全赖气血的供养。受孕后，胞宫就成为保护胎元、孕育胎儿的主要器官。

第四节　脏腑之间的关系

人体是由脏腑、经络、形体和官窍所构成，各脏腑组织器官之间，以气血津液为物质基础，通过经络系统的联络作用，使它们形成一个完整的有机整体。在这个整体中，各脏腑的活动不是孤立的，而是在生理上存在着相互制约、相互依存和相互为用的关系，在病理上又往往按一定规律相互影响，相互传变。脏腑之间的关系主要有：脏与脏之间的关系，脏和腑之间的关系，腑与腑之间的关系。

一、脏与脏之间的关系

（一）心与脾

心与脾之间的关系，主要表现在血液的生成和运行方面。心血依赖脾气健运以化生，而脾气的运化功能又依赖心血滋养和心阳的推动。血在脉中运行，即赖心气的推动，又靠脾气的统摄，使血行脉中而不致溢出脉外。若思虑过度不仅暗伤心血，而且影响脾的运化功能；若脾气虚弱，化源不足，或脾不统血，血液妄行，均可导致心血不足；若心血不足，无以滋养于脾，致脾气虚弱，最终可形成心脾两虚。

（二）心与肺

心肺同居上焦，心与肺之间的关系主要体现为气血相互依存、相互为用。心主血和肺主气，血的运行虽为心所主，但必须依赖肺气的推动；宗气要贯通心脉，又必须得到血的运载，才能敷布全身。肺朝百脉，助心行血，是血液正常运行的必要条件；而只有正常的血液循环，才能维持肺司呼吸的正常功能。由于宗气具有贯心脉、司呼吸的功能，从而加强了血液循环和呼吸之间的关系。若肺气虚弱，宗气不足，则运行无力，心血瘀阻。若心气不足，心阳不振，血行不畅，则肺失宣降，肺气上逆。

（三）心与肝

心与肝之间的关系，主要表现在血液和精神情志两方面。心主血，心有所主，则肝有所藏，才能发挥其贮藏血液和调节血量的作用；肝的疏泄功能正常，有助于心主血脉功能的正常进行，使血行不致瘀滞。心血充足，肝血则旺，肝得阴血濡养，疏泄才能正常。所以，心血不足和肝血亏虚常常并见。人的精神活动虽由心所主，但与肝的疏泄亦密切相关。

（四）心与肾

心在五行属火，位居于上而属阳；肾在五行属水，位居于下而属阴。从阴阳、水火的升降理论来说，在下者以上升为顺，在上者以下降为和。心火必须下降于肾，与肾阳共同温煦肾阴，使肾水不寒；肾水必须上济于心，与心阴共同涵养心阳，使心火不亢。心肾阴阳升降的动态平衡，维持着心肾功能的协调，称为"心肾相交"，或"水火既济"。心肾阴阳的平衡失调，心肾的生理功能就会失去协调，发生病变。如肾阴不足，不能上济于心，导致心火偏亢，称为"心肾不交"。若心阳不振，不能下温于肾，导致肾阳虚水泛，称为

"水气凌心"。

（五）肝与脾

肝与脾的关系表现在消化和血液两方面。肝之疏泄可协调脾胃的升降，有助于脾胃的消化，若肝失疏泄，则影响脾胃的运化，形成肝脾不调。脾生血统血，肝藏血，肝血有赖于脾气的化生，脾气健运，生血有源，统血有力，则肝血充足，方能贮藏血液，调节血量。若脾失健运，生血不足，或脾不统血，失血过多，均可致肝血不足，形成肝脾两虚。

（六）肝与肾

肝与肾的关系表现在精血互生和阴液相通两方面。肝肾同居于下焦，肝藏血，肾藏精，精能生血，血能化精，故有"精血同源"、"肝肾同源"之说。肾精亏损，可致肝血不足；肝血不足，可致肾精亏损。肝肾阴液息息相通，肾阴充盈，滋养肝阴，可制约肝阳使之不亢，称"水能涵木"。若肾阴不足，"水不涵木"，可致肝阴不足，肝阳上亢。反之，肝火太盛，也可耗伤肾阴，导致肾阴不足，形成肝肾阴虚的病理状态。

（七）肺与脾

肺与脾的关系主要体现在气的生成和水液的输布方面。肺吸入的清气，脾化生的水谷精气，是构成气的物质基础。肺气有赖于脾运化水谷精气的不断充养，故脾气不足，则肺失滋养；反之，肺气不足，病久也可影响脾，终致肺脾两虚。肺主宣降，通调水道，肺的宣降和通调，有助于脾的运化，脾传输水液于肺，是肺通调水道的前提，也是肺中津液的来源。若脾失健运，水液停聚，则生痰成饮，影响肺的宣降而咳喘痰多，故有"脾为生痰之源，肺为贮痰之器"之说。

（八）肺与肝

肺与肝的关系，主要表现在气机的协调方面。肺居上焦，其气肃降，肝居下焦，其气升发；肝升肺降，相互协调，维持人体气机的升降运动。若肝升太过，或肺降不及，则气火上逆致咳逆上气，甚则咯血，称为"肝火犯肺"。

（九）肺与肾

肺与肾的关系主要体现在水液代谢和呼吸运动两方面。肺的宣降和通调水道，有赖于肾的蒸腾气化；肾主水的功能，有赖于肺的宣降和通调水道。肺失宣降，通调失职，必累及于肾，令气化失司。肾失气化，必影响肺气肃降。肺司呼吸，肾司纳气，肾气充盛，吸入之气才能经肺之肃降下纳于肾，故有"肺为气之主，肾为气之根"之说。若肺气久虚，久病及肾，则肾不纳气。

（十）脾与肾

脾与肾的关系表现在先后天相互资助和水液代谢方面。脾主运化，化生精微，运行水液，须借助于肾阳的温煦，故说"脾阳根于肾阳"。肾主水，肾中精气有赖于脾所运化的水谷精微的培养和充养，才能充盛。即先天温养后天，后天滋养先天。若肾阳不足，不能温煦脾阳；或脾阳久虚，进而损及肾阳，均可导致脾肾阳虚。脾主运化水液，须有肾阳的温煦蒸腾气化；肾主水，又赖脾气的制约，脾肾两脏相互协调，共同完成水液代谢。脾虚不运或肾阳不化，均可致水肿、尿少。

二、腑与腑之间的关系

六腑之间的关系，主要体现于食物的消化、吸收和废物排泄等一系列过程中的相互联系和密切配合。

饮食入胃，经胃的腐熟，下传于小肠。胆排泄胆汁进入小肠帮助消化。小肠泌别清浊，清者为水谷精微和津液，经脾的运化和转输，以营养全身；浊者为剩余的水液和食物残渣，水液经肾的气化，一部分渗入膀胱，形成尿液，再经肾和膀胱的气化，排出体外。食物残渣下传大肠，经大肠吸收水液和向下传导，形成粪便，排出体外。六腑传化水谷，需要不断地受纳、消化、传导和排泄。所以说，"六腑以通为用"，"脏腑以通为补"。

六腑之间在病理上亦相互影响。如胃有湿热，消灼津液，可使大肠传导不利；大肠传导失司，亦可影响胃的和降，使胃气上逆。又如胆火炽盛，常可犯胃，使胃失和降；脾胃湿热，熏蒸肝胆，可使胆汁外溢，出现黄疸。

三、脏和腑之间的关系

脏和腑之间的关系主要是阴阳表里互相配合的关系。脏为阴，腑为阳；阳者为表，阴者为里。一脏一腑，一阴一阳，一里一表相互配合，由其经脉互为络属，使五脏与六腑在生理功能方面相互联系，病理变化方面相互影响。

（一）心与小肠

心与小肠，通过经脉的相互络属而形成密切的联系。若心有实火，可移热于小肠，小肠有实热，亦可循经上炎于心。

（二）肺与大肠

肺气肃降，有助于大肠传导功能的发挥；大肠传导功能正常，亦有助于肺的肃降。若肺失肃降，津液不能下达，则大肠传导功能受阻；反之，若大肠实热，腑气不通，又可影响肺的肃降。

（三）脾与胃

脾与胃，运纳协调，升降相因，燥湿相济，共同完成食物的消化吸收及水谷精微的输布，以滋养全身，运化气血津液，故称脾胃为"后天之本"。脾主运化，胃主受纳，二者相互为用，协调配合。脾气主升，胃气主降，脾升胃降不仅是水谷精微输布和食物残渣下行的动力，而且是人体气机升降的枢纽。

脾与胃在病理上亦相互影响，若脾运化失职，清气不升即可影响胃的受纳与降浊；而胃受纳失司，浊气不降，亦可影响脾的运化与升清。

（四）肝与胆

胆附于肝，胆汁来源于肝，胆汁的贮藏和排泄，有赖于肝的疏泄，而胆汁排泄通畅，则有利于肝主疏泄功能的发挥。肝与胆生理上密切联系，导致病理上相互影响，肝病常影响胆，胆病也常波及肝，往往肝胆同病。此外，肝主谋虑，胆主决断，谋虑后必当决断，而决断来自于谋虑，肝胆相济，勇敢乃成。

（五）肾与膀胱

肾与膀胱同居于下焦，肾为水脏，膀胱为水腑。膀胱的贮尿和排尿功能，依赖于肾的气化和固摄作用，肾气帮助膀胱气化津液，控制尿液的排泄。肾气充足，固摄有权，膀胱开阖有度，则小便排泄正常。

目 标 检 测

A1 型试题

1. "气之主"指的是（　　）
　　A. 肝　　　　　　　　B. 心　　　　　　　　C. 脾
　　D. 肺　　　　　　　　E. 肾

2. "相傅之官"指的是（　　）
　　A. 肝　　　　　　　　B. 心　　　　　　　　C. 脾
　　D. 肺　　　　　　　　E. 肾

3. 肺之"门户"是（　　）
　　A. 鼻　　　　　　　　B. 咽　　　　　　　　C. 喉
　　D. 皮毛　　　　　　　E. 以上都不是

4. 肺主一身之气和呼吸之气，实际都属于（　　）
　　A. 肾的纳气功能　　　B. 肺的肃降功能　　　C. 肺的治节功能
　　D. 肺的呼吸功能　　　E. 肾的封藏功能

5. 脾的生理特性（　　）
　　A. 喜和降　　　　　　B. 喜清肃　　　　　　C. 喜燥恶湿
　　D. 喜润恶燥　　　　　E. 喜条达

6. 被称为"后天之本"的脏是（　　）
　　A. 心　　　　　　　　B. 肺　　　　　　　　C. 脾
　　D. 肝　　　　　　　　E. 肾

7. 肺与大肠在功能上的联系，主要表现于（　　）
　　A. 肺气宣发，布津于大肠
　　B. 肺气肃降，输送水液于大肠
　　C. 肺气肃降，助大肠传导
　　D. 宗气充足，推动大肠传导
　　E. 肺主治节，调节大肠功能

8. 脾为"气血生化之源"的理论依据是（　　）
　　A. 主升清　　　　　　B. 主统血　　　　　　C. 运化水湿
　　D. 运化水谷　　　　　E. 主肌肉四肢

9. 脾统血的主要作用机制是 （　　）

  A. 控制血液的流速   B. 控制血液的流量   C. 控制血液向外周运行

  D. 控制血液在内脏运行   E. 控制血液在脉中运行

10. 称为"生痰之源"的脏是 （　　）

  A. 肝   B. 心   C. 脾

  D. 肺   E. 肾

11. 脾为"气血生化之源"的生理基础是 （　　）

  A. 脾为后天之本   B. 脾主升清   C. 脾主运化

  D. 以水谷为本   E. 脾胃为仓廪之官

12. 下列与脾的功能关系最小的是 （　　）

  A. 口味正常   B. 嘴唇红润   C. 四肢有力

  D. 温养皮肤   E. 脏位置恒定

13. 主运化水液的脏是 （　　）

  A. 肝   B. 心   C. 脾

  D. 肺   E. 肾

14. 最能体现肝的生理特点的是 （　　）

  A. 肝喜条达   B. 肝恶抑郁   C. 肝体阴而用阳

  D. 肝为刚脏，主升主动   E. 肝赖血液以濡之，赖肾水以滋之

15. 指肝而言的"本"是 （　　）

  A. 生之本   B. 气之本   C. 仓廪之本

  D. 罢极之本   E. 封藏之本

16. 不属于肝的病理反应是 （　　）

  A. 视力不清   B. 听力减弱   C. 胸胁胀痛

  D. 急躁易怒   E. 手足震颤

17. "人动则血运于诸经，人静则血归于肝脏"，是指肝 （　　）

  A. 维持气血运行   B. 化生血液   C. 统摄血液

  D. 贮藏血液，调节血量   E. 推动血行

18. 与情志调畅有关的脏是 （　　）

  A. 肝   B. 心   C. 脾

  D. 肺   E. 肾

19. 能够促进脾胃运化的脏是 （　　）

  A. 肝   B. 心   C. 脾

  D. 肺   E. 肾

20. 调节血量的脏是 （　　）

  A. 肝   B. 心   C. 脾

  D. 肺   E. 肾

21. "将军之官"指的是 （　　）

    A. 肝　　　　　　　　B. 心　　　　　　　　C. 脾

    D. 肺　　　　　　　　E. 肾

22. "封藏之本"是指 （　　）

    A. 肝　　　　　　　　B. 心　　　　　　　　C. 脾

    D. 肺　　　　　　　　E. 肾

23. "先天之本"是指 （　　）

    A. 肝　　　　　　　　B. 心　　　　　　　　C. 脾

    D. 肺　　　　　　　　E. 肾

24. 五脏阴阳的根本是 （　　）

    A. 肝阴和肝阳　　　　B. 脾阴和脾阳　　　　C. 肺阴和肺阳

    D. 肾阴和肾阳　　　　E. 以上都不是

25. 化生"天癸"的物质基础是 （　　）

    A. 肝血　　　　　　　B. 肾精　　　　　　　C. 脾气

    D. 肺阴　　　　　　　E. 肾阳

26. 人体生命活动的原动力是指 （　　）

    A. 先天之精　　　　　B. 后天之精　　　　　C. 元气

    D. 宗气　　　　　　　E. 卫气

27. 指出与肾藏精的功能关系最密切的是 （　　）

    A. 思维敏捷　　　　　B. 目睛明亮　　　　　C. 嗅觉灵敏

    D. 筋肉健壮　　　　　E. 发黑荣润

28. 人体气化活动中，为气化之根的是 （　　）

    A. 脾　　　　　　　　B. 肾　　　　　　　　C. 三焦

    D. 肝　　　　　　　　E. 膀胱

29. "肾为气之根"是指 （　　）

    A. 肾阴为一身阴气之根

    B. 肾阳为一身阳气之根

    C. 肾中精气的蒸腾气化作用

    D. 肾摄纳肺所吸入的清气

    E. 元气由肾精所化生

30. 称为全身阴阳之根本的脏是 （　　）

    A. 肝　　　　　　　　B. 心　　　　　　　　C. 脾

    D. 肺　　　　　　　　E. 肾

31. 下列属于肾的生理功能的是 （　　）

    A. 主气　　　　　　　B. 生气　　　　　　　C. 纳气

    D. 调气　　　　　　　E. 养气

32. "肾者，胃之关也" 主要是针对（　　）
    A. 肾主宰水液代谢的作用　　B. 肾中精气的蒸腾气化作用
    C. 肾司二便的作用　　　　　D. 肾的固摄作用　　　　　E. 以上都不是

33. 主管生长发育生殖的是（　　）
    A. 肝　　　　　　　　　　　B. 肺　　　　　　　　　　C. 心
    D. 脾　　　　　　　　　　　E. 肾

34. 与肾主水液有关的是（　　）
    A. 肾精的作用　　　　　　　B. 肾气的作用　　　　　　C. 肾中精气的作用
    D. 肾阳的作用　　　　　　　E. 以上都不是

35. 连接心主血脉和肺主呼吸功能的中心环节是（　　）
    A. 津液代谢　　　　　　　　B. 气机升降　　　　　　　C. 宗气作用
    D. 经脉络属　　　　　　　　E. 卫气开合

36. 与气的生成关系密切的两脏是（　　）
    A. 心与肺　　　　　　　　　E. 心与肾　　　　　　　　C. 肺与脾
    D. 脾与肝　　　　　　　　　E. 肾与肝

37. 具有协调气机升降关系的两脏是（　　）
    A. 肺与肾　　　　　　　　　B. 肾与肝　　　　　　　　C. 肝与肺
    D. 肺与脾　　　　　　　　　E. 脾与心

38. "气机升降的枢纽" 指的是（　　）
    A. 肺与肾　　　　　　　　　B. 肾与肝　　　　　　　　C. 脾与胃
    D. 肺与脾　　　　　　　　　E. 脾与心

39. 脾与胃的关系，最根本的是（　　）
    A. 脾主运化，胃主受纳
    B. 脾主升清，胃主降浊
    C. 脾喜燥恶湿，胃喜润恶燥
    D. 脾得阳始运，胃得阴自安
    E. 脾为胃行其津液

40. 与血液生成及运行关系密切的是（　　）
    A. 心与肺　　　　　　　　　B. 心与肝　　　　　　　　C. 心与脾
    D. 脾与肝　　　　　　　　　E. 肺与肝

41. 气血两虚的病变多见于（　　）
    A. 心与肺　　　　　　　　　B. 心与肾　　　　　　　　C. 心与脾
    D. 脾与肝　　　　　　　　　E. 肺与肝

42. "水火既济" 指的是（　　）
    A. 心肺关系　　　　　　　　B. 心肝关系　　　　　　　C. 心脾关系
    D. 脾肾关系　　　　　　　　E. 心肾关系

43. "精血同源"指的是（ ）
    A. 心肺关系   B. 肺肝关系   C. 肝脾关系
    D. 肝肾关系   E. 心肾关系

44. "乙癸同源"指的是（ ）
    A. 心肺关系   B. 肺肝关系   C. 肝脾关系
    D. 肝肾关系   E. 心肾关系

45. 与维持正常呼吸关系最密切的两脏是（ ）
    A. 心与脾   B. 心与肝   C. 心与肾
    D. 肝与脾   E. 肺与肾

46. 有藏泄互用关系的两脏是（ ）
    A. 心与肺   B. 肺与肾   C. 肾与肝
    D. 肝与脾   E. 脾与心

47. "肾在志"为（ ）
    A. 怒   B. 喜   C. 思
    D. 悲   E. 恐

48. 在液为泪的是（ ）
    A. 肝   B. 心   C. 脾
    D. 肺   E. 肾

49. 与肾相合的是（ ）
    A. 皮   B. 肉   C. 筋
    D. 骨   E. 脉

50. 肝在体为（ ）
    A. 皮   B. 肉   C. 筋
    D. 骨   E. 脉

51. 脾在体为（ ）
    A. 皮   B. 肉   C. 筋
    D. 骨   E. 脉

52. "在窍为目"的是（ ）
    A. 肝   B. 心   C. 脾
    D. 肺   E. 肾

53. "在窍为二阴"的是（ ）
    A. 肝   B. 心   C. 脾
    D. 肺   E. 肾

54. 心开窍于（ ）
    A. 目   B. 舌   C. 口
    D. 鼻   E. 耳

55. 主司二便的脏是（　　）
    A. 肝　　　　　　　　B. 心　　　　　　　　C. 脾
    D. 肺　　　　　　　　E. 肾

56. 心的"其华"是（　　）
    A. 发　　　　　　　　B. 爪　　　　　　　　C. 毛
    D. 唇　　　　　　　　E. 面

57. "血之余"是指（　　）
    A. 发　　　　　　　　B. 爪　　　　　　　　C. 毛
    D. 唇　　　　　　　　E. 面

58. "筋之余"是指（　　）
    A. 发　　　　　　　　B. 爪　　　　　　　　C. 毛
    D. 唇　　　　　　　　E. 面

59. 既属"六腑"，又属"奇恒之腑"的是（　　）
    A. 胆　　　　　　　　B. 胃　　　　　　　　C. 大肠
    D. 小肠　　　　　　　E. 膀胱

60. 既属五体又属奇恒之腑的是（　　）
    A. 脑　　　　　　　　B. 骨　　　　　　　　C. 髓
    D. 胆　　　　　　　　E. 胞宫

61. 与女子胞的功能活动关系密切的是（　　）
    A. 心、肝、脾、冲脉、督脉
    B. 心、肝、脾、冲脉、带脉
    C. 心、肝、肾、冲脉、督脉
    D. 心、肝、脾、冲脉、带脉
    E. 心、肝、脾、肾、冲脉、任脉

62. 胆汁生成主要依靠的物质是（　　）
    A. 肝之余气　　　　　B. 肾中精气　　　　　C. 水谷之气
    D. 肺之宗气　　　　　E. 心之营气

63. 称为"水谷气血之海"的是（　　）
    A. 脾　　　　　　　　B. 胃　　　　　　　　C. 小肠
    D. 大肠　　　　　　　E. 三焦

64. "中精之腑"指的是（　　）
    A. 胆　　　　　　　　B. 胃　　　　　　　　C. 小肠
    D. 大肠　　　　　　　E. 膀胱

65. "中正之官"指的是（　　）
    A. 胆　　　　　　　　B. 胃　　　　　　　　C. 小肠
    D. 大肠　　　　　　　E. 膀胱

66. 具有"泌别清浊"功能的腑是（　　）

    A. 胆   B. 胃   C. 小肠

    D. 大肠   E. 膀胱

67. "主液"的腑是（　　）

    A. 胆   B. 胃   C. 小肠

    D. 大肠   E. 膀胱

68. "主津"的腑是（　　）

    A. 胆   B. 胃   C. 小肠

    D. 大肠   E. 膀胱

69. "传导之官"是（　　）

    A. 胆   B. 胃   C. 小肠

    D. 大肠   E. 膀胱

70. 称为"孤府"的是（　　）

    A. 胆   B. 胃   C. 小肠

    D. 三焦   E. 大肠

71. 三焦的生理功能是（　　）

    A. 通行元气   B. 传化水谷   C. 化生精气

    D. 调畅气机   E. 以上都不是

72. 中焦的功能特点可概括为（　　）

    A. 如衡   B. 如雾   C. 如沤

    D. 如露   E. 如渎

73. 与肺相表里的是（　　）

    A. 胆   B. 胃   C. 小肠

    D. 大肠   E. 膀胱

74. "髓海"指（　　）

    A. 骨   B. 脉   C. 脑

    D. 髓   E. 女子胞

75. 与脑的功能活动关系密切的是（　　）

    A. 心肝脾   B. 肺肝肾   C. 肺脾肾

    D. 肝脾肾   E. 心肝肾

76. "血府"指的是（　　）

    A. 骨   B. 胆   C. 女子胞

    D. 髓   E. 脉

77. 月经来潮与下述哪些脏有关（　　）

    A. 心肝肾   B. 心肝脾   C. 肺脾肾

    D. 心肺脾   E. 肺肝脾

第三章

气 血 津 液

气、血、津液是构成人体和维持人体生命活动的基本物质。气、血、津液是脏腑生理活动的产物，又是脏腑、经络、形体、官窍等组织器官进行生理活动的基础。

此外，构成人体的基本物质还有"精"。精有广义和狭义之分：广义之精，泛指构成人体和维持人体生命活动的精微物质，包括气、血、津液和从饮食物中摄取的水谷精微。狭义之精，即生殖之精，藏之于肾，包括先天之精和后天之精。

第一节　气

一、气的概念

气是人体内不断运动、具有很强活力的精微物质，是构成人体和维持人体生命活动的基本物质。故《医门法律》说："气聚则形存，气散则形亡。"

此外，中医理论中还有其他含义的气，如脏腑之气等。

二、气的生成

1. 来源　构成人体和维持人体生命活动的气的来源有两个方面：一是禀受于父母的先天精气，二是包括水谷之精微和自然界清气的后天精气。

2. 生成过程　气是由先天之精气、水谷之精气以及自然界的清气结合而成。气的生成有赖于各脏腑组织的综合作用，其中与肾、脾胃和肺等脏腑的关系尤为密切，有"肾为气之根"，"脾胃为生气之源"，"肺为气之主"之说。

三、气的生理功能

（一）推动作用

气的推动作用，是指气具有激发和推动功能。具体而言，一是指能激发和促进人体的生长发育，各脏腑、经络等组织器官的生理功能；二是能推动血液的生成和运行，以及津液的生成、输布和排泄等，即气行则血行，气行则水行。当气的推动作用减弱时可出现生长发育迟缓或早衰，脏腑、经络功能减退，血行瘀滞，水液停聚等病理变化。

（二）温煦作用

气的温煦作用，是指气具有气化产生热量，温煦人体的功能。《难经·二十二难》曰："气主煦之。"人体正常体温的维持，脏腑、经络等组织器官的生理活动，血和津液的运行等，都要依赖气的温煦作用。故说"血得温而行，得寒而凝"。当气的温煦作用失常，不仅可出现畏寒喜热，还可见脏腑功能衰退，血和津液运行迟缓等寒性病理变化。

（三）防御作用

气的防御作用是指气具有护卫肌表、抗御邪气的作用。气的防御作用，一方面可以抵御外邪的入侵，另一方面还可以驱邪外出。当气的防御功能减弱时，机体易受邪而患病或患病后难愈。所以，气的防御功能与疾病的发生、发展和转归有着密切的关系。

（四）固摄作用

气的固摄作用指气对体内液态物质的固护、统摄和控制作用，从而防止其无故流失，保证其在体内发挥正常的生理功能。例如，固摄血液，使其循脉运行，不致溢出脉外；固摄津液，控制其分泌排泄量，防止其无故流失。此外，气的固摄作用还能维持人体脏器位置的相对稳定，使其位置固定而不致下移。

气的固摄作用和推动作用相反相成，相互协调，调节和控制着体内液态物质的正常运行、分泌和排泄。

（五）气化作用

气化，指气的正常运动而产生的各种生理变化。

气化作用，实际上是体内物质转化和能量转化的过程。气能促使精、气、血、津液的化生和相互转化，如食物先转化成水谷精微，然后再化生成精、气、血、津液，食物残渣转化成糟粕等，都是气化作用的具体体现。

四、气的运动

气的运动称为"气机"。气的运动形式多种多样，但可归纳为升、降、出、入四种基本形式。气的升、降、出、入具体体现在脏腑、经络等组织器官的生理活动中。如肺的功能，呼气是出，吸气是入，肺气宣发是升，肃降是降；脾胃的功能，脾主升清，胃主降浊；肺气肃降，肝气升发。所以，虽然各个脏腑的生理活动体现的运动形式有所侧重，但整个机体气的升降出入，必须对立统一，协调平衡，才能维持机体正常的生理功能。气的升降出入运动的协调平衡，称为"气机调畅"。若气的升降出入运动平衡失调，称为"气机失调"，就会发生病变；若气的升降出入运动一旦停止，也就意味着生命活动的终止。正如《素问·六微旨大论》所言："出入废则神机化灭，升降息则气立孤危。"

五、气的分类

人体之气充沛于全身，无处不到。由于其生成、分布和功能特点的不同，气有不同的名称。

（一）元气

1. 基本含义　元气又名"原气"、"真气"，是人体最根本、最重要的气。

2. 生成　元气根源于肾，由肾中精气所化生，以禀受于父母的生殖之精为基础，又赖后天水谷精气的培育而成。

3. 分布　元气以三焦为通道循行全身，内而五脏六腑，外而肌肤腠理，无处不到。

4. 主要功能　元气推动人体的生长发育，调节和激发脏腑、经络等组织器官的生理活动，是人体生命活动的原动力。

（二）宗气

1. 基本含义　宗气为积于胸中之气，又名"大气"。

2. 生成　由肺吸入的清气和脾胃化生的水谷精气结合而成。宗气的盛衰与肺、脾、胃的功能密切相关。

3. 分布　宗气聚集于胸中，上出咽喉，贯注心肺之脉，下蓄丹田，经气街注足阳明经而下行至足。

4. 主要功能　宗气的主要功能有三个方面：一是走息道而司呼吸，二是贯心脉而行气血。三是和人的视、听、言、嗅、行等机能密切相关。因此，凡言语、声音、呼吸的强弱，以及气血的运行，心搏的强弱和节律，肢体的活动和寒温等均与宗气的盛衰有关。

（三）营气

1. 基本含义　营气富于营养，又称"荣气"，是与血共行于脉中具有营养作用的气，可分而不可离，常"营血"并称。营气与卫气相对而言，属于阴，又称"营阴"。

2. 生成　营气主要来自脾胃运化的水谷精气。

3. 分布　营气分布在血脉之中，成为血液的组成部分，循脉上下，营运全身。

4. 主要功能　营气主要功能有两个方面：一是营养全身，为脏腑、经络等组织器官的生理活动提供营养。二是化生血液，是血液的组成部分。

（四）卫气

1. 基本含义　卫气是行于脉，具有保护作用的气。卫气与营气相对而言，属于阳，故又称"卫阳"。

2. 生成　卫气主要来自脾胃运化的水谷精气，由水谷精气中的活力最强、卫外最有力的部分组成。肾中的精气在卫气的生成过程中起着激发作用，卫气的敷布又依赖于肺气的宣发，故有"卫气本源于下焦，滋生于中焦，升发于上焦"之说。

3. 分布　卫气经肺的宣发，运行于脉外，皮肤之中，分肉之间，熏于肓膜，散于胸腹。

4. 主要功能　卫气主要功能有三个方面：一是护卫肌肤，抗御外邪；二是温煦脏腑，润泽皮毛；三是调节肌肤的开阖，控制汗液的排泄和维持体温的相对恒定。

营气和卫气，皆以水谷精气为其主要生成来源。营行脉中，卫行脉外；营主内守而属阴，卫主卫外而属阳，两者之间必须协调，才能维持正常的腠理开阖、体温调节和防御能力。若营卫不和，则可出现恶寒发热，无汗或汗多，抗御外邪能力低下。

第二节 血

一、血的概念

血是循行于脉中，流布于全身，富有营养和滋润作用的红色液态样物质，是构成人体和维持人体生命活动的基本物质之一。脉是血液循行的管道，具有阻遏血液溢出的功能，故有"血府"之称。血必须在脉中正常运行，才能发挥其生理功能。

二、血的生成

血的生成，主要来源于脾胃化生的水谷精微。水谷精微所化生的营气和津液是血液的主要组成部分。此外，肾中所藏之精也是生血的物质基础，即精血同源，精可化血。

三、血的循行

血液循行于脉中，流布于全身，环周不休，运行不息。血液的正常运行必须具备三个条件：一是血液要充盈；二是脉管系统的完整和通畅；三是全身脏腑发挥正常的生理功能，如心主血脉，肺朝百脉，肝主藏血与脾主统血。

由上可见，血液正常运行需要两种力量：推动力和固摄力。若推动因素增加，或固摄不足，则血的运行加速，甚则溢出脉外，导致出血。反之，则血的运行变慢，可出现滞涩、血瘀等病变。

四、血的生理功能

血具有营养和滋润全身脏腑组织器官的生理功能，是神志活动的主要物质基础。《难经·二十二难》亦说："血主濡之。"血气充盛，血脉和利，则精力充沛，神志清晰，思维敏捷；若血虚、血热或血运失常，则可表现为程度不同的神志症状。

第三节 津 液

一、津液的概念

津液是人体一切正常水液的总称，包括各脏腑、组织器官内的体液及其正常的分泌物。津液也是构成人体和维持人体生命活动的基本物质之一。

津和液同属水液，同源于饮食水谷，均有赖于脾胃生成，但在性状、功能及其分布等方面又有一定的区别。一般而言，质地较清稀，流动性大，主要分布于体表皮肤、肌肉和孔窍，并能渗注于血脉起滋润作用的称为"津"；质地较稠厚，流动性小，灌注于骨节、脏腑、脑、髓等组织起濡养作用的称为液。由于津和液可以相互转化，故常津液并称。

二、津液的代谢

津液的生成、输布、排泄，是一个极其复杂的生理过程，涉及多脏腑一系列生理活动。《素问·经脉别论》将津液的代谢简要概括为"饮入于胃，游溢精气，上输于脾，脾气散精，上归于肺，通调水道，下输膀胱，水精四布，五经并行"。

1. 津液的生成　津液主要是通过胃对饮食水谷的"游溢精气"，小肠的"分清别浊"，其清者经脾运化而成。

2. 津液的输布　津液的输布主要是通过脾的运化，肺的通调水道和肾的蒸腾气化进行。此外，与肝的疏泄，三焦的决渎、通利水道亦密切相关。

3. 津液的排泄　津液的排泄主要是通过肺将宣发至体表的津液化为汗液，呼气时带走部分水液，肾将水液蒸腾气化后的废物形成尿液，粪便经大肠排出时带走一些残余的水分来完成。

在津液输布和排泄过程中，肺、脾、肾三脏起着重要的作用。肺为水之上源，主宣发肃降，通调水道；脾主运化，将饮食中水液的清者运化为津液，上输于肺，布散全身；肾主水，对水液的输布和排泄起着及其重要的调节和主宰作用。

三、津液的功能

津液的主要生理功能有五个方面：一是滋润和濡养作用：津液能润泽皮毛、肌肤，滋润和濡养各脏腑、组织器官，润滑和保护眼、鼻、口等孔窍，充养骨髓、脊髓、脑髓，滑利关节。二是化生血液：津液还是血液的重要组成部分，有滋养和滑利血脉的作用。三是调节人体阴阳平衡：津液代谢随人体体内生理状况和外界环境的变化而变化，从而可以调节阴阳之间的动态平衡。四是排泄代谢产物：津液在其自身代谢的过程中，能将人体代谢的废物带出体外。五是运载全身之气：因此当人体大量丢失津液时，会导致气随液脱。

第四节　气血津液的相互关系

一、气和血的关系

气和血的关系可概括为"气为血之帅"及"血为气之母"。

（一）气为血之帅

1. 气能生血　一方面是指气化是血液生成的动力。食物转化为水谷精气，水谷精气转化为营气和津液，营气和津液转化为血，都离不开气和气化。二是指气为化生血液的基本物质，主要是指营气。所以，气足则血充，气虚则血虚，治疗血虚常配合补气的药物。

2. 气能行血　气能行血是指气的推动作用是血液循行的动力。气行则血行，气虚、气滞则可致血瘀，气机逆乱则可致血妄行。故治疗血行失常多配合补气、行气、降气等药物。

3. 气能摄血 气对血的运行有固摄作用。若气虚不能摄血，则可致出血，治疗出血时须用补气摄血的方法。

（二）血为气之母

1. 血能养气 是指血能生气。血为气的生成和功能活动提供水谷精微，使气保持充盛。若血虚时，气亦易衰，治宜养血益气。

2. 血能载气 指气存在于血液当中，气必须依附于血，若气失去依附，则浮散无根而发生气脱。所以，血虚的病人气亦虚，大出血时往往气随血脱。

二、气和津液的关系

1. 气能生津 气是津液生成的物质基础和动力。津液的生成，主要依赖胃的"游溢精气"、脾气的运化、肺气的通调水道和肾的气化。各有关脏腑之气虚衰，均能影响津液的生成，可致津液不足，临床可表现为"气津两伤"、"气阴两虚"等证。

2. 气能行津 指津液的输布和排泄，依赖气的升降出入，主要是肺气的宣降，脾气的运化，肝气的疏泄和肾中精气的蒸腾气化。若气虚、气滞，可致津液停滞，称为"气不行水"；津液停聚，又可致气机不利，称为"水停气滞"，二者常互为因果。

3. 气能摄津 气的固摄作用控制着津液的排泄，维持津液的代谢平衡。若气虚固摄无力时，可致津液渗泄过度，如多汗、多尿或尿失禁等，临床治疗时要补气固液。

4. 津能载气 津液亦是气的载体，气亦依附于津液。津液大量丢失时，可出现"气随液脱"之危症。

三、血和津液的关系

血与津液均属液态物质，都来源于水谷精气，均有滋润和濡养作用。二者可相互渗透、相互转化。血的一部分渗于脉外，化为津液，津液又可渗注于脉中，即成为血液的组成部分，故有"津血同源"之说。若津液大量耗损，不仅渗入脉内的津液不足，脉内血的一部分亦可渗出于脉外，形成血脉空虚，称为"津枯血燥"。若失血过多，脉外的津液大量渗注于脉内，可导致脉外的津液不足，出现口渴、尿少、皮肤干燥，称为"耗血伤津"。故《灵枢·营卫生会》说："夺血者无汗，夺汗者无血。"

目 标 检 测

A1 型试题

1. 气机是指（　　　）

   A. 气的升降　　　　　　　B. 气的变化　　　　　　　C. 气的运动

   D. 气血津液互化　　　　　E. 气的运动形式

2. 水谷精微与清气相结合生成（　　　）

   A. 卫气　　　　　　　　　B. 营气　　　　　　　　　C. 宗气

D. 真气　　　　　　　　　E. 中气

3. 下列不属于气机正常表现的是（　　　）
　　A. 心气充沛　　　　　B. 肺气宣发肃降　　　　C. 脾气升清
　　D. 胃气降浊　　　　　E. 肝气疏泄

4. 所谓"气化"是指（　　　）
　　A. 气的升降出入运动
　　B. 气的温煦作用使水化为气
　　C. 气能化水，水又能化为气
　　D. 气能生血，血又能生气
　　E. 体内精、气、血、津等物质的新陈代谢及相互转化

5. 积于胸中，上出喉咙，下注气街的是（　　　）
　　A. 心气　　　　　　　B. 肺气　　　　　　　　C. 元气
　　D. 宗气　　　　　　　E. 卫气

6. 具有营养全身和化生血液作用的是（　　　）
　　A. 元气　　　　　　　B. 营气　　　　　　　　C. 宗气
　　D. 卫气　　　　　　　E. 谷气

7. 能使血液不溢出脉外属于气的哪种功能（　　　）
　　A. 推动作用　　　　　B. 温煦作用　　　　　　C. 防御作用
　　D. 固摄作用　　　　　E. 气化作用

8. 构成人体最基本的物质是（　　　）
　　A. 气　　　　　　　　B. 水谷　　　　　　　　C. 液
　　D. 血　　　　　　　　E. 津

9. 下列不属于卫气功能的是（　　　）
　　A. 防御外邪　　　　　B. 温养肌肤　　　　　　C. 关系睡眠
　　D. 调节汗液　　　　　E. 感觉运动

10. 与视、听、言、动的强弱关系最密切的是（　　　）
　　A. 元气　　　　　　　B. 营气　　　　　　　　C. 卫气
　　D. 宗气　　　　　　　E. 肾气

11. 与气的生成密切相关的脏是（　　　）
　　A. 心、肝、脾　　　　B. 肺、肝、肾　　　　　C. 肺、脾、肾
　　D. 肝、脾、肾　　　　E. 心、肺、肾

12. 易感冒属于气的哪种功能减退表现（　　　）
　　A. 推动作用　　　　　B. 温煦作用　　　　　　C. 防御作用
　　D. 固摄作用　　　　　E. 气化作用

13. 主管脏腑功能活动是气的哪种作用（　　　）
　　A. 推动作用　　　　　B. 温煦作用　　　　　　C. 防御作用
　　D. 固摄作用　　　　　E. 气化作用

14. 精气血津液之间相互转化主要靠气的哪种作用（　　　）

    A. 推动作用　　　　　　　B. 温煦作用　　　　　　C. 防御作用

    D. 固摄作用　　　　　　　E. 气化作用

15. 下列不属于气的主要功能的是（　　　）

    A. 推动作用　　　　　　　B. 温煦作用　　　　　　C. 防御作用

    D. 固摄作用　　　　　　　E. 润泽作用

16. 具有慓疾滑利特性的气是（　　　）

    A. 卫气　　　　　　　　　B. 营气　　　　　　　　C. 宗气

    D. 真气　　　　　　　　　E. 中气

17. 元气生成的主要物质来源是（　　　）

    A. 肾中精气　　　　　　　B. 水谷精气　　　　　　C. 清气

    D. 脏腑之精气　　　　　　E. 以上都不是

18. 脉内之气是（　　　）

    A. 元气　　　　　　　　　B. 宗气　　　　　　　　C. 营气

    D. 卫气　　　　　　　　　E. 以上都不是

19. 与血液运行关系密切的是（　　　）

    A. 心、脾、肝、肾　　　　B. 心、脾、肝、肺　　　C. 心、肝、肺、肾

    D. 脾、肺、肾、肝　　　　E. 心、脾、肺、肾

20. 机体活动的物质基础是（　　　）

    A. 精　　　　　　　　　　B. 气　　　　　　　　　C. 血

    D. 津　　　　　　　　　　E. 液

21. 与血液生成关系最密切的脏是（　　　）

    A. 肝　　　　　　　　　　B. 心　　　　　　　　　C. 脾

    D. 肺　　　　　　　　　　E. 肾

22. 灌注于骨节、脏腑、脑髓的是（　　　）

    A. 精　　　　　　　　　　B. 气　　　　　　　　　C. 血

    D. 津　　　　　　　　　　E. 液

23. 下列不属于津液的是（　　　）

    A. 胃液　　　　　　　　　B. 肠液　　　　　　　　C. 涕液

    D. 泪液　　　　　　　　　E. 血液

24. 与水液代谢有关的脏是（　　　）

    A. 心、肺、脾　　　　　　B. 心、肝、肾　　　　　C. 心、脾、肝

    D. 肝、脾、肾　　　　　　E. 肺、脾、肾

25. 对水液代谢起主宰作用的是（　　　）

    A. 心主血脉的作用　　　　B. 肺主宣发作用　　　　C. 脾主运化作用

    D. 肝主疏泄作用　　　　　E. 肾阳的气化作用

26. 气随血脱的生理基础是（　　　）
    A. 气能生血　　　　　　　B. 气能行血　　　　　　C. 气能摄血
    D. 血能载气　　　　　　　E. 以上都不是

27. 在气与血的关系中，下列与之无关的是（　　　）
    A. 气能生血　　　　　　　B. 气能行血　　　　　　C. 气能摄血
    D. 气能载血　　　　　　　E. 以上都不是

28. 血为气之母主要是指（　　　）
    A. 血能摄气　　　　　　　B. 血能载气　　　　　　C. 血给气以营养和血能载气
    D. 气随血行　　　　　　　E. 血源于气

29. 气与血的关系主要表现在（　　　）
    A. 后天与先天方面　　　　B. 来源与分布方面　　　C. 生化与运行方面
    D. 功能与结构方面　　　　E. 属阴与属阳

30. 在气与津液关系中，下列不确切的是（　　　）
    A. 气生津　　　　　　　　B. 气摄津　　　　　　　C. 气行津
    D. 气化津　　　　　　　　E. 气载津

31. "吐下之余，定无完气"的生理基础是（　　　）
    A. 气能生津　　　　　　　B. 气能化津　　　　　　C. 气能摄津
    D. 津能载气　　　　　　　E. 以上都不是

第四章

病 因 病 机

病因病机是指疾病发生、发展的原因与机制。病因病机学说以阴阳、五行、精气学说为指导，以脏腑经络、气血津液理论为基础，探讨致病因素的特性与致病特点，以临床实践观察为依据，阐明疾病发展的内在病理状态，以及相互联系，从而揭示疾病的发生、形成、演变、转归的机理所在，为辨证论治提供理论依据。

第一节　病　因

病因又称致病因素，即破坏人体相对的平衡状态而引起疾病的原因。中医认识病因，除了客观的致病因素外，主要是以病症的临床表现为依据，通过分析疾病的症状、体征来推求病因，为治疗用药提供依据，这种方法称为"辨证求因"，这是中医特有的认识病因的方法。所以，中医学的病因学说，不但研究病因的性质和致病特点，同时也探讨各种致病因素所致病症的临床表现。

一、六淫

六淫，即风、寒、暑、湿、燥、火六种外感病邪的统称。"淫"即淫邪，有太过、异常、致病之意。风、寒、暑、湿、燥、火（热）本来是指自然界的六种正常气候，简称"六气"。但当气候变化异常，超过了一定限度，如六气太过或不及，或非其时而有其气，或气候变化过于急骤使机体不能与之相适应，或在人体的正气不足而抵抗力下降时，六气即可成为致病因素，侵犯人体使人发病，此时的"六气"便称为"六淫"。

六淫致病有显著的共同特点：①季节性：六淫致病多与季节有关，如春季多风病，夏季多暑病，秋多燥病，冬季多寒病等。②地域性：六淫致病多与居住环境有关，如久居湿地易感湿邪为病，高温环境作业又易感热邪或火邪为病等。③相兼性：六淫邪气既可单独侵犯人体而发病，又可两种或两种以上同时侵犯人体而发病。如风寒感冒、湿热泄泻、风寒湿痹等。④转化性：六淫邪气侵入机体后，其所引起的病症性质在一定条件下，可以发生相互转化，如感受寒邪，可以入里化热等。⑤外感性：六淫邪气侵入机体，多从肌表或口鼻而入，故有"外感六淫"之称。

此外，临床上还有一些由于脏腑功能或气血津液失调而表现出类似风、寒、湿、燥、火的证候，归属内伤而非外感所致，故将此类证候称为内风、内寒、内湿、内燥、内火，统称为"内生五邪"。

（一）风

风是春天的主气，风邪致病，以春季多见，但一年四季都可以发生。风邪的性质和致病特点如下：

1. 风为阳邪，其性开泄，易袭阳位 风性轻扬，是指风邪质地轻浮，具有升发、向上、向外的特性，故为阳邪。开泄，是指风邪侵犯人体易使腠理疏泄开张。阳位，则包括机体的上部（头面）、肌表和阳经。由于风邪轻扬开泄，易袭阳位，故其为病常先侵犯人体上部、肌表和阳经，并使皮毛肌腠开泄。风邪致病临床常表现为头痛、鼻塞、咽痒、咳嗽、颜面水肿、口眼㖞斜等，为病发于上；周身酸楚，体表游走性疼痛、脉浮等，为病发于表；头项强痛等，为病在阳经；汗出、恶风、遇风加重等，为皮毛腠理开泄的症状。

2. 风性善行而数变 善行，是指风邪致病具有病位游走，行无定处的特性。如风寒湿三气杂至而引起的"痹证"，若见游走性关节疼痛，痛无定处，便属于风邪偏盛的表现，此病也被称为"风痹"或"行痹"。数变，是指风邪致病具有变幻无常和发病迅速的特点。如风疹就有起病急骤，发无定处，此起彼伏，时隐时现的特点。同时，由风邪为先导的外感病，一般发病急，传变也较快，如风邪中络，即可突然发生口眼㖞斜。

3. 风性主动 动，是指风邪致病具有动摇不定的特点。凡临床见到的肢体异常运动，以及某些自觉动摇不定的症状，如眩晕、抽搐、震颤、痉挛、蠕动、颈项强直、角弓反张、皮肤有蚁行感、游走性关节疼痛等，多属于风的病变。外感温热病所引起的热极生风和某些伤寒表证、风痹、破伤风等，就可以出现上述症状。

4. 风为百病之长 风虽为春季的主气，但终岁常在，四时皆可致病。风邪不仅常为外邪致病的先导，可以激发多种急慢性疾病，而且还易与其他致病因素相兼为患，如寒、湿、燥、热（火）诸邪就多依附于风而侵犯人体，形成风寒、风热、风湿、风燥的证候。正因为临床上风邪为患较多，其侵犯人体后又可以变生多种病症，所以古人有"风为六淫之首"的说法。

（二）寒

寒为冬天的主气，寒邪为病，以冬季多见。寒邪的性质与致病特点如下：

1. 寒为阴邪，易伤阳气 寒为阴气盛的表现，故性质属阴。若阴寒之邪侵袭人体，导致阴气偏盛，机体阳气就会显得相对衰微，不仅不足以驱除阴寒之邪，反而易为阴寒之邪所伤，故感受寒邪，最易损伤人体阳气。阳气受损，失去正常的温煦气化作用，可出现各种病症。若寒邪伤表，卫阳郁遏，则出现恶寒发热，头身疼痛等症；若寒邪直中脾胃，中阳受损，则出现脘腹冷痛，呕吐清水，腹泻等症；寒伤肾阳，肾阳不足，则出现四肢逆冷，畏寒，小便清长等症。

2. 寒性凝滞 凝滞即凝结、阻滞不通之意。阴寒之邪侵入人体，阳虚而阴寒偏盛，则易使气血凝结阻滞，经脉气血不得阳气温煦，则其循行涩滞而不通，"不通则痛"，故疼痛是寒邪致病的重要临床特征，其特点为疼痛剧烈，遇寒加重。由于寒邪侵犯部位不同，所以症状又各异。寒邪束表,则头痛,身痛;寒伤中阳,则脘腹冷痛;寒邪阻滞经络,则肢体关节冷痛。

3. 寒性收引 收引即收缩牵引之意。寒性收引主要是对肌腠、毛窍、筋脉和气机而言。即寒邪侵袭人体,易使气机收敛,阳气不得宣泄,从而产生皮、肉、筋、脉等组织收缩而挛急,牵引不舒的症状。如寒邪侵袭肌表,使腠理毛窍闭塞,则症见恶寒、无汗;寒邪侵袭经络关节,则经脉收缩拘急,肢体屈伸不利。

(三) 暑

暑是夏令的主气,有明显的季节性。夏季炎热的自然气候易使人感暑而发病。暑病按其程度轻重,有伤暑、中暑之分;按其性质不同,又有阳暑、阴暑之别。但无论何种暑病,均有明显的季节性,即暑邪一般独见于夏令。暑邪致病,主要发生于夏至以后,立秋之前。暑邪的性质和致病特点如下:

1. 暑为阳邪,其性炎热 暑为夏季火热之气所化,其性炎热,故为阳邪。暑邪为病多出现阳热症状,如高热,面赤,烦渴,汗多,脉洪大等。

2. 暑性升散,易伤津耗气 暑邪属阳,易升易散。暑邪伤人,可致腠理开泄而多汗。汗出过多,易伤津液,气随津耗而出现气虚乏力。暑邪伤人还可使阳热内闭,轻症可见头晕恶心,重症则暑热内传扰乱心神,可突然昏倒,冷汗肢凉,不省人事,称为"中暑"。

3. 暑多夹湿 暑令气候炎热,多雨潮湿,故暑邪伤人,常兼湿邪。除见发热,烦渴等暑热症状外,常兼见头身困重,胸脘痞闷,恶心呕吐,大便溏泻不爽等湿阻症状。

(四) 湿

湿为长夏的主气。长夏正当夏秋之交,雨水最多,为一年中湿气最重的时期,故多湿病。外湿伤人,除与季节有关之外,还与工作、居住环境有关,如居住潮湿,或长期冒雨涉水,或水中作业等都易导致湿邪侵袭。湿邪的性质和致病特点如下:

1. 湿性重浊 "重",即沉重之意,是指感受湿邪,常见头重如裹,周身困重,四肢酸软沉重等症状。"浊",即秽浊,多指分泌物、排泄物秽浊不清。湿邪致病可出现各种秽浊症状,如面垢眵多,大便溏泻,下痢黏液脓血,小便浑浊,妇女白带过多等。

2. 湿性黏滞 "黏",即黏腻;"滞",即停滞。湿邪的性质黏腻停滞,一是指湿病症状多黏滞不爽,如舌苔垢腻,大便黏滞不爽,小便滞涩不畅等;二是指湿邪为病多缠绵难愈,病程较长或反复发作,如湿痹、湿疹、湿温等病。

3. 湿为阴邪,易伤阳气,阻碍气机 湿邪重浊,其性类水,故属阴邪。湿邪侵入人体,留滞脏腑经络,容易阻遏气机,使气机升降出入失常,产生胸闷脘痞,大便不爽等症。湿为阴邪,易伤阳气,湿邪最易阻遏脾阳,致脾失健运,水湿不化泛于肌肤,则为水肿;脾不升清,水湿渗于肠间则为泄泻;湿邪流注经脉,经络阻滞,则肢节疼痛沉重。

4. 湿性趋下 湿性为水,故易趋下,湿邪为病多见下部的症状,如下肢水肿,小便浑浊,阴囊湿疹,带下,泄泻,痢疾等。

(五) 燥

燥是秋天的主气,故又称秋燥。凡久晴不雨,气候干燥,均易发生燥邪为患。燥邪伤人多从口鼻而入，侵犯肺卫，从而产生外燥病症。燥邪致病，有温燥、凉燥之分，初秋尚热，夹有夏火之余气，多为温燥；深秋已凉，近于寒冬之凉气，多为凉燥。燥邪的性质和致病特点如下：

1. 燥易伤津　燥邪为敛肃之气，其性干涩，最易伤人津液，出现津液不足之症，如皮肤干燥，咽喉干燥，干咳无痰，口唇皲裂，小便短少，大便干结，舌红少津等。

2. 燥易伤肺　肺主气，司呼吸，开窍于鼻，外合皮毛，直接与外界相通。而燥邪伤人，多从口鼻而入，肺为娇脏，喜润恶燥，故极易伤肺，症见鼻燥咽干，干咳少痰或痰中见血丝，大便干燥等。

（六）火

火为阳盛之气，包含温、热之邪。温、热、火三者性质相同而程度不同，温为热之渐，火为热之极，故火与热常并称。风、寒、湿、燥等邪均能在其病理过程中化热成火。火邪的性质和致病特点如下：

1. 火性炎上　火热为阳盛所生，火热之性，升腾上炎，故谓火性炎上。证候特点为火热炽盛，位多居上。如出现高热，烦渴，目赤头痛，口舌生疮，脉洪数等。因火热之邪可上炎而扰动神明，故又可出现狂妄躁动，神昏谵语等临床表现。

2. 火易消灼津液　火为热极，故最易迫津外泄，消灼阴液。故火邪为病，除有热象外，往往伴有烦渴喜饮，咽干舌燥，小便短赤，大便干结等。

3. 火易生风动血　火热之邪易燔灼肝经，耗伤阴液，使筋脉失养而致肝风内动，热极生风，出现高热，神昏谵语，四肢抽搐，两目上视，颈项强直，角弓反张等。火热之邪可以加速血行，灼伤脉络，迫血妄行，则出现各种出血证，如吐血，尿血，便血，崩漏等。

4. 火易致肿疡　火热之邪入于血分，可聚于局部，腐蚀血肉发为痈肿、疮疡。

二、疠气

疠气是一类传染性很强的致病因素，又称为疫气、戾气、疫毒、异气、乖戾之气等，以区别于一般的温热病邪。疠气引起的一类疾病，统称为"疫病"、"瘟疫病"、"瘟病"。《温疫论》说："夫瘟疫之为病，非风、非寒、非暑、非湿，乃天地间别有一种异气所感。"指出瘟病是外来的致病因素之一，而又不同于六淫。总之，疠气致病，具有发病急骤、病情险恶、死亡率高、传染性强的特点。

（一）疠气的性质和致病特点

1. 具有传染性和流行性　疠气可以通过空气、食物、水等途径在人群中传播，具有很强的传染性和流行性。《温疫论》说："此气之来，无论老少强弱，触之者即病。"

2. 发病急骤，病情危笃　疠气致病，具有发病急骤，病情危重，死亡率高的特点，如霍乱等。

3. 疠气不同，发病各异　疫病非单纯一种，所致疾病也多种多样。同一疫病，专入某脏腑、经络，专发为某病，故临床症状基本相似，如大头瘟、痢疾、霍乱、白喉、百日咳、水痘、天花等。

4. 传染方式各异 疫病的传染，有从呼吸感受，有从饮食而入，有从肌表而袭，因此不同的疫病，具有不同的传染途径。

5. 有一定的发生与流行条件 疫病的发生与流行，一是与自然界气候的特殊变化有关，如久旱、酷热、淫雨、洪水、山岚瘴气等；二是与环境卫生条件有关，如动物尸体未及时掩埋，秽恶杂物处理不善，日久腐败，均有利于疫毒的滋生。

（二）疠气形成和疫病流行的原因

1. 气候反常 自然界气候的反常，如久旱酷热、水涝、湿雾瘴气等均可滋生疠气，导致疫病发生。

2. 环境污染和饮食不洁 环境卫生不好，如水源、空气污染也会滋生疠气；同样，食物污染、饮食不当也可引起疫病的发生。

3. 没有及时做好预防隔离工作 疠气具有强烈的传染性，易造成疫病流行，故没有及时做好预防隔离工作，也往往会使疫病发生或流行。

4. 社会因素 社会因素对疠气的形成与疫病的流行也有一定影响。若战乱不停，社会动荡不安，工作环境恶劣，生活极度贫困，疫病会不断发生和流行。而国家安定，且注意卫生防疫工作，采取一系列积极而有效的防疫和治疗措施，疫病就能得到有效的控制。

三、七情

七情，即喜、怒、忧、思、悲、恐、惊七种情志变化，是人体对外界客观事物的不同情绪反应。在正常情况下，七情并不是致病因素，但突然、剧烈或持久的精神刺激，超过了人体生理所能调节的范围，引起气机紊乱，脏腑阴阳气血失调，便可导致疾病的发生。因七情致病直接影响内脏功能，故为内伤病因。

七情致病有以下的特点：

（一）损伤五脏

由于五脏与情志活动有相对应的关系，不同的情志变化，对人体内脏有不同的影响。如肝在志为怒，过怒则伤肝；心在志为喜，过喜则伤心；脾在志为思，过思则伤脾；肺在志为忧，过忧则伤肺；肾在志为恐，过恐则伤肾。由于心主血而藏神，肝藏血而主疏泄，脾主运化，为气血生化之源，故情志致病，以伤及心、肝、脾三脏最为多见。如惊喜伤心，可致心神不宁，出现心悸，失眠，健忘，甚则精神失常等症。郁怒伤肝，肝经气郁则见两胁胀痛不适，善太息，咽中如有物梗阻等症；或气滞血瘀则见胁痛，妇女痛经、闭经、癥瘕等症；怒则气上，血随气逆，可见呕血，晕厥等症。思虑伤脾，脾失健运则可见食欲不振，脘腹胀满，大便溏泄等症。

（二）影响气机

七情致病主要是影响脏腑气机，导致气机升降失常，气血运行紊乱。

1. 怒则气上 是指过度愤怒，可影响肝的疏泄功能，导致肝气横逆上冲，并走于上。临床上常见头胀头痛，面红目赤，呕血，甚则昏厥卒倒。

2. 喜则气缓 正常情况下，喜能缓和精神紧张，使营卫通利，心情平静、舒畅。但暴喜过度，可使心气涣散不收，神不守舍，出现精神不集中，甚则失神狂乱的症状。

3. 悲则气消 是指过度悲忧损伤肺气，使肺气消耗，意志消沉抑郁，从而出现气短声低，倦怠乏力，精神萎靡不振等症。

4. 恐则气下 是指恐惧过度，使肾气不固，气泄于下。临床上出现二便失禁，甚至昏厥，遗精等症状。

5. 惊则气乱 是指突然受惊吓，损伤心气，导致心气紊乱，心无所主，神无所归，出现心悸，惊恐不安等症状。

6. 思则气结 是指思虑过度，导致脾气郁结，从而出现纳呆，脘腹胀满，便溏等脾失健运的症状。此外，思虑过度，尚能暗耗心血，使心神失养，出现心悸，失眠，多梦等症。

（三）病势变化与情志关系密切

七情不仅可以引起许多疾病的发生，而且对疾病的演变也有重要的影响。如豁达乐观，可使五脏安和，气机调畅，促进疾病向愈；如忧思郁怒，损伤五脏，影响气机，可使病情恶化。在临床治疗中，应重视患者的精神因素，采取多种措施，调理情志，促使疾病向有利于好转的方面发展。

四、饮食、劳逸

（一）饮食

饮食是人体摄取营养，维持生命活动的必要物质。但饮食失宜又是导致疾病发生的原因之一。胃主受纳腐熟水谷，脾主运化水谷精微，故饮食所伤，主要病及脾胃，然后累及其他脏腑组织发生病变。在病理过程中，还可以形成食积，或聚湿、生痰、化热，或变生他病。饮食失宜包括饮食不节、饮食不洁和饮食偏嗜三个方面。

1. 饮食不节 饮食要有节制，以适度为宜，过饥过饱都会发生疾病。过饥，指摄食不足而言，如饥而不得食，渴而不得饮，或因脾胃功能虚弱，食欲不佳而纳少，因而水谷精微缺乏，气血生化乏源；营养物质缺乏，气血亏虚，脏腑组织失其滋养则生理功能衰减，抗病能力减弱，又可继发多种病症。临床上可见面色不华，心悸气短，神疲乏力等症状。过饱，指饮食过量而言，如暴饮暴食，或中气虚弱而强食，虽饮食不多，但脾胃腐化功能减退，均可导致消化不良而致病。饮食过量往往会损伤脾胃肠的功能，并形成饮食停滞（又名"伤食"、"食积"、"食滞"等）的病理变化，出现脘腹胀满或疼痛，嗳腐泛酸，厌食，吐泻等症状。此外，过食肥甘厚味，易化生内热，甚至引起痈肿疮毒等。小儿由于脾胃功能较弱，加之饮食不能自控，故常发生食伤脾胃的病症。

2. 饮食不洁 饮食不洁是指食用不清洁、不卫生或陈腐变质或有毒的食物。进食不洁，易引起多种肠胃疾病，出现腹痛，吐泻，痢疾等。或引起寄生虫病，如蛔虫病、蛲虫病等。临床表现为腹痛，嗜食异物，面黄肌瘦等。若进食腐败变质有毒食物，可致食物中毒，常出现腹痛，吐泻，重者可出现昏迷或死亡。

3. 饮食偏嗜 饮食品种要多样化，不能有所偏嗜，才能满足人体对各种营养成分的需要。饮食偏嗜易造成体内某些营养成分过剩或不足，破坏五脏阴阳平衡而致病。如过食肥甘、厚味或嗜酒无度，易致脾困纳呆；过食生冷，易伤脾胃阳气，使寒湿内生；偏嗜辛辣，可使胃肠积热等。

（二）劳逸

正常的劳动有助于气血流通，增强体质。必要的休息可以消除疲劳，恢复体力和脑力，均有助于维持人体正常的生理活动。长期的过劳或过逸，可以成为致病因素而使人发病。

1. 过劳 过劳是指过度劳累，包括劳力过度、劳神过度、房劳过度三种形式。劳力过度，积劳成疾，可损伤机体正气，出现少气懒言，四肢困倦，神疲消瘦等；劳神过度则伤及心脾，损伤脾气，耗伤心血，出现纳呆，腹胀，便溏及心悸，健忘失眠，多梦等；房劳过度，性生活不节，则易致肾精耗伤，出现腰膝酸软，眩晕耳鸣，男子遗精、早泄、阳痿，女子月经不调、宫冷不孕等。

2. 过逸 过逸是指过度安逸，懒于运动。人体需要适当的运动，以助血气流通。过度安逸导致人体气血运行不畅，脾胃功能减弱，出现精神不振，纳呆，肢体软弱无力，甚则形体虚胖，动则心悸、气喘、出汗等。《素问·宣明五气》所说的"久卧伤气"，即是对过度安逸可以致病的经验总结。

五、痰饮、瘀血

痰饮与瘀血都是脏腑功能失调所产生的病理产物，但又能倒果为因，成为一种致病因素，直接或间接地作用于某些脏腑组织而引起疾病。

（一）痰饮

痰和饮都是脏腑功能失调，水液代谢障碍所形成的病理产物。一般认为，津停为湿，湿聚为水，水积成饮，饮凝成痰。因而就形质而言，稠浊者为痰，清稀者为饮，清澈透明者为水，而湿乃水气弥散浸渍于人体组织中的状态，其形质不如痰、饮、水明显。临床上在许多情况下难以截然将痰饮和水湿分开，故常并称痰饮、痰湿、水湿、水饮等。

1. 痰饮的形成 痰饮多因外感六淫，或饮食、劳逸、七情内伤等多种因素导致肺脾肾及三焦的功能失调，水液代谢障碍，以致水液停滞而成。肺主通调水道，宣发津液，脾主运化水湿，肾则蒸化水液，三焦是水液运行的通道，故痰饮的形成与肺脾肾及三焦的功能失调关系密切，有"脾为生痰之源，肺为贮痰之器"和"肾虚水泛为痰"之说。

2. 痰饮的致病特点

（1）阻遏气机：水湿痰饮为有形的病理产物，一旦形成既可阻遏气机，影响脏腑气机的升降，又可以流注经络，阻碍气血的运行。例如，痰饮停留于肺，使肺失宣降，可出现胸闷，咳嗽，喘促等症；水湿困阻中焦，可出现脘腹胀满，恶心呕吐，大便溏泄等。痰饮若流注经络，易使经络阻滞，气血运行不畅，出现肢体麻木，屈伸不利，甚至半身不遂等。若结聚于局部则形成痰核、瘰疬，或阴疽、流注等。

（2）致病广泛多端：水湿痰饮停留于体内可产生许许多多的病症，如饮逆于上，可见眩晕；水注于下，则见足肿；湿在肌表，可见身重；湿阻中焦，则影响脾胃的运化。尤其是痰造成的病症更为广泛，如痰结咽喉可见咽喉中如有物梗阻的"梅核气"。痰在于胃则恶心呕吐等等。《医述》一书中详细列举了痰造成的各种病症，这些病症上达于头，下至于足，内而脏腑，外而肌肤，无所不至，足见痰致病的广泛，故有"百病多由痰作祟"之说。痰饮致病不仅病症广泛，而且变化多端。如癫痫为痰所致的病症，平时病人无明显症状，一旦发作，痰浊内动，则突然昏仆，四肢抽搐，牙关紧闭，口吐白沫等。故又有"怪病多痰"的说法。痰饮致病为何广泛，变化多端？这主要是痰饮可随气机的升降，内而脏腑，外至皮肉筋骨，无所不至；其次，与痰饮内停部位不一，可时伏时作有关。

（3）病势缠绵，病程较长：水湿痰饮皆由体内津液积聚而成，均具有重浊黏滞的特性。因而水湿痰饮致病均表现为病势缠绵，病程较长。临床上常见由水湿痰饮所致的咳喘、眩晕、胸痹、癌肿、中风、痰核、瘰疬、瘿瘤、流注、阴疽等，多反复发作，缠绵难愈，治疗困难。特别是一些顽痰伏饮，病程更长。

（二）瘀血

凡血液运行不畅，或血行受阻，滞留于经脉、组织之中者，都称为瘀血。

1. 瘀血的形成　造成血液运行不畅的原因有气虚、气滞、血热、血寒、外伤等。除外伤可直接形成瘀血外，其余病因并非能直接导致瘀血的发生。这是因为各种致病因素作用于人体后，只有导致气血功能失调，气血运行不利，方能形成瘀血。气虚运血无力，气滞则血运受阻，均可致血行迟滞而成瘀血；气虚不能统摄血液，血溢脉外也可成瘀血；寒则血凝，热则血枯，故偏寒偏热也是形成瘀血的条件。跌仆损伤，离经之血留于体内不能消散，也可形成瘀血。

2. 瘀血的致病特点　瘀血常随其被阻的部位不同而产生不同的临床表现。如瘀阻于心，可见心悸，心痛，胸闷不畅；瘀阻于肺，可见胸痛，咳血；瘀阻肠胃，可见呕血，黑便；瘀阻胞宫，可见月经不调，痛经，经闭等。其证候虽然繁多，但仍有其共同特点：

（1）疼痛：瘀血所致疼痛的特点是痛如针刺，或锐痛如刀割，疼痛拒按，痛处固定不移，持续而顽固。部分患者有得温则舒，遇寒增剧，昼轻夜重等特点。

（2）肿块：外伤瘀血，伤处可见青紫色血肿。体内脏腑组织发生瘀血，则常可在患处触到肿块。肿块的特点为刺痛或绞痛，拒按，有形而质硬，位置固定，难以消散。

（3）紫绀：瘀阻经脉，血行障碍，故见紫绀。外伤可见局部青紫，血运不畅可见爪甲发青，唇色紫绀。

（4）出血：瘀血阻塞络脉，使气血运行受阻，血不能循经而溢出脉外，出血经久不止，血色紫暗或夹有血块。

（5）舌质紫暗：舌质紫暗，或舌有瘀斑，舌下静脉曲张。

（6）脉涩或结代：瘀血常见沉涩、细涩、弦涩、结代等脉象。

此外，瘀血所致病症临床上还常出现健忘，渴不欲饮，肌肤甲错等症状。

第二节　病　机

　　病机即疾病发生、发展、变化及其转归的机理。病机着重研究疾病发生和人体产生病理反应的全过程及其规律。任何疾病的发生、发展变化及其转归皆与机体的正气强弱和致病邪气的性质、受邪的轻重等密切相关。当致病邪气作用于人体，机体的正气必然奋起抗邪，形成邪正相争。因此，邪正相争就成为疾病全过程的基本矛盾。由于邪气的侵害，破坏了人体的阴阳平衡，阻碍了人体的调节能力，使脏腑经络功能失调，气血津液功能紊乱，机体的各种生理功能活动不能正常进行，人体处于疾病状态，从而表现出局部或全身的病症，这一复杂的过程概称为病机。专门研究和探讨病机变化规律的学说，称病机学说。病机的重要性就在于，它是疾病的临床表现、发展、转归和诊断治疗的内在根据。

　　尽管疾病的种类繁多，临床表现错综复杂，病机也各异，但从总体来说，皆不越正邪相争、阴阳失调、气机失调以及津液代谢失常。

一、正邪相争

　　正邪相争，是指疾病发生及演变过程中，机体抗病能力与致病邪气之间的相互斗争。正邪斗争不仅关系着疾病的发生，而且直接影响着疾病的发展及转归。疾病的发展过程就是正邪斗争及其盛衰变化的过程。

　　邪气侵犯人体后，能损伤、破坏和阻碍正气的功能，机体正气则尽力与邪抗争，进行驱除、消灭和制伏邪气的活动，以修复创伤，消除障碍，恢复自身的生理功能。这一过程，就是一切疾病发生发展变化的过程。因此，在这一过程中始终存在着邪气与正气的相互斗争。

　　（一）正邪相争与发病

　　正邪相争是指致病因素侵入机体后，人体的抗病能力及与病邪斗争所发生的病理变化。疾病的发生，主要是由正气和邪气两方面因素来决定的。正气，是指人体的功能活动及其产生的抗病、康复能力，简称为"正"。邪气，则泛指各种致病因素，简称为"邪"。

　　1. 正气不足　正气不足是发病的内在根据。正气旺盛，气血充盈，卫外固密，病邪难于侵入，则疾病无从发生。故《素问·遗篇刺法论》说："正气存内，邪不可干。"当人体正气虚弱，防御能力低下时，邪气则乘虚而入，使人体阴阳失调，脏腑经络功能障碍，气血功能紊乱，从而发生疾病。故《素问·评热病论》说："邪之所凑，其气必虚。"

　　2. 邪气侵袭　邪气侵袭是发病的重要条件。强调正气在发病中的主导地位，并不排除邪气对疾病发生的重要影响。邪气作为发病条件，在一定的条件下，也可能起主导作用。如毒蛇咬伤、饮食中毒、枪弹伤等，即使正气强盛，也难免受伤害。疫疠大流行的时候，邪气往往也起着主导作用。

　　3. 正邪相争　正邪相争的胜负决定发病与否。邪气侵袭人体，正气即起抗邪。若正气旺盛，抗邪力强，则病邪难于侵入，疾病便无从发生；若正气不足，卫外不固，抗邪无力，则邪气乘虚侵入而发病。此外,若感邪猛烈,致病作用强,正气显得相对不足,亦可导致疾病的发生。

(二) 正邪盛衰与病邪出入

疾病发展变化过程中,正邪双方力量的对比,必然出现彼此消长的变化,这种变化可导致疾病发展过程中出现表邪入里,或里邪出表的趋势。邪气亢盛,正气虚衰可由表入里;正气充盛,邪气衰减,则在内之病邪可由里出表。

(三) 正邪盛衰与虚实变化

体内邪正力量的消长盛衰变化,不仅直接影响着疾病的发生与发展趋势,而且对于虚实证候的形成及其之间的变化起着决定性的作用。

1. 虚实病机　《素问·通评虚实论》说:"邪气盛则实,精气夺则虚。"是说正邪双方力量对比的盛衰,决定着患病机体表现为虚或实两种不同的病理状态。

(1) 实:主要指邪气亢盛,是以邪气盛为矛盾主要方面的一种病理反应。也就是说发病后邪气亢盛而机体的正气未衰,能积极地与病邪抗争,正邪相搏,斗争激烈,在临床上表现出一系列亢盛有余的证候,称为实证。多见于外感疾病初期和中期,或水湿、痰饮内停,食积虫积,气滞血瘀等引起的病症。

(2) 虚:主要指正气不足,是以正气虚损为矛盾主要方面的一种病理反应。也就是说发病后正气虚弱难以与邪气激烈斗争,临床上表现出一系列虚弱、衰退、不足的证候,称为虚证。多见于疾病后期、慢性病症或体质素虚的患者。

2. 虚实变化

(1) 虚实错杂:可概括地分为虚中夹实和实中夹虚两类。

①虚中夹实:虚中夹实是指疾病的病理以虚为主,又兼夹邪气盛实的病机变化状态。此种病机必须是正虚明显,邪气也存在,而且较为严重地阻碍着机体脏腑的生理功能活动,方可视为虚中夹实。若无邪实的存在,那只能是以正虚为主的虚证证候。虚中夹实的病机变化多发生在脏腑。一方面脏腑功能衰减,另一方面又有邪气滞留,从而形成各种虚中夹实证。如脾虚水肿,因脾阳不振,运化无权,水湿停聚,泛滥肌肤而成水肿,其表现既有纳少腹胀,面色萎黄,四肢无力,身冷神疲的脾气虚弱证候;又有水湿滞留,积聚成肿的邪气盛实证候,但以脾虚为病理基础,故称虚中夹实证。

②实中夹虚:实中夹虚是指疾病的病理以邪实为主,又兼正气虚弱的病机变化状态。实中夹虚病机的形成,多为外感邪气侵袭机体,正与邪争,邪气未除,正气已伤,致使邪气留恋而成实中夹虚的病机变化。如外感热病后期,热邪伤津,邪热未退,阴津已亏,症见发热,舌红,是为热邪亢盛;又见口舌干燥,便干尿少等阴液亏损证,但以邪热盛实为主,故属实中夹虚证。

(2) 虚实转化:是指在疾病发展过程中,由于实邪久留而伤正气,或正气不足而致实邪积聚所导致的虚实病理转化过程。由实转虚,多由实证失治或治疗不当,或邪气过盛损伤正气而转化为虚证。如高热病人,有口渴烦躁,脉洪大,苔黄等实证表现,因失治或治疗不当,病延日久,精气亏损,出现食欲不振,精神萎靡,肢冷,脉沉细无力等症状时,即转为虚证。因虚致实，则是由于脏腑功能虚衰，痰饮、水湿、瘀血等实邪滞留于体内，转化为以实邪为主的病理过程。

（3）虚实真假：是指在疾病发展过程中，出现疾病的现象与本质不完全一致的假象。临床上有"至虚有盛候"的真虚假实证，以及"大实有羸状"的真实假虚证。

①真虚假实：是指病本是虚证，但由于脏腑虚衰，气血不足，运化无力而出现腹满，腹胀，腹痛，脉弦等类似实证的假象。病人虽腹胀满，但时有减轻，不像实证之腹胀满持续不减，脉虽弦但按之无力。

②真实假虚：是指病本是实证，如热结肠胃，痰食壅滞，致使经络阻滞，气血不能外达，因而出现精神欠佳，身寒肢冷，脉象沉伏或迟涩等类似虚证的假象。但仔细观察患者，可见声高，气粗，脉象沉伏迟涩而有力，精神虽欠佳但本质未败等。

（四）正邪盛衰与疾病转归

正邪相争，双方力量对比不断产生消长盛衰的变化，对疾病转归起着决定性的作用。

1. 正胜邪退　是指在疾病发展过程中，邪正斗争，正气增长强盛，邪气消退，使病情好转或痊愈的一种结局。多数的疾病会有这样的结局。

疾病发生之后，患者的正气比较充盛，又能得到及时而正确的治疗，使邪气难以进一步发展，逐渐被驱除或消灭，从而使脏腑经络、组织器官等的病理损伤逐渐修复，气血、津液、精等精微物质的耗伤得到复原，机体阴阳在新的基础上获得平衡，疾病即告痊愈。例如，外感六淫所致的疾患，邪气自肌表侵入机体，邪浅在表，机体正气尚未大伤，抗邪能力强，不仅使邪气不能轻易内侵脏腑，而且借助于药物作用，会很快逐邪外出，使邪去正安，营卫调和，病情痊愈。

2. 邪胜正虚　邪胜正虚，是指邪气亢盛，正气虚弱，机体抗邪无力，病势迅猛发展的病理状态。

邪胜正虚，病势向恶化或危重发展，实际上包含着两类复杂的病理情况：一是以正气为相对固定的因素，则邪气愈盛，其病势就愈急重，传变亦愈快；二是以病邪为相对固定的因素来看，若受邪机体正气愈虚，则病情愈重，病理损害愈深。而将这两种病理情况综合起来分析，则将比较易于理解病变的复杂性。如以外感六淫病症来说，大多数患者多表现为一般的外感表证，病变以伤及卫阳为主，其病势、病位均较轻浅。但若病邪过于强盛，或患病个体素质特别虚弱，则发病后即可出现"两感"、"直中"、"内陷"等病机逆传情况。

所谓"两感"，是指表里两经同时感邪而为病。病邪两感为病，其对正气的损害程度和范围均较广泛，病势亦较急重，临床常见于表里同病，如表里俱寒、表里俱热等。

所谓"直中"，多指寒邪侵入阳虚寒盛体质，发病不经外感表卫阶段，直接损伤三阴经及所属内脏的病理过程。直中三阴，则病势较为深重。如寒邪直中太阴，伤及脾阳，则腹痛下利；直中少阴，伤及心肾，则四肢厥冷，脉微欲绝等。

所谓"内陷"，一般是指在温热病发展过程中，病邪未能在卫分或气分的轻浅阶段得以透解，因而迅速深入营分或血分的病理过程。温邪内陷营血，则病属营阴受损，动血、耗血的危重阶段。若外感寒邪，误用泻下，亦会引起表邪内陷，使病情恶化。若正气衰竭，邪气独盛，精、气、血、津液亏乏，脏腑、经络等生理功能衰惫，甚则阴阳离决，机体生命活动亦会终止而死亡。如临床所见外感热病后期亡阴、亡阳等证候的出现，即是正不胜邪，邪盛正虚的典型表现。

总之，在邪胜正虚的病变发展过程中，邪气亢盛或正气虚弱导致正不敌邪，其病势往往呈现由表入里、由阳入阴、由浅而深、由轻而重的传变或发展，最终可迅速引起五脏虚亏、元气衰败的危重局面，若抢救不及时，则会导致死亡。

此外，在邪正消长盛衰的过程中，若邪正双方的力量对比出现邪正相持，或正虚邪恋，或邪去而正气未复等情况，则常常是许多疾病由急性转为慢性，或慢性病持久不愈的主要机理。

二、阴阳失调

阴阳失调，是指机体受到致病因素的作用发生疾病之后，出现了机体内阴阳失去相对平衡的状态。在人体内，阴阳既相互支持，又相互制约，保持着动态平衡，从而维持机体的各种生理活动正常进行。一旦因某种因素导致阴阳平衡失调，就会表现出一定的病机变化。

在中医学的基础理论中，可以用阴阳概括脏腑经络、气血津液及气机的升降出入运动，故阴阳失调也是脏腑经络、气血津液及气机运动发生病变之后的病机概括。

从发病学分析，六淫、七情、饮食劳逸等各种致病因素作用于人体，是在破坏了机体的阴阳平衡关系之后而引发病症的，所以说阴阳失调是一切疾病发生发展的根本所在，故阴阳失调是一切病机变化的总纲。

阴阳失调主要表现在阴阳的偏胜偏衰和由此而引起的阴阳互损、阴阳相互转化、阴阳相互格拒，以及阴阳亡失等相应病理变化。

（一）阴阳失调与发病

在正常情况下，人体阴阳维持着相对的、动态的平衡与协调，即所谓"阴平阳秘"。当人体在某种致病因素的作用下，脏腑、经络、气血、津液等的生理活动发生异常改变，导致整体或局部的阴阳平衡失调，则会发生疾病。

（二）阴阳失调的基本形式

1. 阴阳偏胜

（1）阳偏胜：即阳盛，是指机体在疾病过程中，表现出阳盛有余，机能亢奋，热量过盛的病机状态。一般来说，其病机特点多表现为阳盛而阴未虚（或阴亏不甚）的实热证。

阳偏胜的形成，主要是由于感受了外界的温热阳邪，或感受寒邪从阳化热所致；亦可因七情内伤，五志过极化火，或气滞、血瘀、痰浊、食积等郁久化热化火而成。

阳偏胜的病机变化，是以阳热绝对盛实为主，故称阳热实证。"阳胜则热"，由于阳主热主动，所以多见壮热，汗出，面赤，舌红，脉数等实热证。在阳热偏胜的同时，就存在着亢盛之阳在不同程度上耗伤人体阴液的病变，如见口渴，尿赤，便干等症，即所谓"阳胜则阴病"。

（2）阴偏胜：即阴盛，是机体在疾病过程中，表现为阴气过盛，机能障碍或减退，热量不足及其阴寒性病理产物积聚的病机状态。一般来说，其病机特点多表现为阴盛而阳未虚（或虚损不甚）的实寒证候。

阴偏胜的形成，主要是由于感受外界寒湿等阴邪，或过食生冷，寒滞脏腑，损伤阳气，阳不制阴而阴偏胜所致；亦可由机体脏腑功能衰减，代谢功能低下而有痰饮、水湿等阴寒性病理产物积聚所致。

阴偏胜的病机变化，是以阴寒绝对盛实为主，故称阴寒实证。"阴胜则寒"，故病症以"寒"为特点，出现形寒肢冷，苔白，脉迟紧等。阴主静，故表现为少动。阴胜则损伤阳气，故有恶寒喜温，腹痛，溲清便溏等，即所谓"阴胜则阳病"。

2. 阴阳偏衰

（1）阳偏衰：即阳虚，是指机体阳气虚损，机能减退或衰弱，热量不足的病机状态。一般来说，其病机特点多表现为机体阳气不足，阳不制阴，阴相对亢盛的虚寒证。阳偏衰，多由先天禀赋不足，或后天失养，或劳倦内伤，或阴寒损伤阳气而致。

阳虚的病机变化是阳虚功能不足，阴寒相对偏盛，多表现为虚寒性症状，常见有喜静蜷卧，畏寒肢冷，面色苍白，溲清便溏，舌淡，脉迟等。

（2）阴偏衰：即阴虚，是由某种因素导致阴精或阴液亏损不足而阳气相对偏亢的病机状态。一般来说，其病机特点多表现为制约阳热、滋润、内守和宁静功能减退，以及阳相对亢盛的虚热证。阴虚病机的形成，多由在热性病过程中，热盛耗阴，或五志化火，火灼阴液，或久病阴液亏虚而致。

阴偏衰的病机变化，是阴液不足，不能制约阳气，而阳气相对亢盛，故其证候特点是虚热，称为虚热证。常见肌肉消瘦，烦热盗汗，骨蒸潮热，口干舌红，脉细数等症状。

3. 阴阳互损 阴阳互损是指阴阳一方的虚损从而导致对方的不足，形成阴阳两虚的病理变化。阴虚的基础上，导致阳虚，称为阴损及阳；阳虚的基础上，导致阴虚，称为阳损及阴。因为阴阳互根互用，所以阴阳虚损到一定程度必伤其根本，从而影响到对方，即所谓"无阴则阳无以生，无阳则阴无以化"。肾阴、肾阳为人体一身阴阳的根本，而肾阴、肾阳又都以肾中精气为物质基础，因此无论阴虚或阳虚，多在损伤肾之精气或肾本身阴阳失调的情况下，才易产生阴损及阳或阳损及阴的病机变化。

4. 阴阳格拒 阴阳格拒是指由于某些原因引起阴或阳的一方极盛，因而壅盛于内，将另一方格拒于外，使阴阳之间不相维系，从而形成阴盛格阳或阳盛格阴的病理变化。

（1）阴盛格阳：是指阳气虚弱之极，阳不制阴，阴寒独盛于内，逼迫虚阳浮越于外，使阴阳不相顺接，互相格拒、排斥的病理状态。其本质虽然是阴寒内盛，但由于其格阳于外，反见面红如妆，发热，口渴，脉大等热象，此为"真寒假热"。

（2）阳盛格阴：是指邪热内盛，热极深伏，阳气郁闭于内，不能外达于四肢，格阴于外的病理状态。其病的本质是热盛于里，但由于格阴于外，反见四肢厥冷，脉沉伏等寒象，此为"真热假寒"。

5. 阴阳亡失

（1）亡阳：即机体阳气严重耗损，导致阳气虚脱的一种病理状态。多因感邪太盛，正不敌邪；或素体阳虚；或汗、吐、下太过，气随液脱；或大量失血，气随血脱而成。亡阳时，以阳的功能衰竭，尤以温煦、推动、固摄功能衰竭为主要表现，故见面色苍白，冷汗淋漓不止，手足逆冷，精神萎靡，脉微欲绝等。

（2）亡阴：即机体的阴液突然大量消耗或脱失，导致全身功能严重衰竭的一种病理状态。多因邪热炽盛，或邪热久留，煎灼阴液，或因慢性消耗性疾病，耗散阴液，或亡血失精，汗下太过伤阴所致。亡阴时，以阴的功能衰竭，尤以宁静、内守、制约阳热的功能衰竭为主要表现，故见汗出不止，汗热而黏，口渴欲饮，烦躁不安，呼吸短促，脉数疾无力等。

（三）阴阳盛衰与疾病转归

1. 恢复平衡 恢复平衡则疾病向愈。阴阳相对平衡的恢复是阴阳盛衰消长发展过程中，疾病向好转和痊愈方面转归的内在机理。多见于患者正气比较充盛，或得到及时、正确的治疗、护理与调养，阴邪或阳邪逐步消退，机体阳气与精、血、津液等阴精不断化生充盈，阴阳两个方面又重新恢复相对的平衡协调，疾病随之消失而告痊愈。

2. 阴阳亡失 阴阳亡失则病趋恶化。阴阳的亡失包括亡阴和亡阳。是指机体的阴液或阳气突然亡失，导致阳或阴的功能严重衰竭，出现生命垂危的一种病理状态。阴阳亡失是导致疾病向恶化，甚至死亡方向转归的主要原因。

三、气机失调

气机失调是指在疾病发生、发展过程中，由于致病因素的作用，导致机体气的升降出入运动紊乱，从而形成气滞、气逆、气陷、气闭、气脱的病理状态。气机失调是人体各种生理功能及其相互关系出现紊乱的概括。

升降出入是人体气的基本运动形式，是脏腑、经络、气血津液运动的基本过程。人体脏腑、经络等组织器官的功能活动，脏腑、经络以及气血津液的相互联系无不依赖气的升降出入而保持正常。因此，诸如人体的呼吸、视觉、嗅觉、精神意识等等，都是人体气机升降出入正常与否的反映。同时，气的运动又是在脏腑组织的共同配合下进行的。如脾胃的升清与降浊；肺的宣发与肃降；肝气的升发与疏泄；心肾的阴阳相交、水火既济等，都是气的升降出入运动的具体体现。

所以，气的升降出入运动的正常与否，不但影响着气血津液的正常运行，而且还影响着脏腑、经络等组织器官的功能活动，从而在五脏六腑、表里内外、四肢九窍等各个方面产生多种病变。而在升降失常的病变中，尤以脾胃升降失常最为重要，且亦为临床所常见。脾胃位居中焦，为气机升降之枢纽，一旦升降失常，则清阳之气不得敷布，后天之精不得归藏，饮食清气无法进入，粪便糟粕不得排出，则诸种病变莫不由之而生。反之，气血津液的运行是否协调，脏腑、经络组织器官的功能正常与否，亦能影响气机协调与否。

（一）气滞

气滞是指气运行不畅而郁滞，从而导致某些脏腑、经络功能障碍的病理状态。形成气滞的原因多由于情志郁结不舒，或因痰湿、食积、瘀血等有形之邪阻碍气机，或因外邪侵犯，困阻气机，或因脏腑功能障碍，影响气的正常流通，引起局部或全身的气机不畅或阻滞所致。亦有因气虚，运行无力而致者。

气滞的病理表现有多方面，如气滞于机体某一局部，则可使经脉之气阻滞不通，血运受阻，从而发为肿满闷胀，甚则引起血瘀、水停，或形成瘀血、痰饮等病理产物；气滞则血瘀，可使血流滞涩，不通则痛，从而使人体某一局部出现疼痛及脉迟涩之象；气滞则水停，可导致津液代谢障碍，从而水湿内聚发为痰饮或水肿等。气滞又可使某些脏腑功能失调或障碍，形成脏腑气滞病变。如由于肝升肺降、脾升胃降，在调整全身气机中起着极其重要的作用，因此脏腑气滞病变中，尤以肺气壅滞、肝气郁滞、脾胃气滞最为多见。不同脏腑的气机阻滞，其病机与病理表现也各不相同。如外邪犯肺，肺失宣肃，肺气壅滞，则可见胸闷，喘咳；若情志抑郁，肝失疏泄，肝经气机郁滞，则可见胸胁、少腹、两乳等胀痛不适；若胃肠气滞，则腹胀而痛，时作时止，得矢气、嗳气则舒等。但气机郁滞不畅是其共同的病机特点，因此闷、胀、痛，气行则舒是气滞病变共同的临床表现。

气滞病变的发展，除可引起血行不畅、津液代谢障碍外，气滞日久亦可郁而化火。

（二）气逆

气逆是指气机升降失常，当降不降或不降反升或升之太过，脏腑之气冲逆于上的病理状态。多因情志内伤，或饮食寒温不适，或痰浊壅阻，或外邪侵袭等所致，也有因虚而致气机上逆者。

气逆多发于肺胃和肝等脏腑。肺主清肃下降，肺失肃降，肺气上逆，出现咳嗽，气喘；胃气以通降为顺，胃失和降，胃气上逆，出现呕吐，呃逆，嗳气；肝主疏泄，肝升泄太过，肝气上逆，出现头痛，面红目赤，易怒等。

一般来说，气逆于上多以实证为主，但亦有因虚而气机上逆者，如肺气虚而肃降无力，或肾虚不能纳气，都可导致肺气上逆；胃气虚损，和降失职，则亦能导致胃气上逆，此皆属于因虚而致气机上逆。

（三）气陷

气陷是指在气虚病变基础上，以气的上升不及、升举无力为主要特征的病理状态，常因素体虚弱，或病久耗伤，或思虑劳倦损伤所致。由于脾胃居于中焦，为气血生化之源，脾气主升，胃气主降，为全身气机升降之枢纽，所以气陷病变与脾胃气虚关系最为密切。

由于气虚下陷的病变以清气不升，气不上行和升举无力为主要特征，所以其病理改变主要有"上气不足"和"中气下陷"两个方面。

"上气不足"指由于脾气虚损，升清之气不足，因而无力将水谷精微充分上输头目，头目失养，则可见头晕眼花，耳鸣，疲倦乏力等。

"中气下陷"则指脾气虚损，升举无力，气机趋下，降多升少，脏腑器官维系无力，内脏位置相对下移，常表现有少腹坠胀，便意频频，或见脱肛、子宫下垂、胃下垂等。

此外，由于气陷病变大多是在气虚基础上发展而来，故又往往兼见疲乏无力，气短声低，面色不华，脉虚无力等气虚症状。

（四）气闭

气闭是以气的出入异常为主的一种病理变化，即气之出入障碍，主要指气不能外达，闭郁结聚于内，闭塞清窍，以致突然晕厥，或浊邪闭塞气道，气之出入受阻，肺气郁闭，呼吸困难的病理状态。气闭多因情志过极，肝失疏泄，阳气内郁，不得外达，气郁心胸；或外邪闭郁，痰浊壅滞，肺气闭塞，气道不通所致。

（五）气脱

气脱亦属于气的出入失常的病理变化，系指气不内守，大量向外脱逸，从而导致全身性严重气虚，出现功能突然衰竭的病理状态。

气脱病机的形成多是疾病过程中，邪气过盛，正不敌邪；或慢性疾病，长期消耗，气虚至极；或大汗出，大出血，频繁吐泻，气随津血脱失所致。

气脱的病理表现主要是由于气的大量外散脱失，全身之气严重不足，气的各种功能突然衰竭，出现面色苍白，汗出不止，口开目闭，全身软瘫，手撒，二便失禁，脉微欲绝等危重征象。气脱实际上是各种虚脱病变的主要病机。

目 标 检 测

A1 型试题

1. 下列哪一项是中医探求病因的主要方法（ ）
    A. 整体观念　　　　　B. 辨证论治　　　　　C. 审证求因
    D. 试探反证　　　　　E. 详问发病经过
2. "着痹"反映了哪一项湿邪的性质和致病特点（ ）
    A. 湿易阻滞气机　　　B. 湿性黏滞　　　　　C. 湿性重浊
    D. 湿性趋下　　　　　E. 湿为阴邪
3. 下述中除哪项外，均属正气抗邪作用的体现（ ）
    A. 抵御外邪入侵　　　B. 影响发病的证候类型　　C 促进病体的康复
    D. 疾病不药而自愈　　E. 导致体用失调
4. 七情可影响各有关脏腑，但最主要影响哪一脏（ ）
    A. 肝　　　　　　　　B. 心　　　　　　　　C. 脾
    D. 肺　　　　　　　　E. 肾
5. 间日疟反复发作，其后经检查左胁下脾脏肿大，中医学称为"疟母"。疟母在发病类型上属于（ ）
    A. 卒发　　　　　　　B. 复发　　　　　　　C. 原发
    D. 继发　　　　　　　E. 合病
6. 阴虚的最主要病机是（ ）
    A. 气不足　　　　　　B. 精微不足　　　　　C. 阴液不足
    D. 血不足　　　　　　E. 肾精不足
7. 久卧伤气属何因所致（ ）
    A. 六淫　　　　　　　B. 七情　　　　　　　C. 过劳

D. 过逸　　　　　　　　　　E. 饮食

8. 七情致病可直接伤及内脏，但临床以伤及下列哪一组为多见（　　）
　　A. 肺、脾、肾　　　　　B. 心、肝、肾　　　　　C. 脾、肝、肾
　　D. 心、脾、肺　　　　　E. 心、肾、脾

9. 所谓实，主要指邪气亢盛，而此时机体的正气如何（　　）
　　A. 正气未衰，抗邪有力
　　B. 正气已衰，但不严重
　　C. 正气受损，但尚有抗病能力
　　D. 正气明显不足，无力抗邪
　　E. 正气亡失

10. 肺脏阴虚久延不复常可损及何脏之阴（　　）
　　A. 心阴　　　　　　　　B. 胃阴　　　　　　　　C. 肾阴
　　D. 肝阴　　　　　　　　E. 脾阴

11. 以下除哪项症状外，皆为阳盛伤阴的表现（　　）
　　A. 苔黄　　　　　　　　B. 尿少　　　　　　　　C. 口渴
　　D. 便干　　　　　　　　E. 乏力

12. 治疗血行失常常以调气为上，调血次之的机理是下列中哪一项（　　）
　　A. 气能生血　　　　　　B. 气能行血　　　　　　C. 气能摄血
　　D. 血能载气　　　　　　E. 血可化气

13. 下列哪一脏与津液的输布无直接的关系（　　）
　　A. 脾　　　　　　　　　B. 肺　　　　　　　　　C. 肝
　　D. 肾　　　　　　　　　E. 心

14. 李时珍提出脑为（　　）
　　A. 元神之府　　　　　　B. 玄府　　　　　　　　C. 血之府
　　D. 孤府　　　　　　　　E. 神明之府

15. 中医眼科"五轮学说"中，内外眦血络属（　　）
　　A. 心　　　　　　　　　B. 肝　　　　　　　　　C. 脾
　　D. 肺　　　　　　　　　E. 肾

16. 寒邪致病一般不会出现下列哪一项（　　）
　　A. 脘腹冷痛　　　　　　B. 恶寒蜷卧　　　　　　C. 手足厥冷
　　D. 下利清谷　　　　　　E. 周身困重

17. 瘀血常见的脉象为下列中哪一项（　　）
　　A. 脉弦　　　　　　　　B. 脉滑　　　　　　　　C. 脉细
　　D. 脉涩　　　　　　　　E. 脉沉

18. 五志化火属何因所致（　　）
　　A. 痰饮　　　　　　　　B. 瘀血　　　　　　　　C. 七情
　　D. 六淫　　　　　　　　E. 劳逸不当

19. 大汗可损伤人体的下列中哪一项（　　）
  A. 阳气   B. 阴液   C. 阳气和津液
  D. 津液   E. 津

20. 津液的输布障碍与下列哪项原因无关（　　）
  A. 脾失健运   B. 肺失宣发肃降   C. 肝失疏泄
  D. 小肠的泌别清浊   E. 三焦水道不利

21. 下列哪一项不体现邪气与发病的关系（　　）
  A. 不同的邪气发病，表现出不同的病症性质
  B. 不同的邪气发病，表现出不同的证候类型
  C. 病情的轻重常与邪气的种类性质及致病性质有关
  D. 病情的轻重常与机体的正气状态有关
  E. 病位也与邪气的种类、性质及致病性质有关

22. 下列哪一项称为继发性病因（　　）
  A. 过劳过逸   B. 饮食失宜   C. 病理产物形成的病因
  D. 七情内伤   E. 跌打损伤

23. 下列属于燥邪致病特点的是哪一项（　　）
  A. 善行数变   B. 易伤阳气   C. 易袭阴位
  D. 易阻滞气机   E. 易伤肺脏

24. 《医宗金鉴》论述："人感受邪气虽一，因其形藏不同，或从寒化，或从热化，或从虚化，或从实化，故多端不齐也。"其中"形藏"实指（　　）
  A. 形体   B. 五脏   C. 形体及脏腑
  D. 体质因素   E. 情志因素

25. 寒痹又称痛痹主要反映了哪一致病特点（　　）
  A. 寒为阴邪   B. 寒邪易伤阳气   C. 寒主收引
  D. 寒性凝滞   E. 湿性重浊

26. 六淫致病的初起多有表证，这属于六淫致病特点中的哪一项（　　）
  A. 季节性   B. 地区性   C. 相兼性
  D. 转化性   E. 外感性

27. 头胀头痛，面红目赤，呕血可见于下列哪一项病变（　　）
  A. 喜则气缓   B. 怒则气上   C. 思则气结
  D. 悲则气消   E. 惊则气乱

28. 脾虚失运，气不化水，水湿停聚属于（　　）
  A. 虚证   B. 实证   C. 因虚致实
  D. 由实转虚   E. 真虚假实

29. 治疗阴偏衰时，在滋阴剂中适当佐用扶阳药，使"阴得阳升而泉源不竭"被概括为下列中哪一项（　　）
  A. 阴阳并补   B. 阴中求阳   C. 阳中求阴

    D. 扶阳消阴   E. 滋阴制阳

30. 形成阴阳格拒的主要原因是（   ）

    A. 阴阳双方皆偏盛至极

    B. 阴阳双方皆极端虚弱

    C. 阴阳中的一方偏盛至极

    D. 阴阳中的一方不足，另一方偏盛

    E. 脏腑功能严重失调

第五章

方 药 基 础 知 识

第一节　中药方剂基本知识

中药是在西方医药学传入我国后，人们对我国传统药物的总称。中药是在中医理论指导下用于防病治病的天然药物及其简单的加工品。中药来源有植物、动物和矿物，其中以植物药占绝大多数，使用也更普遍，古代亦把药学叫做本草学。

中药学是专门研究中药的理论和各种药物的来源、产地、采制、性能、功效、临床运用等知识的一门学科，是中医学的一个重要组成部分。我国疆域辽阔，中药材资源种类繁多，以典籍传载，按现代植物、动物及矿物学分类定种法标准统计，目前中药总数已达12800 余种。今后，中草药学的发展仍有广阔的前景。

方剂是在辨证审因，确定治法的基础上，按照组方原则，选择恰当的药物合理配伍，酌定合适的剂量、剂型、用法而成。是中医用于防治疾病的重要方法之一。方剂又称"医方"、"药方"，俗称"方子"。

方剂学是研究并阐明中医治法和方剂的理论及其运用的一门学科，与临床各科有着广泛而密切的联系，是中医学主要的基础学科之一。

一、中药基本知识

（一）中药的性能
中药的性能是对中药作用的基本性质和特征的高度概括，是中药理论的核心，包括四气五味、归经、升降浮沉及毒性等。

1. 四气五味
（1）四气：四气就是寒、热、温、凉四种药性。寒凉和温热是对立的两种药性；寒和凉之间、热和温之间，是程度上的不同，也就是说药性相同，但在程度上有差别，温次于热、凉次于寒。

药性的寒、热、温、凉是药物作用于人体发生的反应归纳出来的。例如，感受风寒，怕冷发热，流清涕，小便清长，舌苔白，这是寒的症状，这时用紫苏、生姜煎汤饮用后，可以使患者发汗，就能消除上述症状，说明紫苏、生姜的药性是温热的。如果生了疔疮、热疖、局部红肿疼痛，甚至小便色黄，舌苔发黄，或有发热，这就是热的症状，这时用金银花、菊花来治疗，可以得到治愈，说明金银花、菊花的药性是寒凉的。

中草药的药性通过长时期的临床实践，绝大多数已为人们所掌握。如果我们熟悉了各种药物的药性，就可以根据"疗寒以热药，疗热以寒药"和"热者寒之，寒者热之"的治疗原则针对病情适当应用。一般来说，寒凉药大多具有清热、泻火、解毒等作用，常用来治疗热性病症。温热药，大多具有温中、助阳、散寒等作用，常用来治疗寒性病症。此外，还有一些药物的药性较为平和，称为"平"性，由于平性药没有寒凉药或温热药的作用来得显著，所以在实际上虽有寒、热、温、凉、平五气，而一般仍称为四气。

（2）五味：五味就是辛、甘、酸、苦、咸五种不同的滋味。五味主要是由味觉器官辨别出来的；或是根据临床治疗中反映出来的效果而确定的。

①辛：有发散、行气或润养等作用。一般发汗的药物与行气的药物大多数有辛味，某些补养的药物也有辛味。

②甘：有滋补、和中或缓急的作用。一般滋补性的药物及调和药性的药物大多数有甘味。

③酸：有收敛、固涩等作用。一般带有酸味的药物大都具有止汗、止渴等作用。

④苦：有泻火、燥湿、通泄、下降等作用。一般具有清热、燥湿、泻下和降逆作用的药物大多数有苦味。

⑤咸：有软坚、散结或泻下等作用。一般能消散结块的药物和一部分泻下通便的药物带有咸味。

除五味外，还有淡味、涩味，它们的意义和作用是：①淡：就是淡而无味，有渗湿、利尿作用。一般能够渗利水湿、通利小便的药物，大多数是淡味。②涩：有收敛止汗、固精、止泻及止血等作用。

由于淡味没有特殊的滋味，所以一般将它和甘味并列，称"淡附于甘"；同时，涩味的作用和酸味的作用相同。因此，虽然有七种滋味，但习惯上仍称"五味"。

气和味的关系是非常密切的，每一种药物既具有一定的气，又具有一定的味，必须将气和味的作用综合起来看待。例如，紫苏性味辛温，辛能发散，温能散寒，所以可知紫苏的主要作用是发散风寒；芦根性味甘寒，甘能生津，寒能清热，所以可知芦根的主要作用是清热生津。一般来说，性味相同的药物，其主要作用也大致相同；性味不同的药物，功效也就有所区别。性同味不同，或味同性不同的药物在功效上也有共同之处和不同点。同样是寒性药，若味不相同，或为苦寒，或为辛寒，其作用就有所差异。如黄连苦寒，可以清热燥湿；浮萍辛寒，可以疏散风热。同样是甘味药，但气有所不同，或为甘温，或为甘寒，其作用也不一样，如黄芪甘温可以补气，芦根甘寒能清热生津。所以，在辨识药性时，不能把药物的气与味孤立起来。在临床具体应用时，一般都是既用其气，又用其味的。而在特殊应用的时候，配合其他药物，则或用其气，或用其味。

2. 升降浮沉　升降浮沉，就是药物作用于人体的四种趋向。

（1）升：就是上升、升提的意思，能治病势下陷的药物，都有升的作用。

（2）降：就是下降、降逆的意思，能治病势上逆的药物，都有降的作用。

（3）浮：就是轻浮、上行发散的意思，能治病位在表的药物，都有浮的作用。

（4）沉：就是沉重、下行泻利的意思，能治病位在里的药物，都有沉的作用。

总的来说，凡升浮的药物都能上行、向外，如升阳、发表、散寒、催吐的药物，药性都是升浮的。凡沉降的药物都能下行、向里，如清热、泻下、利水、收敛、平喘、止呃的药物，药性都是沉降的。

升降浮沉既是四种不同药性，同时在临床上又作为用药的原则，这是它的重要意义。因为人体发生病变的部位有上、下、表、里的不同，病势有上逆和下陷的差别，在治疗上就需要针对病情，选用药物。病势上逆者，宜降不宜升，如胃气上逆的呕吐，当用姜半夏降逆止呕，不可用瓜蒂等涌吐药；病势下陷者，宜升不宜降，如久泻脱肛，当用黄芪、党参、升麻、柴胡等益气升提，不可用大黄等通便药。

升降浮沉的药性，一般来说和药物的性味、质地有一定关系。在药物气味方面，凡味属辛甘、性属温热的药物，大都为升浮药；味属苦酸咸，性属寒凉的药物，大都为沉降药，因此有"酸咸无升、辛甘无降、寒无浮散、热无沉降"的说法。在药物质地方面，凡花、叶以及质轻的药物，大都为升浮药；种子、果实、矿石以及质重的药物，大都为沉降药。但是，上述情况并不是绝对的，还必须从各种药物的功效特点来考虑。例如，诸花皆升，旋覆花独降。此外，通过药物的炮制，也能使升降浮沉有所转化，如酒炒则升、姜制则散、醋炒则敛、盐制则下行。

3．归经 归经就是药物对于人体某些脏腑、经络有着特殊的作用。归经是以脏腑、经络理论为基础，以所治病症为依据而确定的。由于经络能沟通人体内外表里，所以体表病变可通过经络影响在内的脏腑，脏腑病变亦可反映到体表。各个脏腑经络发生病变出现的症状是各不相同的。如肺有病变时，常出现咳嗽、气喘等症；肝有病变时，常出现胁痛、抽搐等症；心有病变时，常出现心悸、神志昏迷等。在临床上，用贝母、杏仁能止咳，说明它们能归入肺经；用青皮、香附能治胁痛，说明它们能归入肝经；用麝香、菖蒲能苏醒神志，说明它们能归入心经。

由此可见，药物的归经也是人们长期从临床疗效观察中总结出来的。在应用药物的时候，如果只掌握药物的归经，忽略了四气、五味、补泻等，同样也是不够全面的。因为某一脏腑、经络发生病变，可能有的属寒、有的属热，也有可能有的属实、有的属虚，那就不能因为重视归经，而将能归该经的药物不加区分地应用。相反，同归一经的药物种类很多，有清、温、补、泻的不同，如肺病咳嗽，虽然黄芩、干姜、百合、葶苈子都能归肺经，在应用时却不一样，黄芩主要清肺热、干姜主要温肺、百合主要补肺虚、葶苈子主要泻肺实。

4. 毒性 毒性是指药物对机体的损害性。毒性反应与副作用不同，它对人体的危害性较大，甚至可危及生命。为了确保用药安全，必须正确对待中药的毒性，了解毒性反应产生的原因，掌握毒性反应的临床表现，掌握中药中毒的解救方法和预防措施。有毒药物的治疗剂量与中毒剂量比较接近或相当，因而治疗用药时安全度小，易引起中毒反应，这类药物在使用的时候应当非常慎重，使用后也要密切观察患者的临床表现。无毒药物安全性较高，但并非绝对不会引起中毒反应。如人参、艾叶、知母等皆有产生中毒反应的报道，这与剂量过大或服用时间过长等有密切关系。药物毒性反应的产生与药物贮存、加工炮制、配伍、剂型、给药途径、用量、使用时间的长短以及病人的体质、年龄、证候性质等都有密切关系，因此使用有毒药物时，应从上述各个环节进行控制，避免中毒的发生。掌握药物的毒性及其中毒后的临床表现，便于诊断中毒的原因，以便及时采取合理、有效的抢救治疗手段，对于搞好中药中毒抢救工作及预防中药中毒都具有十分重要的意义。

（二）中药的运用

1. 配伍　配伍是根据病情需要和用药法度，合理选择两种或两种以上的药物配合使用。配伍关系一般有七种：

（1）单行：就是单用一味药来治疗疾病。例如用一味马齿苋治疗痢疾；独参汤即单用一味人参大补元气，治疗虚脱等。

（2）相须：就是性味功用相类似的药物，配合应用后可以起到协同作用，加强了药物的疗效。如麻黄、桂枝都能发汗解表，配合应用作用更强；金银花、连翘都能辛凉解表，清热解毒，合用后作用更为明显等。相须使用是中药配伍应用的主要形式之一。

（3）相使：两种性能功效方面有某些共性的药物配伍使用，以一种药物作为主药，另一药为辅能提高主药的功效。如风寒咳喘，麻黄配伍杏仁，麻黄作为主药发汗解表、宣肺平喘，杏仁降逆肺气能增强麻黄止咳平喘的作用；胃火牙痛，用石膏清胃火，再配合牛膝引火下行，促使胃火牙痛更快地消除等。相使配伍不必是同类药物，一主一辅，相辅相成，是中药配伍的主要形式。

（4）相畏：就是一种药物的毒性或其他副作用能被另一种药抑制或消除。如生半夏有毒性，可以用生姜来消除它的毒性，甘遂畏大枣是因为大枣能抑制甘遂峻下逐水，损伤正气的副作用。

（5）相杀：就是一种药能减轻或消除另一种药物的毒性反应。如防风能解砒霜毒、绿豆能减轻巴豆毒性等。相畏和相杀实际上是对同一配伍关系从不同角度的阐述。

（6）相恶：就是两种药配合应用以后，一种药可以减弱另一种药物的药效。如人参能大补元气，配合莱菔子就会损失或减弱补气的功能等。

（7）相反：就是两种药物配合应用后，可能发生剧烈的副作用。

2. 用药禁忌　为保证用药安全，要注意用药的禁忌。

（1）配伍禁忌：相恶和相反的配伍形式，属禁忌范围。

十八反歌：本草明言十八反，半蒌贝蔹及攻乌，藻戟遂芫俱战草，诸参辛芍叛藜芦。

十九畏歌：硫黄原是火中精，朴硝一见便相争，水银莫与砒霜见，狼毒最怕密陀僧，巴豆性烈最为上，偏与牵牛不顺情，丁香莫与郁金见，牙硝难合京三棱，川乌草乌不顺犀，人参最怕五灵脂，官桂善能调冷气，若逢石脂便相欺，大凡修合看顺逆，炮爁炙煿莫相依。

此外，很多药物的使用注意中都列出了使用禁忌，应加以注意。

（2）妊娠用药禁忌：凡是能影响胎儿正常发育，导致胎儿畸形、死亡或引起流产的药物都属于妊娠禁忌药。按药性和毒性的强弱一般分禁用和慎用。禁用药一般毒性强、药性猛，属于绝对禁用，如巴豆、牵牛子、水蛭、虻虫、麝香、三棱、莪术、大戟、甘遂、芫花、商陆、水银、雄黄等。慎用药要根据病情慎重选择，要注意用量和时间，一般包括活血祛瘀、行气破滞及辛热滑利等药，如桃仁、红花、乳香、没药、王不留行、大黄、枳实、附子等。

（3）服药禁忌：服药禁忌又称忌口，是指在服药期间有某些食物的禁忌。

一般而言，在服药期间，应忌食生冷、辛辣、油腻、腥臊、刺激性的食物。此外，根据病情，饮食禁忌也有所区别，如热性疾病应忌食辛辣、油腻、煎炸食物、热性食物；寒性疾病应忌食生冷、凉性食物。

二、方剂基本知识

（一）方剂的基本结构

方剂的组成不是药物随意的堆砌、主观的选择，而是必须遵循严格的原则。中医将方剂的组成原则归纳为"君、臣、佐、使"，借以说明方剂的组织形式和各药之间的主次关系。

1. 君药 即针对主病或主症起主要治疗作用的药物，是方剂组成中不可缺少的主药，在方中占主导地位。如麻黄汤中的麻黄，发汗解表为主要治疗作用，宣肺止咳为间接治疗作用。

2. 臣药 臣药有两种意义。一是辅助君药加强治疗主病或主症的药物。二针对兼病或兼证起主要治疗作用的药物。如麻黄汤中的桂枝，辅助君药麻黄加强发汗解表的作用。

3. 佐药 佐药有三种意义。一为佐助药，即配合君臣药以加强治疗作用，或直接治疗次要症状的药物；二是佐制药，即用以消除或减弱君、臣药的毒性，或能制约君、臣药峻烈之性的药物；三是反佐药，即病重邪甚，可能拒药时，配用与君药性味相反而又能在治疗中起相成作用的药物。如麻黄汤中的杏仁，配合麻黄宣肺止咳，为间接治疗作用，为佐助药。

4. 使药 使药有两种意义。一是引经药，即能引方中诸药至病所的药物；二是调和药，即具有调和方中诸药作用的药物。如麻黄汤中的甘草，起调和作用，为使药。

（二）方剂的变化

方剂的组成具有严格的原则性，又有极大的灵活性。临证使用方剂要结合患者的病情、体质、年龄、性别与季节、气候，以及生活习惯等对方剂进行必要的加减化裁，即遵循组方原则，又强调灵活变化。

1. 药味加减变化 药味增减变化是指方剂在君药、主症不变的情况下，随着次要症状或兼证的不同，增减药物。药味加减主要是在臣药、佐使药物中变化，君药必不可少。臣药的增减可使原方剂的功效发生很大变化；而佐使药的增减，主要适应次要兼证的需要，对原方剂的功效不会发生根本的改变。

2. 药量加减变化 方中药物不变，因病情的需要，将方中的药量进行增减，从而改变其药效的强弱乃至配伍关系，以达到治疗的目的。

3. 剂型更换的变化 剂型更换的变化是指同一首方剂，因治疗的需要而将剂型加以改变，其治疗作用和应用病症也相应发生改变。这种变化主要表现为药力强、弱、峻、缓和所治疗证候轻、重、缓、急的不同。

（三）方剂的剂型

剂型是将处方按照医疗需要或药物特点制成一定大小和不同规格的制剂。目前常用的剂型有汤剂、丸剂、散剂、膏剂、酒剂、丹剂、茶剂、栓剂、冲剂、片剂、糖浆剂、口服液、注射剂、胶囊剂、气雾剂等。

1. 汤剂　即煎剂，是将配好的方药用清水或黄酒，或水酒各半浸透后，再用适当火候煎煮一定时间，待汤成后，去渣取汁饮服，一般作内服用。其优点是内服吸收快，疗效迅速；便于灵活加减；能全面照顾到不同病人或各种病症的特殊性。不足之处是剂量大，有效成分不宜煎出，不便于大生产，携带不方便。汤剂适用于病症较重或病情不稳定的患者。

2. 丸剂　丸剂是将药物研成细粉或药物提取物，加上适宜的黏合剂制成球形的固体剂型。其特点是吸收较慢，药效持久，节省药材，便于携带和服用。适用于慢性病或虚弱性疾病。个别丸剂亦治急性病，如安宫牛黄丸治高热神昏，热陷心包证。目前常用的丸剂有蜜丸、水丸、糊丸、浓缩丸、蜡丸、滴丸等。

3. 散剂　散剂是将药物粉碎，混合均匀，制成粉末状制剂，有内服与外用两种。其特点是制作简便，吸收较快，节省药材，便于使用与携带，适用于各种急慢性疾病。

4. 膏剂　膏剂是将药物用水或植物油煎熬后去渣而成。有内服与外用两种。内服膏剂有流浸膏、浸膏、煎膏三种，其特点是服用方便，可供长时间服用，适用于慢性病和病后调理。外用膏剂有软膏和硬膏两种，其特点是使用方便，药效较快，适用于疮疡肿毒、跌打损伤、烧伤、风湿疼痛等。

5. 酒剂　酒剂又称药酒，是将药物用白酒或黄酒浸泡一定时间后，去渣取液而成。其特点是便于保存，并可供内服或外用，有温通经脉、活血止痛和强壮滋补的作用，如风湿药酒、参茸药酒、五加皮酒等。

6. 丹剂　丹剂是用某些矿物类药物经高温炼制而成的结晶状的制品，如红升丹等，多供疮疡痈疽外用。另有将用名贵药物组成的或疗效显著的丸剂亦称为丹，如至宝丹、活络丹等。

7. 茶剂　茶剂是将药物经粉碎加工成粗末状或方块状的制品。用时以沸水泡汁或煎汁，不定时饮用，如午时茶、减肥茶、刺五加茶等。

8. 栓剂　是将药物细粉与基质混合制成一定形状的固体制剂，用于肠道并在其间融化或溶解而释放药物，如小儿解热栓及消痔栓。

9. 冲剂　是将药材提取物加适量赋形剂或部分药物细粉而制成的干燥颗粒状或块状制剂，用时以开水冲服。其特点是作用迅速，服用方便，味道可口，如感冒退热冲剂、复方羚羊角冲剂等。

10. 片剂　是将药物细粉或药材提取物，与辅料混合压制而成的片状制剂。其特点是剂量准确、服用方便、便于携带，适用于各种疾病，如牛黄解毒片、银翘解毒片等。

11. 糖浆剂　是将药物煎煮去渣取汁浓缩后，加入适量蔗糖溶解而制成的溶液。其特点是吸收较快，服用方便。适用于儿童及慢性病患者服用，如止咳糖浆等。

12. 口服液　是将药物用水或其他溶剂提取，经精制而成的供内服的液体制剂。其特点是剂量较少，吸收较快，服用方便，口感适宜。适用于保健和体虚滋补之用，如人参蜂王浆口服液、杞菊地黄口服液等。

13. 注射剂 又称针剂，是将药物经加工精制而成的灭菌溶液或无菌混悬液，供肌肉或静脉注射用。其特点是剂量准确、药效迅速。如清开灵注射液、丹参注射液等。

14. 胶囊剂 将药物盛装于空胶囊中制成的制剂。

15. 气雾剂 系指药物和抛射剂共同封装在带有阀门的耐压容器中，使用时借抛射剂的压力，将内容物以雾状形式喷出的液体制剂。

第二节　常用中药与方剂

一、常用中药

按照功效和应用的不同，中药一般可作如下分类：解表药、清热药、化痰止咳平喘药、芳香化湿药、消食药、理气药、止血药、活血祛瘀药、泻下药、驱虫药、开窍药、温里药、平肝息风药、安神药、利水渗湿药、祛风湿药、补虚药、收涩药等。

（一）解表药

凡能疏肌解表、促使发汗，用以发散表邪、解除表证的药物，称为解表药。解表药多属辛散之品，辛能发散，可使外邪从汗而解，故适用于邪在肌表的病症。解表药根据其性质不同分为辛温解表药和辛凉解表药两类。辛温解表药发汗力较强，适用于风寒表证；辛凉解表药发汗力量较弱，适用于风热表证。此外，有些辛温解表药还具有温经通络、祛风除湿、透疹止痒等功效，可用于治疗风寒湿痹及风疹、麻疹等病症。有些辛凉解表药还有透疹、解毒功效，常用于治疗风疹、麻疹和疮疡肿毒初起。

1. 辛温解表药

（1）麻黄：辛、微苦，温，归肺、膀胱经。

功效：发汗解表，宣肺平喘，利水消肿。

应用：①风寒表证。为辛温解表要药，发汗力强，多用于风寒表实证。②咳嗽气喘。适用于风寒外束，肺气壅遏的喘咳实证。③风水水肿。

用法：本品煎服，3～10g，发汗解表宜生用，止咳平喘多炙用。表虚自汗、阴虚盗汗及虚喘慎用。

（2）桂枝：辛、甘，温，归心、肺、膀胱经。

功效：发汗解肌，温通经脉，助阳化气。

应用：①风寒表证。②寒凝血滞诸痛证。如胸痹心痛、中焦虚寒、脘腹冷痛、经闭腹痛、风寒湿痹等。③痰饮、蓄水证。④心悸。

用法：煎服，3～10g。外感热病、阴虚火旺、血热妄行等证均当忌用。孕妇及月经过多者慎用。

（3）紫苏：辛，温。归肺、脾经。

功效：发汗解表，行气宽中。

应用：①风寒表证，咳嗽痰多。②脾胃气滞，胸闷呕吐。③鱼蟹中毒，腹痛吐泻。

用法：煎服，3～10g，不宜久煎。

（4）荆芥：辛，微温。归肺、肝经。

功效：发表散风，透疹，消疮，止血。

应用：①外感表证。表寒、表热皆可用。②麻疹不透、风疹瘙痒。③疮疡初起兼有表证。④吐衄下血等多种出血症。

用法：煎服，3～10g，不宜久煎。

（5）防风：辛、甘，微温。归膀胱、肝、脾经。

功效：发表散风，胜湿止痛，止痉，止泻。

应用：①外感表证。②风疹瘙痒。③风湿痹痛。④破伤风证。⑤腹痛泄泻。

用法：煎服，3～10g。

2. 辛凉解表药

（1）薄荷：辛，凉。归肺、肝经。

功效：疏散风热，清利头目，利咽透疹，疏肝解郁。

应用：①风热表证，温病初起。②头痛目赤，咽喉肿痛。③麻疹不透，风疹瘙痒，肺经风热粉刺。④肝郁气滞，胸闷胁痛。

用法：煎服，3～6g，宜后下。

（2）牛蒡子：辛、苦，寒，归肺、胃经。

功效：疏散风热，透疹利咽，解毒消肿。

应用：①外感风热。②麻疹不透，风疹瘙痒。③痈肿疮毒，痄腮喉痹。

用法：煎服，3～10g，如气虚便溏者慎用。

（3）桑叶：苦、甘，寒。归肺、肝经。

功效：疏散风热，清肺润燥，平肝明目。

应用：①风热表证。②肺热燥咳。③肝阳眩晕，目赤昏花。

用法：煎服，5～10g。

（4）柴胡：苦、辛，微寒。归肝、胆经。

功效：和解退热，疏肝解郁，升阳举陷。

应用：①外感发热，少阳证。是治疗少阳证的要药，对外感发热有较好的退热效果。②肝郁气滞证。③气虚下陷，脏腑脱垂。

用法：煎服，8～10g。

（二）清热药

以清泄里热为主要功效用于治疗里热证的药物，称为清热药。清热药药性寒凉，味多苦，主要用于治疗热病高热、痢疾、痈肿疮毒，以及目赤肿痛、咽喉肿痛等呈现各种里热证候。清热药根据其主要的性能和适应证，分为清热泻火药、清热燥湿药、清热解毒药、清热凉血药、清虚热药五类。

1. 清热泻火药 清热泻火药能清解气分实热，清热作用较强，适用于高热烦渴、神昏、脉洪实有力、苔黄或燥等里热炽盛的证候。

（1）石膏：辛、甘，大寒。归肺、胃经。

功效：清热泻火，除烦止渴，收敛生肌。

应用：①壮热烦渴。适用于温热病邪在气分，壮热、烦渴、汗出、脉洪大等实热证。②肺热喘咳。用于邪热郁肺的气急喘促、咳嗽痰稠、发热口渴等症。③胃火牙痛，头痛。④疮疡不敛，湿疹，水火烫伤。使用煅石膏，外用。

用法：煎服，15～60g，宜打碎先煎。脾胃虚寒及阴虚内热者忌用。

（2）知母：苦、甘，寒。归肺、胃、肾经。

功效：清热泻火，滋阴润燥。

应用：①热病烦渴。②肺热咳嗽，阴虚燥咳。③骨蒸潮热。用于阴虚火旺，骨蒸潮热，盗汗，心烦等症。④阴虚消渴，肠燥便秘。

用法：煎服，6～12g，脾虚者不宜用。

（3）栀子：苦，寒。入心、肝、肺、胃经。

功效：清热泻火，凉血解毒。

应用：①热病发热，心烦不宁等。②湿热郁结所致的黄疸或小便不利。③热毒、实火引起的吐血、鼻衄、尿血、目赤肿痛和疮疡肿毒等。

用法：水煎服，3～10g。

（4）芦根：甘，寒。入肺、胃经。

功效：清肺胃热，生津止渴。

应用：①热病高热口渴。②肺热或风热咳嗽、肺痈咳出脓血。③胃热呕吐。

用法：煎服，干品15～30g；鲜品加倍，或捣汁用。

2. 清热燥湿药　本类药物性味苦寒，苦能燥湿，寒能清热，故有清热燥湿的功效，并能清热泻火。主要用于湿热证及火热证。

（1）黄芩：苦，寒。归肺、胃、胆、大肠经。

功效：清热燥湿，泻火解毒，凉血止血，安胎。

应用：①湿热所致的泄泻、痢疾、湿温、黄疸、热淋等。②肺热咳嗽，热病烦渴。③热毒疮痈，咽喉肿痛。④血热出血，⑤胎热不安。

用法：煎服，3～10g。

（2）黄连：苦，寒。归心、肝、胃、大肠经。

功效：清热燥湿，泻火解毒。

应用：①胃肠湿热，泻痢呕吐。本药是治湿热泻痢的要药。②心、胃、肝等脏腑的火热证。③痈疽疔毒，皮肤湿疮，耳目肿痛。

用法：煎服，2～10g；研末吞服1～1.5g，日3次，外用适量。易伤脾胃，脾胃虚寒者忌用。阴虚津伤者慎用。

（3）黄柏：苦，性寒。归肾、膀胱、大肠经。

功效：清热燥湿，泻火解毒，退热除蒸。

应用：①湿热带下，热淋，脚气，泻痢，黄疸，痿证。②热毒疮疡，湿疹湿疮。③阴虚发热，盗汗遗精。

用法：煎服，5~10g，外用适量。脾胃虚寒者忌用。

3. 清热解毒药 药味多苦寒，具有清解火热毒邪作用。主要适用于各种火热毒邪所致疾病。

（1）金银花：性寒。归肺、心、胃经。

功效：清热解毒，疏散风热。

应用：①痈肿疔疮。本品为治一切阳证痈肿疔疮的要药。②外感风热，温病初起。

用法：煎服，10~15g，脾胃虚寒及气虚疮疡脓清者忌用。

（2）连翘：苦，微寒。归肺、心、胆经。

功效：清热解毒，消痈散结，疏散风热。

应用：①痈肿疮毒，瘰疬痰核。治痈肿疮毒，本品有"疮家圣药"之称。②外感风热，温病初起。

用法：煎服，6~15g。脾胃虚寒及气虚脓清者不宜用。

（3）蒲公英：苦、甘，寒。归肝、胃经。

功效：清热解毒，清肝明目，利尿通淋。

应用：①痈肿疔毒，乳痈内痈。②热淋涩痛，湿热黄疸。③肝火所致的目赤肿痛。

用法：煎服，10~30g，外用适量。用量过大，可致缓泻。

（4）板蓝根：苦，寒。归心、胃经。

功效：清热解毒，凉血利咽。

应用：①外感发热，温病初起，咽喉肿痛。②温毒发斑、痄腮、痈肿疮毒、丹毒、大头瘟等。

用法：煎服，10~15g，脾胃虚寒者忌用。

4. 清热凉血药 以清热凉血为主要作用，能清营分、血分实热，用于热入营血所致身热、心烦不眠、神昏谵语、吐血衄血、发斑、舌红绛、脉数等。

（1）生地黄：甘、苦，寒。归心、肝、肺经。

功效：清热凉血，养阴生津。

应用：①温病热入营血，口干舌绛。本药是清热凉血，养阴生津之要药。②血热妄行、斑疹吐衄。③津伤口渴，内热消渴，肠燥便秘。

用法：煎服，10~30g，鲜品用量加倍，或以鲜品捣汁入药。脾虚湿滞，腹满便溏者，不宜使用。

（2）玄参：苦、甘、咸，寒。归肺、胃、肾经。

功效：清热凉血，滋阴解毒。

应用：①温邪入营，内陷心包，温毒发斑，津伤便秘。②咽喉肿痛，瘰疬痰核，痈肿疮毒。

用法：煎服，10~15g。脾胃虚寒、食少便溏者不宜服用，反藜芦。

（3）牡丹皮：苦、辛，微寒。归心、肝、肾经。

功效：清热凉血，活血散瘀。

应用：①斑疹吐衄。②阴虚发热。③血瘀经闭，痛经，跌打损伤。④痈疡肿毒，肠痈腹痛。

用法：煎服，6~12g。血虚有寒，月经过多及孕妇不宜用。

5. 清虚热药 用于阴虚所致低热、烦渴，或潮热骨蒸、手足心热、舌红少苔、脉细数等虚热证。

（1）青蒿：苦、辛，性寒，归肝、胆、肾经。

功效：清虚热，除骨蒸，解暑，截疟。

应用：①温邪伤阴，夜热早凉。②阴虚发热，劳热骨蒸。③感受暑邪。④疟疾寒热。

用法：煎服，3~10g，不宜久煎；或鲜用绞汁。脾胃虚弱，肠滑泄泻者忌服。

（2）地骨皮：甘，寒，归肺、肝、肾经。

功效：凉血退蒸，清肺降火。

应用：①阴虚发热，盗汗骨蒸。②肺热咳嗽。③血热妄行的吐血、衄血、尿血等血热出血症。

用法：煎服，6~15g。

（三）泻下药

凡能引起腹泻，或润滑大肠，促进排便的药物，称为泻下药。泻下药的主要作用是泻下通便，以排除胃肠积滞、燥屎及有害物质，或清热泻火，或逐水消肿。

1. 大黄 苦，寒。归脾、胃、大肠、肝、心包经。

功效：泻下攻积，清热泻火，凉血解毒，活血祛瘀。

应用：①大便秘结，胃肠积滞。②血热妄行之吐血、衄血、咯血，以及火邪上炎所致的目赤、咽喉肿痛、牙龈肿痛等。③多种血瘀证。④热毒疮痈，丹毒，水火烫伤。⑤湿热黄疸、淋证。

用法：煎服，5~10g，外用适量。脾胃虚弱者慎用；孕期、月经期、哺乳期应忌用。

2. 芒硝 咸、苦，寒。归胃、大肠经。

功效：泻下，软坚，清热。

应用：①实热积滞，大便燥结。②咽痛、口疮、目赤及痈疮肿痛。

用法：内服，10~15g，冲入药汁内或开水溶化后服。外用适量。孕妇及哺乳期妇女忌用或慎用。

3. 番泻叶 甘、苦，性寒。归大肠经。

功效：泻下导滞。

应用：便秘。本品适用于热结便秘，习惯性便秘及老年便秘。

用法：大多单味泡服，小剂量可起缓泻作用，大剂量则可攻下。温开水泡服，每次1.5~3g；煎服，5~9g，宜后下。妇女哺乳期、月经期及孕妇忌用。

4. 火麻仁 甘，平。入脾、胃、大肠经。

功效：润肠通便。

应用：肠燥便秘、老人及产后便秘。

用法：煎服，打碎入煎，9~15g。

（四）祛风湿药

凡以祛除风寒湿邪，解除痹痛为主要作用的药物，称祛风湿药。适用于风寒湿邪所致的肌肉、经络、筋骨、关节等处疼痛、重着、麻木和关节肿大、活动不利等。

1. 独活 辛、苦，微温。归肾、膀胱经。

功效：祛风湿，止痹痛，解表。

应用：①风寒湿痹痛。以下部寒湿重者为宜。②外感风寒表证夹湿。

用法：煎服，5～15g。

2. 威灵仙 辛、咸，性温。归膀胱经。

功效：祛风湿，通经络，消痰水，治骨鲠。

应用：①风湿痹痛。②痰饮积聚。③诸骨鲠。

用法：煎服，5～15g。

3. 秦艽 辛、苦、微寒。归胃、肝、胆经。

功效：祛风湿，止痹痛，退虚热，清湿热。

应用：①风湿痹痛。②骨蒸潮热。③湿热黄疸。

用法：煎服，3～9g。

4. 桑寄生 苦、甘，平。归肝、肾经。

功效：祛风湿，补肝肾，强筋骨，安胎。

应用：①风湿痹痛，腰膝酸痛等。对肝肾不足之痹痛尤为适宜。②胎漏下血、胎动不安。

用法：煎服，10～15g。

（五）芳香化湿药

芳香化湿药大多气味芳香，具有化湿运脾作用，适用于湿浊内阻，湿困脾阳，运化失职而引起的脘腹胀满，吐泻泛酸，少食体倦，大便稀溏，舌苔白腻等。芳香化湿药因气味芳香，多含挥发油，不宜久煎。

1. 藿香 辛，微温，归脾、胃、肺经。

功效：化湿，解暑，止呕。

应用：①湿滞中焦证。②暑湿及湿温证初起。③呕吐。

用法：煎服，5～10g，鲜品加倍。

2. 苍术 辛、苦，温。归脾、胃经。

功效：燥湿健脾，祛风湿，发表，明目。

应用：①湿滞中焦证。②风湿痹证，湿胜者尤宜。③外感风寒湿表证。④夜盲证及眼目混浊、干涩。

用法：煎服，5～10g。

3. 厚朴 苦、辛，温。归脾、胃、肺、大肠经。

功效：行气，燥湿，消积，平喘。

应用：①湿阻中焦，气滞不利所致的脘闷腹胀，腹痛，呕逆等。②肠胃积滞，脘腹胀满，大便秘结。③痰饮喘咳，梅核气。

用法：煎服，3～10g。

4. 砂仁 辛、温。归脾、胃经。

功效：化湿和胃，温脾止泻，理气安胎。

应用：①湿浊中阻，脾胃气滞。②脾胃虚寒吐泻。③妊娠恶阻，胎动不安。

用法：煎服，3～6g，后下。

（六）利水渗湿药

凡能通利水道，渗泄水湿，治疗水湿内停病症的药物，称为利水渗湿药。适用于小便不利、水肿、淋证、黄疸、湿疮、泄泻、带下、湿温、湿痹等水湿所致的各种病症。

1. 茯苓 甘、淡，平。归心、脾、肾经。

功效：利水渗湿，健脾安神。

应用：①水肿，小便不利。②脾虚诸证。③心悸，失眠。

用法：煎服。10～15g。

2. 薏苡仁 甘、淡，微寒。归脾、胃、肺经。

功效：利水渗湿，健脾，除痹，清热排脓。

应用：①水肿，小便不利。②湿痹，经脉拘挛。③肺痈，肠痈。④脾虚泄泻。

用法：煎服。10～30g。

3. 车前子 甘、寒。归肾、肝、肺经。

功效：利尿通淋，渗湿止泻，清肝明目，清肺化痰。

应用：①热淋，水肿，小便不利。②暑湿泄泻。③目赤肿痛，目暗昏花，翳障等。④热痰咳嗽。

用法：煎服，10～15g。宜布包。

4. 滑石 甘、淡，寒。归胃、膀胱经。

功效：利水通淋，清解暑热，祛湿敛疮。

应用：①热淋，石淋。②暑热烦渴，湿温初起。③湿疮，湿疹及痱子。

用法：煎服，10～15g，宜布包。外用适量。脾虚、热病伤津及孕妇忌用。

5. 茵陈蒿 苦，微寒。归脾、胃、肝、胆经。

功效：清利湿热，利胆退黄。

应用：①黄疸。②湿温，湿疹，湿疮。

用法：煎服，10～30g。外用适量。

6. 金钱草 甘、淡、微寒。归肝、胆、肾、膀胱经。

功效：除湿退黄，利尿通淋，解毒消肿。

应用：①湿热黄疸。②热淋，石淋。③恶疮肿毒，毒蛇咬伤。

用法：煎服，30～60g。

（七）温里药

凡以温里祛寒为主要作用，治疗里寒证的药物，称为温里药。适用于寒邪内侵，阳气受困；或阳气衰微，阴寒内盛引起面色苍白，畏寒肢冷，脘腹冷痛，呕吐呃逆，泄泻下痢，小便清长，舌淡苔白等。也用于阳脱证。

1. 附子 辛、甘，热；有毒。归心、肾、脾经。

功效：回阳救逆，助阳补火，祛寒止痛。

应用：①亡阳证。本品是治疗亡阳证的首选药物。②阳虚证。③风寒湿痹证，尤善治寒痹痛剧者。

用法：煎服，3～15g，宜先煎0.5～1小时，至口尝无麻辣感为度。本品辛热燥烈，凡阴虚阳亢及孕妇忌用。反半夏、瓜蒌、贝母、白蔹、白及。因本品有毒，内服须经炮制。若内服过量，或炮制、煎煮方法不当，可引起中毒。

2. 干姜 辛，热。归脾、胃、心、肺经。

功效：温中散寒，回阳通脉，温肺化饮。

应用：①脾胃寒证。②亡阳证。③寒饮咳喘。

用法：煎服，3～10g。

3. 肉桂 辛、甘，热。归脾、肾、心、肝经。

功效：补火助阳，散寒止痛，温经通脉。

应用：①肾阳虚证。②中焦虚寒证。③经脉受寒证。

用法：煎服，2～5g，宜后下；研末冲服，每次1～2g。畏赤石脂。

4. 吴茱萸 辛、苦，热；有小毒。归肝、脾、胃、肾经。

功效：散寒止痛，降逆止呕，助阳止泻。

应用：①寒凝肝脉诸痛证。②呕吐。③虚寒泄泻。

用法：煎服，1.5～6g。

（八）理气药

凡以疏理气机为主要作用，治疗气滞或气逆证的药物，称为理气药。适用于脾胃气滞所致脘腹胀痛、嗳气吞酸、恶心呕吐、腹泻或便秘等；肝气郁滞所致胁肋胀痛、抑郁不乐、疝气疼痛、乳房胀痛、月经不调等；肺气壅滞所致胸闷胸痛、咳嗽气喘等。

1. 陈皮 辛、苦，温。归脾、肺经。

功效：理气健脾，燥湿化痰。

应用：①脾胃气滞证。②湿痰、寒痰咳嗽。为治痰之要药。

用法：煎服，3～10g。

2. 枳实 苦、辛，微寒。归脾、胃、大肠经。

功效：破气除痞，化痰消积。

应用：①食积或气滞证。②痰浊阻滞，胸脘痞满。

用法：煎服，3～10g。孕妇慎用。

3. 木香 辛、苦，温。归脾、胃、大肠、胆、三焦经。

功效：行气止痛。

应用：①脾胃气滞证。②大肠气滞，腹痛里急。③肝胆气滞。

用法：煎服，3～10g。

4. 香附　辛、微苦、微甘，平。归肝、脾、三焦经。

功效：疏肝理气，调经止痛。

应用：①气滞胁痛，腹痛。为疏肝解郁、行气止痛之要药。②肝郁月经不调、痛经、乳房胀痛。

用法：煎服，6～12g。

（九）消食药

凡以消积导滞，促进消化为主要作用，治疗饮食积滞的药物，称为消食药。适用于饮食积滞，脘腹胀满，嗳腐吞酸，恶心呕吐，不思饮食，大便失常等脾胃虚弱所致的消化不良证。

1. 山楂　酸、甘，微温。归脾、胃、肝经。

功效：消食化积，活血祛瘀。

应用：①食积证。为消化油腻肉食积滞之要药。②多种瘀血证。

用法：煎服，10～15g，大剂量30g。

2. 神曲　甘、辛，温。归脾、胃经。

功效：消食和胃。

应用：饮食积滞证。

用法：煎服，6～15g。

3. 麦芽　甘，平。归脾、胃、肝经。

功效：消食健胃，回乳消胀。

应用：①食积证。本品能促进淀粉性食物的消化，适用于米、面食积。②断乳、乳房胀痛。

用法：煎服，10～15g，大剂量30～60g。授乳期妇女不宜使用。

4. 鸡内金　甘，平。归脾、胃、小肠、膀胱经。

功效：消食健胃，固精止遗。

应用：①饮食积滞，小儿疳积。②肾虚遗精、遗尿。

用法：煎服，3～10g，研末服，每次1.5～3g。

（十）止血药

凡以制止体内外出血为主要作用的药物，称为止血药。适用于内外出血病症，如咯血、衄血、吐血、便血、尿血、崩漏、紫癜以及外伤出血等。

1. 大蓟　苦、甘，凉。归心、肝经。

功效：凉血止血，解毒消痈。

应用：①血热所致的出血证。②热毒痈肿。

用法：煎服，10～15g，鲜品可30～60g。外用适量，捣敷患处。

2. 地榆　苦、酸，微寒。归肝、胃、大肠经。

功效：凉血止血，解毒敛疮。

应用：①各种热性出血证。尤适宜于下焦血热所致的出血。②烫伤、湿疹及疮疡痈肿等。

用法：煎服，10～15g。外用适量。

3. 三七　甘、微苦，温。归肝、胃经。

功效：化瘀止血，消肿定痛。

应用：①各种出血证。尤以有瘀者为宜，既能止血，又能散瘀，为治瘀血证良药。②跌打损伤，瘀滞疼痛。为伤科要药，可单味内服或外敷。③冠心病心绞痛、缺血性脑血管病、脑出血后遗症等。

用法：多研末服，每次1～1.5g；亦可入煎剂，3～10g。外用适量，研末外掺或调敷。

4. 茜草　苦，寒。归肝经。

功效：凉血止血，活血通经。

应用：①血热夹瘀的出血证。②血瘀经闭及跌打损伤，风湿痹痛等。

用法：煎服，10～15g。

5. 白及　苦、甘、涩，寒。归肺、胃、肝经。

功效：收敛止血，消肿生肌。

应用：①各种出血证。为收敛止血要药。②痈肿，烫伤及手足皲裂，肛裂等。

用法：煎服，3～10g；散剂，每次2～5g。外用适量。反乌头。

6. 仙鹤草　苦、涩，平。归肺、肝、脾经。

功效：收敛止血，止痢，杀虫。

应用：①多种出血证。②泻痢。③阴道滴虫，疟疾。

用法：煎服，10～15g。外用适量。

7. 艾叶　苦、辛，温。归肝、脾、肾经。

功效：温经止血，散寒止痛，调经安胎，祛湿止痒。

应用：①虚寒出血。②虚寒性腹痛。③虚寒性月经不调，宫冷不孕，胎漏下血，胎动不安等。④泻痢霍乱，妇女带下及湿疹，疥癣。

用法：煎服，3～15g。外用适量。

（十一）活血化瘀药

凡以通畅血行，消散瘀血为主要作用的药物，称为活血化瘀药。适用于血行不畅，瘀血阻滞诸证。

1. 川芎　辛，温。归肝、胆、心包经。

功效：活血行气，祛风止痛。

应用：①血瘀气滞的痛证。②头痛，风湿痹痛。

用法：煎服，3～10g。凡阴虚火旺，多汗，以及月经过多者，应慎用。

2. 延胡索　辛、苦，温。归肝、脾、心经。

功效：活血，行气，止痛。

应用：气血瘀滞诸痛证。本品止痛作用优良，无论何种痛证，均可配伍应用。

用法：煎服，3～10g；研末服，1.5～3g。

3. 乳香　辛、苦，温。归肝、心、脾经。

功效：活血止痛，消肿生肌。

应用：①瘀血阻滞诸痛证。②疮疡痈肿。

用法：煎服，3～10g。外用适量，研末外敷。孕妇及无瘀滞者忌用。本品气浊味苦，易致恶心呕吐，故内服不宜多用，胃弱者慎用。

4. 丹参　苦，微寒。归心、肝经。

功效：活血调经，凉血消痈，安神。

应用：①血滞所致月经不调，产后瘀滞腹痛。本品为调经要药。②血瘀之心胸、脘腹疼痛及风湿痹痛及疮疡痈肿。③热病烦躁、神昏及心悸、失眠等。

用法：煎服，5～15g。反藜芦。

5. 红花　辛，温。归心、肝经。

功效：活血通经，祛瘀止痛。

应用：①血瘀经闭，痛经，产后瘀滞腹痛等。②癥瘕积聚，心腹瘀痛及跌打损伤，血脉闭塞，青紫肿胀疼痛等。

用法：煎服，3～9g，外用适量。孕妇忌服，有出血倾向者不宜多用。

6. 牛膝　苦、甘、酸，平。归肝、肾经。

功效：活血通经，补肝肾，强筋骨，利水通淋，引血下行。

应用：①瘀血阻滞的经闭、痛经、月经不调、产后腹痛及跌打伤痛等。②肝肾不足，腰膝酸软无力。③淋证，水肿，小便不利等。④上部火热证。

用法：煎服，6～15g。孕妇及月经过多者忌用。

7. 莪术　辛、苦，温。归肝、脾经。

功效：破血行气，消积止痛。

应用：①气滞血瘀所致的癥瘕积聚、经闭以及心腹瘀痛等。②食积脘腹胀痛。

用法：煎服，6～9g。孕妇及月经过多者忌用。

8. 益母草　苦、辛，微寒。归肝、心、膀胱经。

功效：活血祛瘀，利水消肿，清热解毒。

应用：①妇女血瘀经产诸证。②水肿，小便不利。

用法：煎服，10～30g；或熬膏，入丸剂。外用适量。孕妇忌服，血虚无瘀者慎用。

（十二）化痰止咳平喘药

凡能消除痰涎的药物，称为化痰药；能减轻或制止咳嗽和喘息的药物，称为止咳平喘药。化痰药适用于痰证，如痰阻于肺的咳喘痰多；痰蒙心窍的晕厥、癫痫；还有头晕、中风、瘰疬、痰核等病症。止咳平喘药适用于多种原因引起的咳嗽、气喘。

1. 半夏　辛，温；有毒。归脾、胃、肺经。

功效：燥湿化痰，降逆止呕，消痞散结；外用消肿止痛。

应用：①湿痰、寒痰证。②多种呕吐。③心下痞，结胸，梅核气，胸痹等。④瘿瘤，痰核，痈疽肿毒及毒蛇咬伤等。

用法：煎服，3～10g。外用适量。反乌头。其性温燥，一般而言阴虚燥咳、血证、热痰、燥痰应慎用。

2. 桔梗 苦、辛，平。归肺经。

功效：宣肺，利咽，祛痰排脓。

应用：①肺气不宣的咳嗽痰多，胸闷不畅。②咽喉肿痛，失音。③肺痈咳吐脓痰。

用法：煎服，3～10g，用量过多易致恶心呕吐。

3. 川贝母 苦、甘，微寒。归肺、心经。

功效：清热化痰，润肺止咳，散肿消结。

应用：①肺热燥咳，阴虚咳嗽。②瘰疬疮肿，乳痈及肺痈。

用法：煎服，3～10g，反乌头。

4. 瓜蒌 甘、微苦，性寒。归肺、胃、大肠经。

功效：清热化痰，宽胸散结，消痈肿，润肠通便。

应用：①痰热咳喘。②胸痹，结胸等。③肺痈，肠痈，乳痈等。④肠燥便秘。

用法：煎服，全瓜蒌10～20g，瓜蒌皮6～12g，瓜蒌仁10～15g，打碎入煎。反乌头。

5. 苦杏仁 苦，微温；有小毒。归肺、大肠经。

功效：止咳平喘，润肠通便。

应用：①咳嗽气喘。②肠燥便秘。

用法：煎服，3～10g，宜打碎入煎。

6. 苏子 辛，温。归肺、大肠经。

功效：降气化痰，止咳平喘，润肠通便。

应用：①咳喘痰多。②肠燥便秘。

用法：煎服，5～10g，阴虚喘咳及脾虚便溏者慎用。

7. 百部 甘、苦，微温。归肺经。

功效：润肺止咳，杀虫。

应用：①新久咳嗽，百日咳，肺痨咳嗽。②蛲虫、阴道滴虫、头虱及疥癣等。用相应制剂外用。

用法：煎服，5～15g，外用适量。

（十三）安神药

以安定神志为主要作用，用来治疗心神不安病症的药物，称为安神药。适用于心神不宁，惊悸，失眠，健忘，多梦及惊风，癫狂，癫痫等。

1. 龙骨 甘、涩，平。归心、肝、肾经。

功效：镇惊安神，平肝潜阳，收敛固涩。

应用：①心神不宁，心悸失眠，惊痫癫狂。②眩晕。③滑脱诸证。④疮疡久溃不敛，湿疹，湿疮。

用法：煎服，15～30g，入煎剂宜先煎。外用煅龙骨适量。

2. 酸枣仁 甘、酸，平。归心、肝、胆经。

功效：养心益肝，安神，敛汗。

应用：①心悸失眠。多用于阴血虚，心失所养之心悸、怔忡、失眠、健忘等症。②自汗，盗汗。

用法：煎服，10~20g；研末吞服，每次1.5~3g。

3. 远志 苦、辛，微温。归心、肾、肺经。

功效：宁心安神，祛痰开窍，消散痈肿。

应用：①惊悸，失眠，健忘。②咳嗽痰多，痰阻心窍，癫痫发狂。③痈疽疮毒，乳房肿痛。

用法：煎服，5~10g，外用适量。有胃炎及胃溃疡者慎用。

（十四）平肝息风药

以平肝潜阳，息风止痉为主要作用的药物，称为平肝息风药。适用于肝阳上亢或肝风内动诸证。如头晕目眩，头痛，耳鸣，面红目赤，烦躁易怒等，以及项强肢颤，痉挛抽搐，癫痫，惊风抽搐等。还用于风毒侵袭引动内风之破伤风痉挛抽搐，角弓反张等症。

1. 石决明 咸、涩。归肝经。

功效：平肝潜阳，清肝明目。

应用：①肝阳上亢，头晕目眩。②目赤，翳障，视物昏花。

用法：煎服，15~30g，应打碎先煎。

2. 牡蛎 咸，微寒。归肝、肾经。

功效：平肝潜阳，软坚散结，收敛固涩。

应用：①肝阳上亢，头晕目眩。②痰核，瘰疬，癥瘕积聚等。③滑脱诸证。

用法：煎服，10~30g，宜打碎先煎。

3. 代赭石 苦，寒。归肝、心经。

功效：平肝潜阳，重镇降逆，凉血止血。

应用：①肝阳上亢，头晕目眩。②呕吐，呃逆，噫气等。③气逆喘息。④血热吐衄，崩漏。

用法：煎服，10~30g，宜打碎先煎。入丸散，每次1~3g。孕妇慎用。因含微量砷，故不宜长期服用。

4. 羚羊角 咸，寒。归肝、心经。

功效：平肝息风，清肝明目，清热解毒。

应用：①肝风内动，惊痫抽搐。②肝阳上亢，头晕目眩。③肝火上炎，目赤头痛。④温热病壮热神昏，热毒发斑。

用法：煎服，1~3g，单煎2小时以上，取汁服。磨汁或研粉服，每次0.3~0.6g。

5. 牛黄 苦，凉。归肝、心经。

功效：息风止痉，化痰开窍，清热解毒。

应用：①温热病及小儿惊风之壮热神昏，惊厥抽搐等。②温热病热入心包，中风，惊风，癫痫等痰热蒙蔽心窍所致之神昏、口噤、痰鸣等。③热毒咽喉肿痛，溃烂及痈疽疔毒等。

用法：入丸散，每次0.2~0.5g。外用适量，研细末敷患处。孕妇慎用。

6. 钩藤 甘，微寒。归肝、心包经。

功效：息风止痉，清热平肝。

应用：①肝风内动，惊痫抽搐。本品为治疗肝风内动，惊痫抽搐之常用药。②头痛，眩晕。

用法：煎服，10 ~ 15g，不宜久煎。

7. 天麻 甘，性平。归肝经。

功效：息风止痉，平抑肝阳，祛风通络。

应用：①肝风内动，惊痫抽搐。②眩晕，头痛。天麻为止眩晕之良药。③风湿痹痛及肢体麻木，痉挛抽搐。

用法：煎服，3 ~ 10g；研末冲服，每次 1 ~ 1.5g。

8. 全蝎 辛，平；有毒。归肝经。

功效：息风止痉，攻毒散结，通络止痛。

应用：①痉挛抽搐。②疮痈肿毒，结核等。③风湿顽痹及顽固性偏正头痛。

用法：煎服，2 ~ 5g；研末吞服，0.6 ~ 1g。外用适量。

（十五）补虚药

凡能补益正气，增强体质，以提高抗病能力，治疗虚证为主要功效的药物，称为补虚药。补虚药分为补气药、补阳药、补血药和补阴药四类。

1. 补气药 补气药以补益脾气、肺气为主要作用，能消除或改善气虚证。

（1）人参：甘、微苦，微温。归心、肺、脾经。

功效：大补元气，补脾益肺，生津，安神。

应用：①气虚欲脱，脉微欲绝的重危证候。②肺脾气虚证。③热伤气津口渴及消渴证。④气血亏虚的心悸，失眠，健忘等。

用法：煎服，5 ~ 10g，用于急重症，剂量可酌增为 5 ~ 30g，宜文火另煎兑服；研末吞服，每次 1.5 ~ 2g。反藜芦，畏五灵脂。

（2）西洋参：甘、微苦，寒。归心、肺、肾经。

功效：补气养阴，清火生津。

应用：①阴虚火旺的喘咳痰血证。②热病气阴两伤，烦倦，口渴。

用法：另煎兑服，3 ~ 6g。不宜与藜芦同用。

（3）党参：甘，平。归脾、肺经。

功效：补脾肺气，养血生津。

应用：①肺脾气虚证。②气血两虚及热伤气津证。

用法：煎服，9 ~ 15g，大剂量可用到30g。

（4）黄芪：甘，微温。入脾、肺经。

功效：补气升阳，益气固表，托疮生肌，利水退肿。

应用：①脾胃气虚及中气下陷。②肺气虚及表虚自汗及虚人感冒。③气血亏虚之疮疡内陷。④气虚水肿，小便不利。

用法：煎服，9 ~ 15g；大剂量可用到 30 ~ 60g。

（5）山药：甘，平。归脾、肺、肾经。

功效：健脾养胃，生津益肺，补肾涩精。

应用：①脾胃虚弱证。②肺虚咳喘，虚劳咳嗽。③肾虚不固，遗精，尿频，带下。

用法：煎服，9~30g，大剂量可用到60~250g。

（6）甘草：甘，平。归心、肺、脾、胃经。

功效：益气补中，清热解毒，祛痰止咳，缓急止痛，调和药物。

应用：①心气不足之心悸、脉结代及脾胃气虚，食少倦怠。②热毒疮疡，咽喉肿痛，药食中毒。③痰多咳嗽。④脘腹四肢挛急疼痛。⑤调和药性。

用法：煎服，1.5~9g。

2. 补阳药　补阳药物能补益人体阳气，适用于阳虚证。

（1）鹿茸：咸、甘，温。归肾、肝经。

功效：壮肾阳，补益精血，强筋骨，调冲任，托疮毒。

应用：①肾阳不足，精血亏虚。②肝肾精血不足诸证。③冲任虚寒，带脉不固之崩漏、带下。④气血亏虚之疮疡久溃不敛，或阴疽内陷不起。

用法：入丸、散剂或研末冲服，1~2g。

（2）淫羊藿：辛，温。归肝、肾经。

功效：补肝肾，强筋骨，祛风湿。

应用：①肾虚阳痿，遗精早泄，腰膝酸软，肢冷畏寒，以及不孕，尿频等。②肾阳不足之筋骨痹痛，风湿拘挛麻木等。

用法：煎服，3~5g。

（3）肉苁蓉：甘、咸，温。归肾、大肠经。

功效：补肾助阳，润肠通便。

应用：①肾阳不足，精血亏虚所致的阳痿、腰膝冷痛、不孕及筋骨痿软。②肠燥便秘。

用法：煎服，10~15g。

（4）补骨脂：辛、苦，温。归脾、肾经。

功效：补肾助阳，固精缩尿，暖脾止泻，纳气平喘。

应用：①肾阳不足，命门火衰所致诸证。②肾虚遗精，遗尿，尿频。③脾肾阳虚，五更泄。④肾不纳气之虚喘。

用法：煎服，6~9g，外用适量。

（5）杜仲：甘、温。归肝、肾经。

功效：补肝肾，强筋骨，安胎。

应用：①肝肾不足，腰膝酸软，下肢痿软及阳痿、尿频等。②肝肾亏虚之胎漏，胎动不安。

用法：煎服，6~9g。

（6）冬虫夏草：甘，平。归肺、肾经。

功效：益肾壮阳，补肺平喘，止血化痰。

应用：①肾虚腰痛，阳痿遗精。②久咳虚喘，劳嗽痰血。

用法：本品煎汤或炖服，5~10g。

3. 补血药　以补益血虚为主要作用的药物，称为补血药。主要适用于心肝血虚所致的面色萎黄，唇爪苍白，眩晕耳鸣，心悸怔忡，失眠健忘，或月经短期，量少色淡，甚至经闭，脉细弱等。

（1）当归：甘、辛，温。归肝、心、脾经。

功效：补血，活血，调经，止痛，润肠。

应用：①心肝血虚，面色萎黄，眩晕心悸等。为补血要药。②血虚或血虚而兼有瘀滞的月经不调，痛经，经闭等。③跌打损伤，风湿痹痛，疮疡肿痛。④血虚肠燥便秘。

用法：煎服，5～15g。

（2）熟地黄：甘，微温。归肝、肾经。

功效：补血滋阴，益精填髓。

应用：①血虚诸证，本品为补血要药。②肝肾阴虚之潮热骨蒸，盗汗，遗精，消渴，腰膝酸软，眩晕耳鸣，须发早白等。

用法：煎服，10～30g。

（3）白芍：苦、酸、甘，微寒。归肝、脾经。

功效：养血调经，平抑肝阳，柔肝止痛，敛阴止汗。

应用：①血虚或阴虚有热的月经不调，崩漏等。②用于肝阴不足，肝气不舒或肝阳偏亢的头痛，眩晕，胁肋疼痛，脘腹作痛等。③阴虚盗汗及营卫不和的表虚自汗证。

用法：煎服，10～15g，反藜芦。

（4）何首乌：制首乌甘、涩，微温，归肝、肾经。生首乌甘、苦，平，归心、肝、大肠经。

功效：制首乌补益精血，固肾乌须；生首乌截疟，解毒，润肠通便。

应用：①血虚所致的头昏目眩，心悸失眠，乏力；肝肾精血亏虚的眩晕耳鸣，腰膝酸软，遗精崩带，须发早白等。②体虚久疟，肠燥便秘及痈疽、瘰疬等。

用法：煎服，10～30g。

（5）阿胶：甘，平。归肺、肝、肾经。

功效：补血，止血，滋阴润燥。

应用：①血虚面色萎黄，眩晕，心悸等。②多种出血证。对出血而兼见阴虚、血虚证者，尤为适宜。③阴虚证及燥证。

用法：入汤剂，5～15g，烊化兑服。性滋腻，有碍消化，胃弱便溏者慎用。

4. 补阴药 以养阴清热，润燥生津为主要作用的药物，称为补阴药。适用于热病后期及若干慢性疾病。

（1）北沙参：甘、微苦，微寒。归肺、胃经。

功效：养阴清肺，益胃生津。

应用：①肺阴虚的干咳少痰，咽喉干燥证。②胃阴虚的口渴咽干，舌质红绛，胃脘隐痛、嘈杂，干呕等。

用法：煎服，10～15g。反藜芦。

（2）麦冬：甘、微苦，微寒。归心、肺、胃经。

功效：养阴润肺，益胃生津，清心除烦。

应用：①肺阴虚证。②胃阴虚证。③心阴虚及温病热扰心营，心烦不眠等。

用法：煎服，10～15g。

（3）百合：甘，微寒。归肺、心经。

功效：养阴润肺止咳，清心安神。

应用：①燥热咳嗽及劳嗽久咳，痰中带血等。②热病余热未清，虚烦惊悸，失眠多梦等。

用法：煎服，10～30g。

（4）枸杞子：甘，平。归肝、肾经。

功效：补肝肾，益精明目。

应用：①肝肾阴虚证。②精血不足之头晕目眩，视力减退，内障目昏，消渴等。

用法：煎服，6～12g。

（5）龟甲：甘、咸，寒。归肝、肾、心经。

功效：滋阴潜阳，益肾健骨，固经止血，养血补心。

应用：①阴虚内热，阴虚阳亢及热病阴虚风动等证。②肾虚骨痿，小儿囟门不合等证。③阴虚血热的崩漏、月经过多等。④心虚惊悸，失眠，健忘。

用法：煎服，15～30g，宜先煎。

二、常用方剂

常用方剂简表

方名	组成	功效	主治
麻黄汤	麻黄、桂枝、杏仁、甘草	发汗解表，宣肺平喘	外感风寒表实证。恶寒，发热，无汗，头身疼痛，苔薄白，脉浮紧
桂枝汤	桂枝、芍药、生姜、大枣、甘草	解肌发表，调和营卫	外感风寒表虚证。头痛发热，汗出恶风，鼻鸣干呕，苔白不渴，脉浮缓或浮弱者
小青龙汤	细辛、半夏、甘草、五味子、干姜、麻黄、桂枝、芍药	解表散寒，温肺化饮	外寒内饮证。症见恶寒发热，无汗，胸痞喘咳，痰白清稀，甚则痰饮喘咳，不得平卧，或身体疼重，头面、四肢浮肿，口不渴，舌苔白滑，脉浮
九味羌活汤	羌活、防风、细辛、苍术、白芷、川芎、黄芩、生地、甘草	发汗祛湿，兼清里热	外感风寒湿邪兼有里热证。症见恶寒发热，肌表无汗，头痛项强，肢体酸楚疼痛，口苦微渴，舌苔白或微黄，脉浮
银翘散	连翘、银花、桔梗、薄荷、竹叶、生甘草、荆芥穗、淡豆豉、牛蒡子	辛凉透表，清热解毒	温病初起卫分证。症见发热无汗，或有汗不畅，微恶风寒，头痛口渴，咳嗽咽痛，舌尖红，苔薄白或微黄，脉浮数

续表

方名	组成	功效	主治
桑菊饮	桑叶、菊花、杏仁、连翘、芦根、薄荷、桔梗、甘草	疏风清热，宣肺止咳	风温咳嗽。症见咳嗽，微热，口微渴，舌苔薄白，脉浮数
麻黄杏仁甘草石膏汤	麻黄、杏仁、石膏、甘草	辛凉宣肺，清热平喘	表邪未解，肺热咳喘证。症见身热不解，咳逆气急鼻煽，口渴，有汗或无汗，舌苔薄白或黄，脉浮数而滑
败毒散	柴胡、前胡、川芎、枳壳、羌活、独活、茯苓、桔梗、人参、甘草	散寒祛湿，益气解表	气虚外感风寒湿表证。症见憎寒发热无汗，头项强痛，肢体酸痛，鼻塞声重，咳嗽有痰，胸膈痞满，舌淡苔白或腻，脉浮或濡而重按无力
大承气汤	大黄、芒硝、枳实、厚朴	峻下热结	阳明腑实证；热结旁流，下利清水；里热实证之热厥、痉病或发狂等
麻子仁丸	麻子仁、杏仁、芍药、大黄、枳实、厚朴、白蜜	润肠泄热，行气通便	胃肠燥热，脾约便秘。大便干结，小便频数
小柴胡汤	柴胡、黄芩、半夏、生姜、大枣、人参、甘草	和解少阳	伤寒少阳，热入血室，黄疸，疟疾
四逆散	柴胡、枳实、芍药、甘草	透邪解郁，疏肝理脾	阳郁厥逆，肝脾气郁
逍遥散	当归、芍药、茯苓、白术、柴胡、甘草	疏肝解郁，养血健脾	肝郁血虚脾弱
半夏泻心汤	黄芩、黄连、半夏、干姜、人参、大枣、甘草	寒热平调，消痞散结	寒热错杂之心下痞。心下痞，满而不痛，舌苔腻而微黄
白虎汤	石膏、知母、甘草、粳米	清热生津	气分热盛而见大热，大汗，大渴，脉洪大
黄连解毒汤	黄连、黄芩、黄柏、栀子	泻火解毒，消肿溃坚，活血止痛	三焦火毒热盛证
仙方活命饮	白芷、贝母、防风、赤芍药、当归尾、甘草、炒皂角刺、炙穿山甲、天花粉、乳香、没药、金银花、橘皮	清热解毒，消肿溃坚，活血止痛	阳证痈疡初起。症见局部红肿焮痛，或身热凛寒，苔薄白或黄，脉数有力
导赤散	生地黄、木通、生甘草梢、竹叶	清心利尿	心经火热证

续表

方名	组成	功效	主治
龙胆泻肝汤	龙胆草、炒黄芩、酒炒栀子、泽泻、木通、酒炒当归、生地黄、柴胡、生甘草、车前子	清肝胆实火，泄下焦湿热	1. 肝胆实火上炎证。症见头痛目赤，胁痛，口苦，耳聋耳肿，舌红苔黄，脉弦数有力 2. 肝胆湿热下注证。症见阴肿，阴痒，阴汗，小便淋浊，或妇女带下黄臭，舌红苔黄腻，脉弦数有力
清胃散	生地黄、当归身、丹皮、黄连、升麻	清胃凉血	胃有积热证。症见牙痛牵引头脑，面颊发热，其齿喜冷恶热；或牙宣出血；或牙龈红肿溃烂；或唇舌颊腮肿痛；口气热臭，口干舌燥，舌红苔黄，脉滑数
六一散	滑石、甘草	清暑利湿	暑湿证。症见身热烦渴，小便不利，或泄泻
当归六黄汤	黄芪、生地、熟地、黄芩、黄连、黄柏、当归	滋阴泻火，固表止汗	阴虚火旺所致发热盗汗，面赤心烦，口干唇燥，大便干结，小便黄赤，舌红苔黄，脉数
理中丸	人参、白术、甘草、干姜	温中散寒，益气健脾	脾胃虚寒
四逆散	附子、干姜	回阳救逆	心肾阳衰寒厥。四肢厥逆，恶寒蜷卧，神衰欲寐，面色苍白，腹痛下利，呕吐不渴，舌苔白滑，脉微细
四君子汤	人参、白术、茯苓、炙甘草	益气健脾	脾胃气虚证。症见面色㿠白，语音低微，气短乏力，食少便溏，舌淡苔白，脉虚弱
参苓白术散	莲子、薏苡仁、缩砂仁、炒桔梗、炒白扁豆、白茯苓、人参、炒甘草、白术、山药	益气健脾，渗湿止泻	脾虚夹湿证。症见饮食不化，胸脘痞闷，肠鸣泄泻，四肢乏力，形体消瘦，面色萎黄，舌淡苔白腻，脉虚缓
补中益气汤	黄芪、炙甘草、人参、酒当归、橘皮、升麻、柴胡、白术	补中益气，升阳举陷	脾胃气虚证；气虚下陷证，症见脱肛，子宫脱垂、久泻、久痢、崩漏等；气虚发热证，症见身热，自汗，渴喜热饮，气短乏力，舌淡，脉虚大无力
生脉散	人参、麦冬、五味子	益气生津，敛阴止汗	温热、暑热耗气伤阴证；久咳肺虚，气阴两虚证
玉屏风散	黄芪、白术、防风	益气固表止汗	表虚自汗证及虚人易感风邪者

续表

方名	组成	功效	主治
四物汤	熟地、当归、川芎、白芍	补血和血	营血虚滞证
归脾汤	白术、茯神、黄芪、龙眼肉、炒酸枣仁、人参、木香、炙甘草、当归、炙远志	益气补血，健脾养心	心脾气血两虚，心悸怔忡，失眠健忘，盗汗，体倦食少，面色萎黄，舌淡，苔薄白，脉细弱；脾不统血引起的各种出血
炙甘草汤	炙甘草、生姜、桂枝、人参、生地黄、阿胶、麦门冬、麻仁、大枣	益气滋阴，通阳复脉	阴血阳气虚弱，心脉失养，见脉结代，心动悸，虚羸少气，舌光少苔，或质干而瘦小；虚劳肺痿
六味地黄丸	熟地、山药、山茱萸茯苓、泽泻、丹皮	滋补肝肾	肝肾阴虚证。腰膝酸软，头晕目眩，耳鸣耳聋，盗汗，遗精，消渴，骨蒸潮热，舌燥咽痛，牙齿动摇，足跟作痛，小便淋漓，以及小儿囟门不合，舌红少苔，脉细数
肾气丸	熟地、山药、山茱萸、茯苓、泽泻、丹皮、桂枝、附子	补肾助阳	肾阳不足证。腰痛脚软，身半以下常有冷感，少腹拘急，小便不利或小便反多，入夜尤甚，阳痿早泄，舌淡而胖，脉虚弱而尺部沉细；痰饮，水肿，消渴，脚气，转胞等
酸枣仁汤	酸枣仁、知母、茯苓、川芎、甘草	养血安神，清热除烦	肝血不足，虚热内扰，见虚烦失眠，心悸不安，头目眩晕，咽干口燥，舌红，脉细弦
越鞠丸	香附、川芎、苍术、神曲、栀子	行气解郁	郁证。症见胸脘痞闷，脘腹胀痛，嗳腐呕恶，吞酸嘈杂，饮食不消，舌苔白腻，脉弦
柴胡疏肝散	柴胡、香附、枳壳、白芍、陈皮、川芎、炙甘草	疏肝解郁，行气止痛	肝气郁滞证，胸胁疼痛，或寒热往来，嗳气叹息，脘腹胀满，脉弦
半夏厚朴汤	半夏、茯苓、厚朴、苏叶、生姜	行气散结，降逆化痰	梅核气。症见咽中如有物梗阻，咯吐不出，吞咽不下，胸胁满闷，或咳或呕，舌苔白腻，脉滑或弦
血府逐瘀汤	桃仁、红花、当归、生地、川芎、赤芍、牛膝、桔梗、柴胡、枳壳、甘草	活血祛瘀，行气止痛	胸中血瘀证。症见胸痛，头痛日久不愈，痛如针刺而有定处
补阳还五汤	生黄芪、当归尾、赤芍、地龙、川芎、红花、桃仁	补气活血通络	中风后遗症

续表

方名	组成	功效	主治
温经汤	吴茱萸、当归、芍药、川芎、人参、桂枝、阿胶、丹皮、生姜、甘草、半夏、麦冬	温经散寒，祛瘀养血	冲任虚寒，瘀血阻滞证。症见月经不调，漏下不止，或前或后，或一月两次，或经停不至，而见傍晚发热，手心烦热，唇口干燥。也治妇人久不受孕
川芎茶调散	川芎、荆芥、白芷、羌活、甘草、细辛、防风、薄荷	疏风止痛	外感风邪头痛
消风散	荆芥、防风、牛蒡子、蝉蜕、苍术、苦参、石膏、知母、当归、生地、胡麻、木通、甘草	疏风养血，清热除湿	风疹，湿疹
镇肝熄风汤	怀牛膝、生赭石、生龙骨、生牡蛎、生龟甲、生杭芍、玄参、天冬、川楝子、生麦芽、茵陈、甘草	镇肝息风，滋阴潜阳	类中风。症见头目眩晕，目胀耳鸣，脑中热痛，心中烦热，面赤如醉，或时常噫气，或肢体渐觉不利，口角渐渐歪斜；甚或眩晕颠仆，昏不知人，移时始醒，醒后不能复原，脉弦长有力
杏苏散	苏叶、杏仁、半夏、茯苓、橘皮、前胡、苦桔梗、枳壳、甘草、生姜、大枣	轻宣凉燥，理肺化痰	外感凉燥证
平胃散	苍术、陈皮、甘草、厚朴	燥湿运脾，行气和胃	湿滞脾胃证
藿香正气散	大腹皮、白芷、紫苏、茯苓、半夏曲、白术、陈皮、姜制厚朴、苦桔梗、藿香、炙甘草	解表化湿，理气和中	外感风寒，内伤湿滞，胃脘痞满，恶寒发热，呕吐腹泻
茵陈蒿汤	茵陈、栀子、大黄	清热利湿，退黄	湿热黄疸，面目一身俱黄，黄色鲜明
八正散	车前子、瞿麦、萹蓄、滑石、山栀子仁、炙甘草、木通、熟大黄	清热泻火，利水通淋	湿热淋证。症见尿频尿急，溺时涩痛，淋漓不畅，尿色浑赤，甚则癃闭不通，小腹急满，口燥咽干，舌苔黄腻，脉滑数
五苓散	猪苓、茯苓、泽泻、白术、桂枝	利水渗湿，通阳化气	蓄水证。见身肿，小便不利；痰饮
真武汤	茯苓、芍药、白术、生姜、炮附子	温阳利水	脾肾阳虚水肿证。症见全身浮肿，小便不利，四肢沉重，恶寒肢冷，腹痛下利，舌质淡胖，苔白滑，脉沉细

续表

方名	组成	功效	主治
独活寄生汤	独活、桑寄生、杜仲、牛膝、细辛、秦艽、桂心、防风、川芎、人参、甘草、当归、芍药、干地黄	祛风湿，止痹痛，益肝肾，补气血	痹证日久，肝肾不足，气血两虚证。症见腰膝关节疼痛，屈伸不利，或麻木不仁，畏寒喜温，舌淡苔白，脉细弱。
二陈汤	陈皮、半夏、茯苓、甘草	燥湿化痰，理气和中	湿痰，见咳嗽痰多，色白易咳，胸膈痞闷
保和丸	山楂、神曲、橘皮、半夏、茯苓、连翘、莱菔子	消食和胃	饮食积滞，脘腹痞满胀痛，嗳腐吞酸，恶食呕吐

目 标 检 测

A1 型试题

1. 下列哪项不属于汤剂的特点（　　　）

　　A. 吸收快，药效发挥迅速

　　B. 便于随症加减

　　C. 便于服用或携带

　　D. 服用量大

　　E. 适于病症较重或病情不稳定的患者

2. 下列哪项不属于散剂的特点（　　　）

　　A. 制作简便　　　　　　　B. 节省药材　　　　　　　C. 便于服用和携带

　　D. 吸收较快　　　　　　　E. 药效持久

3. 君药的含义指（　　　）

　　A. 直接治疗次要症状的药物

　　B. 针对兼病、兼症起主要治疗作用的药物

　　C. 制约君、臣药烈性、毒性的药物

　　D. 针对主病因、主病症起主要治疗作用的药物

　　E. 引药直达病所

4. 小柴胡汤的功效是（　　　）

　　A. 调和营卫　　　　　　　B. 调和肝脾　　　　　　　C. 和解少阳

　　D. 平调寒热　　　　　　　E. 和解阴阳

5. 具有清热生津功效的方剂是（　　　）

　　A. 黄连解毒汤　　　　　　B. 竹叶石膏汤　　　　　　C. 清暑益气汤

　　D. 清营汤　　　　　　　　E. 白虎汤

6. 黄连解毒汤组成中无（　　）

    A. 栀子　　　　　　B. 黄芩　　　　　　C. 黄连

    D. 黄柏　　　　　　E. 金银花

7. 九味羌活汤主治（　　）

    A. 外感风寒表实证

    B. 外感风寒表虚证

    C. 外感风寒湿邪

    D. 外感风寒，里有蕴热

    E. 外感风寒湿邪兼有里热证

中篇　常用中医护理技术

第六章

经络腧穴基本理论

第一节　经络基本理论

经络是人体组织结构的重要组成部分。经络学说是研究人体经络系统的生理功能、病理变化及其与脏腑相关的学说，是中医理论体系的重要组成部分。

一、经络的概念

经络是人体运行气血，联络脏腑、官窍、肢节，沟通上下内外的通道。

经络是经脉和络脉的总称。经，有路径之意，经脉是经络系统的主干，多纵行分布；络，有网络之意，络脉是经脉的分支，呈纵横交错状网络全身。经脉和络脉相互联系，将人体所有的脏腑、肢节、官窍等组织紧密地连接成一个统一的有机整体。

二、经络系统的组成

经络系统由经脉、络脉及其连属部分组成（表6-1）。

（一）十二经脉

十二经脉即手三阴经、手三阳经、足三阳经、足三阴经的总称，是经络系统的主体，故又称为十二正经。

1. 十二经脉的命名　十二经脉的名称是根据手足、阴阳、脏腑三方面而定的。经脉分别循行上肢或下肢，故冠以手足之名；各经隶属不同脏腑，故冠以脏腑之名；经脉循行分布于四肢的内、外和所属脏腑的阴阳属性不同，有阴经、阳经之分。在分阴阳的基础上，根据阴阳之气的多少又分三阴三阳，阴有太阴、少阴、厥阴，阳有阳明、太阳、少阳。如循行于上肢内侧经脉属于手经、阴经，其中隶属于肺脏的，就称为手太阴肺经。根据这样的原则，定出了十二经脉的名称。

表 6 -1 经络系统简表

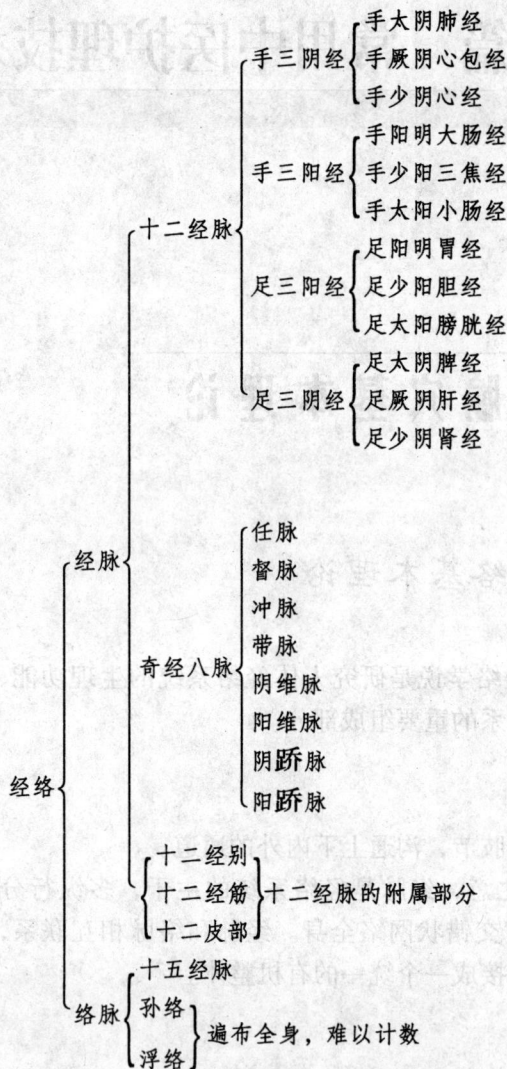

```
经络 ┬ 经脉 ┬ 十二经脉 ┬ 手三阴经 ┬ 手太阴肺经
     │      │           │          ├ 手厥阴心包经
     │      │           │          └ 手少阴心经
     │      │           │ 手三阳经 ┬ 手阳明大肠经
     │      │           │          ├ 手少阳三焦经
     │      │           │          └ 手太阳小肠经
     │      │           │ 足三阳经 ┬ 足阳明胃经
     │      │           │          ├ 足少阳胆经
     │      │           │          └ 足太阳膀胱经
     │      │           └ 足三阴经 ┬ 足太阴脾经
     │      │                      ├ 足厥阴肝经
     │      │                      └ 足少阴肾经
     │      │
     │      └ 奇经八脉 ┬ 任脉
     │                  ├ 督脉
     │                  ├ 冲脉
     │                  ├ 带脉
     │                  ├ 阴维脉
     │                  ├ 阳维脉
     │                  ├ 阴跷脉
     │                  └ 阳跷脉
     │
     └ 络脉 ┬ 十二经别 ┐
            │ 十二经筋 ├ 十二经脉的附属部分
            │ 十二皮部 ┘
            │ 十五经脉
            └ 孙络 ┐
              浮络 ┘ 遍布全身，难以计数
```

2. 十二经脉的体表分布 十二经脉左右对称地分布于头面、躯干和四肢，纵贯全身。阴经分布于四肢内侧和胸腹，其中上肢内侧为手三阴经，下肢内侧为足三阴经；阳经分布于四肢外侧和头面、躯干，其中上肢外侧为手三阳经，下肢外侧为足三阳经。按正立姿势，两臂下垂拇指向前的体位，将上下肢的内外侧分成前、中、后三条区线。阳经在四肢的分布规律是：阳明在前、少阳在中、太阳在后；阴经在四肢的分布规律是太阴在前、厥阴在中、少阴在后。特殊的是足三阴经在足内踝上 8 寸以下为厥阴在前、太阴在中、少阴在后，至内踝上 8 寸以上，太阴交出于厥阴之前（图 6 -1）。

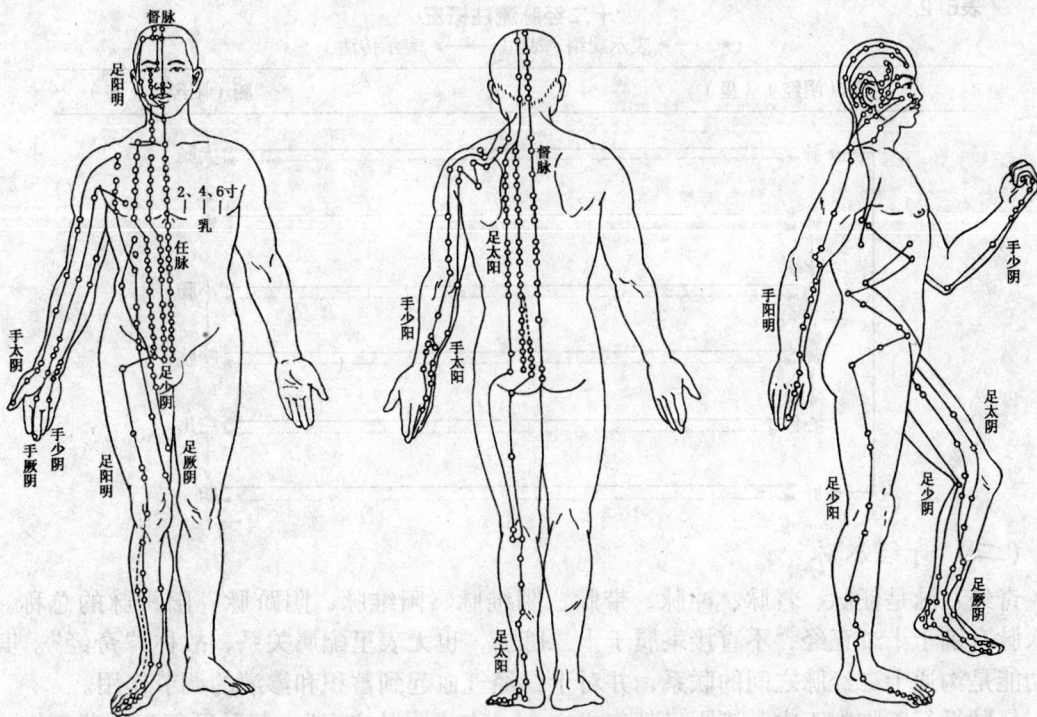

图6-1 十二经脉体表分布图

3. 十二经脉的表里络属关系 十二经脉内属脏腑，阴经属脏络腑，阳经属腑络脏，阴阳配对，这样就在脏腑阴阳经脉之间形成了六组表里属络关系。如手太阴肺经属肺络大肠，与手阳明大肠经相表里。互为表里的经脉在生理上密切联系，病变时相互影响，治疗时相互为用。

4. 十二经脉循行走向与交接规律 十二经脉循行走向是：手三阴经从胸走手，手三阳经从手走头，足三阳经从头走足，足三阴经从足走腹（胸）。十二经脉的交接规律是阴经与阳经在手足交接；阳经与阳经在头面部交接；阴经与阴经在胸部交接（图6-2）。

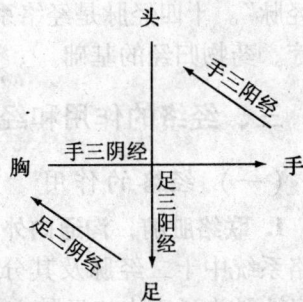

图6-2 十二经脉循行走向规律

5. 十二经脉的流注次序 十二经脉的流注是从手太阴肺经开始，阴阳相贯，首尾相接，逐经相传，至足厥阴肝经，再传回手太阴肺经。从而构成了周而复始、如环无休的流注系统，起到运行气血、濡养全身的作用（表6-2）。

表6-2　　　　　　　　　　　十二经脉流注概况
(◄┈┈► 表示属络，表里，───► 表示传注)

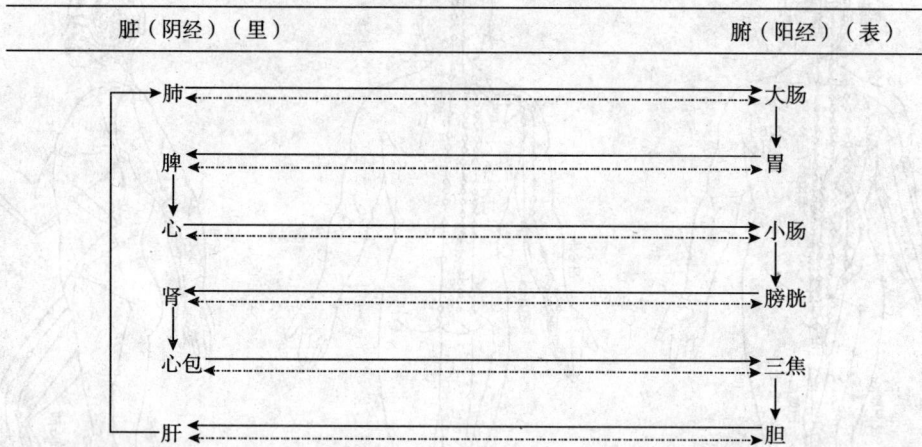

脏（阴经）（里）		腑（阳经）（表）
肺		大肠
脾		胃
心		小肠
肾		膀胱
心包		三焦
肝		胆

(二) 奇经八脉

　　奇经八脉是任脉、督脉、冲脉、带脉、阴维脉、阳维脉、阴跷脉、阳跷脉的总称。奇经八脉有别于十二正经，不直接隶属于十二脏腑，也无表里配属关系，故称"奇经"。其主要功能是沟通十二经脉之间的联系，并对十二经气血起到蓄积和渗灌的调节作用。

　　任脉循行于胸腹正中，诸阴经都与之交会，称"阴脉之海"。督脉循行于腰背正中，诸阳经都与之交会，称"阳脉之海"。任、督二脉各有所属的腧穴，故与十二经脉合称"十四经脉"。十四经脉是经络系统的主要部分，有一定的循行路线、病候及所属腧穴，是针灸治疗、药物归经的基础。

三、经络的作用和经络学说的临床应用

(一) 经络的作用

　　1. 联络脏腑，沟通内外　　《灵枢·海论》说："十二经脉者，内属脏腑，外络肢节。"经络系统中十二经脉及其分支纵横交错、入里出表、通上达下，联系了人体各脏腑组织；奇经八脉沟通于十二经脉之间；经筋、皮部联系了肢体筋肉皮肤。正是经络的这种相互联系，使人体的五脏六腑、四肢百骸、五官九窍、皮肉筋骨等组织器官保持着协调统一，使人体形成一个有机的整体。

　　2. 运行气血，营养全身　　气血是人体生命活动的物质基础，全身各组织器官只有得到气血的温养和濡润才能完成正常的生理功能。经络是人体气血运行的通路，能将营养物质输布全身各组织脏器，使脏腑组织得以营养，筋骨得以濡润，关节得以通利。

　　3. 抗御病邪，保卫机体　　经络行气血而使营卫之气密布周身，在内调和脏腑，在外抗御病邪。外邪侵犯人体，由表及里，先从皮毛开始。卫气充实络脉，络脉散布于全身而密布于皮部。当外邪侵犯机体时，卫气首当其冲，发挥其抗御外邪、保卫机体的屏障作用。

(二) 经络学说的临床应用

　　1. 指导辨证归经　　辨证归经在经络学说指导下进行。例如，头痛一症，其痛在前额者

多与阳明经有关；痛在两侧多与少阳经有关；痛在颈项者多与太阳经有关；痛在巅顶者多与督脉、足厥阴经有关。这是根据头部经脉分布特点辨证归经。

2. 指导针灸治疗　针灸治疗是通过针刺和艾灸刺激体表经络腧穴，以疏通经气，调节人体脏腑气血的功能，从而达到治疗的目的。腧穴的选取、针灸方法的选用是针灸治疗的两大关键，均依靠经络学说的指导。针灸临床通常根据经脉循行和主治特点进行循经取穴。正如《四总穴歌》所说："肚腹三里留，腰背委中求，头项寻列缺，面口合谷收。"这是对循经取穴的很好说明。

第二节　腧穴基本理论

一、腧穴的概念

腧穴是脏腑经络之气输注于体表的特殊部位。"腧"与"输"义通，有转输、输注的含义，"穴"有"孔"、"隙"的含义。历代文献中就有"气穴"、"孔穴"等不同名称。

人体的腧穴既是疾病的反应点，又是针灸施术的部位。针灸刺激腧穴，通过经络的联络、传输、调节作用，从而达到防治疾病的目的。

二、腧穴的分类

腧穴大体分为十四经穴、经外奇穴、阿是穴三类。

1. 十四经穴　是指归属于十二经脉和任脉、督脉二脉的腧穴，简称"经穴"，共有361个。这类腧穴有固定的名称和位置，且具有主治本经病症的共同作用，是腧穴的主要部分。

2. 经外奇穴　指既有一定名称，又有明确的位置，但尚未列入十四经系统的腧穴，简称"奇穴"。这类腧穴的主治范围比较单纯，多数对某些病症有特殊疗效，如四缝穴治疗小儿疳积，定喘治哮喘等。

3. 阿是穴　既无固定名称，亦无固定位置，是以压痛点或其他反应点作为针灸施术部位的一类腧穴，又称"不定穴"、"压痛点"等。临床多用于局部疼痛性病症。

三、腧穴主治作用规律

1. 近治作用　是一切腧穴所具有的共同的主治作用。这类腧穴均能治疗其所在部位及邻近组织、器官病症。近治作用由腧穴的位置决定，是"腧穴所在，主治所在"规律的体现，如头部的百会、太阳等穴能治疗头部的病症；腰部的肾俞、大肠俞等穴治疗腰痛；阿是穴均能治疗所在部位局部的病痛等。

2. 远治作用　是十四经腧穴主治作用的基本规律。十四经穴，尤其是十二经脉位于肘、膝关节以下的腧穴，不仅治疗局部病症，还能治疗本经循行所及的远隔部位的脏腑、组织、器官的病症，有的甚至还有影响全身的作用。如合谷穴不仅能治疗上肢病症，还能治疗本经所过处的头面部病症，以及治疗外感发热。这是"经脉所过，主治所及"规律的体现。

3. 特殊作用　是指某些腧穴具有双向的良性调整作用和相对的特异治疗作用。所谓双向良性调整作用，是指同一腧穴对机体不同的病理状态，可以起到两种相反而又有效的治疗作用。如腹泻时针天枢穴可止泻，便秘时针天枢穴可以通便。此外，腧穴的治疗作用还具有相对的特异性，如关元、气海、足三里具有强壮作用；曲池、合谷、大椎退热；至阴穴矫正胎位等。

四、腧穴定位方法

在临床上，腧穴定位的准确与否，直接影响治疗效果，因此必须重视和掌握定位方法。

（一）体表解剖标志定位法

体表解剖标志定位法是以人体解剖学的各种体表标志为依据来定取腧穴的方法，又称"自然标志定位法"。可分为固定标志和活动标志两种。

1. 固定标志　是指体表上不受人体活动影响而固定不移的标志，如五官、发际、指（趾）甲、乳头、肚脐等，以及各部骨节和肌肉所形成的突起、凹陷等。两眉之间取印堂，两乳中间取膻中，第7颈椎下取大椎等。

2. 活动标志　指各部的关节、肌肉、肌腱、皮肤随着活动而出现的空隙、凹陷、皱纹、尖端等，是在采取相应的动作姿势下才出现的标志。如张口在耳屏前呈凹陷处取听宫；屈肘在横纹头处取曲池等。

（二）骨度分寸定位法

骨度分寸定位法是以体表骨节为标志，将两骨节之间的长度折量为一定的分寸，用以定取腧穴的方法。这里的寸就是等分。如肘横纹到腕横纹为12寸，即是将这段距离划分为12等分。骨度分寸定位法是腧穴定位法中较为准确的一种方法，不论男女、老幼、高矮、胖瘦，均可按此方法定位（图6-3，表6-3）。

表6-3　　　　　　　　　　常用骨度分寸简表

分部	部位起止点	常用骨度	度量法	说明
头部	前发际至后发际	12寸	直寸	如前后发际不明，从眉心量至大椎穴作18寸，眉心至前发际3寸，大椎至后发际3寸
	耳后两乳突之间	9寸	横寸	用于量头部的横寸
胸腹部	胸剑联合至脐中	8寸	直寸	胸部与肋部取穴直寸，一般根据肋骨计算，每一肋骨折作1.6寸
	脐中至耻骨联合上缘	5寸		
	两乳头之间	8寸	横寸	女性可用锁骨中线代替
背腰部	大椎以下至尾骶	21椎	直寸	背部腧穴根据脊椎棘突定位。一般临床取穴，肩胛骨下角相当第7（胸）椎，髂嵴相当第16椎（第4腰椎棘突）
	两肩胛骨脊柱缘之间	6寸	横寸	

分部	部位起止点	常用骨度	度量法	说明
上肢部	腋前纹头至肘横纹	9 寸	直寸	用于手三阴、手三阳经
	肘横纹至腕横纹	12 寸		
下肢部	胫骨内侧髁下缘至内踝高点	13 寸	直寸	用于足三阴经
	股骨大转子至膝中	19 寸	直寸	1. 用于足三阳经
	臀横纹至膝中	14 寸		2. "膝中"的水平线：前面相当于犊鼻穴，后面相当于委中穴
	膝中至外踝高点	16 寸		

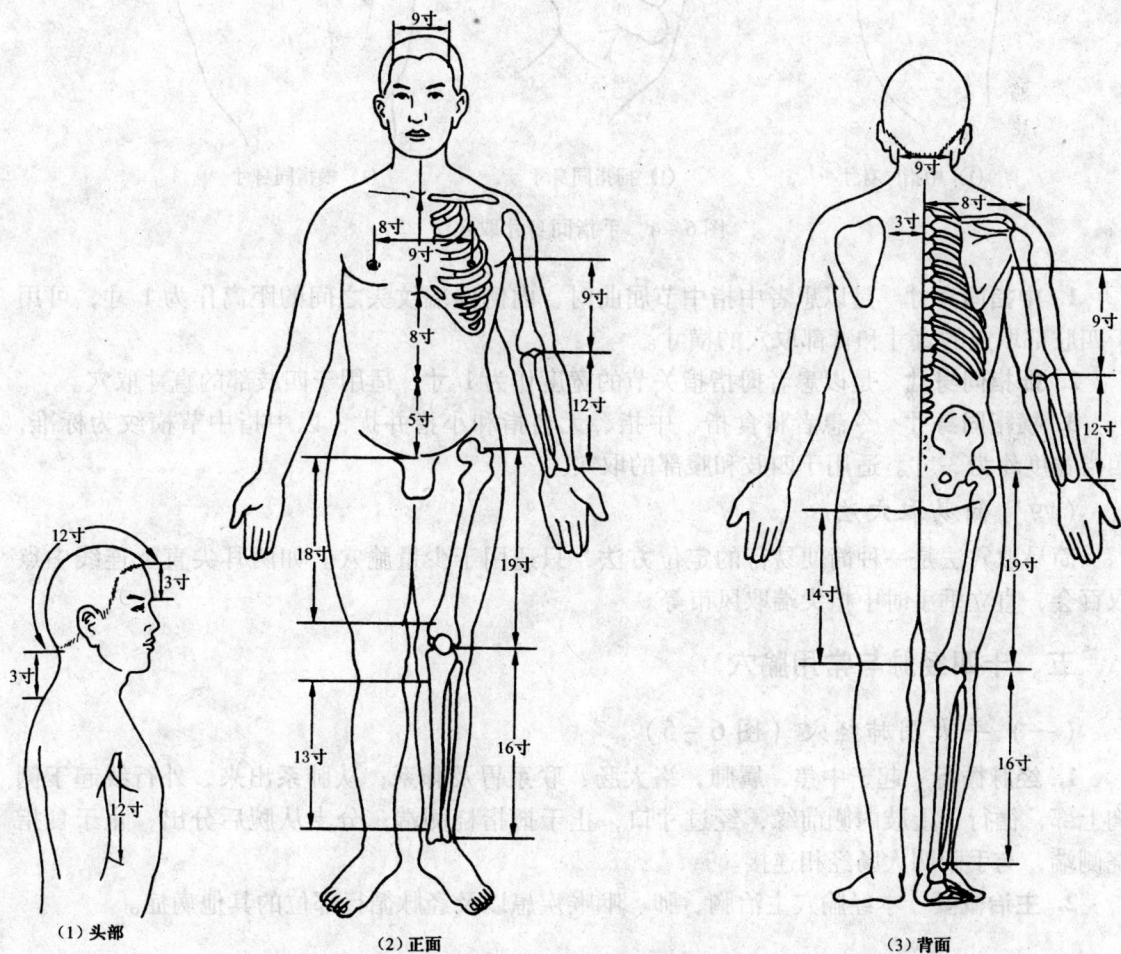

(1) 头部　　　(2) 正面　　　(3) 背面

图 6 - 3　人体各部常用骨度分寸图

（三）手指同身寸取穴法

手指同身寸取穴法是以患者的手指为标准来定取穴位的方法，又称"指寸法"。临床常用以下三种（图6-4）。

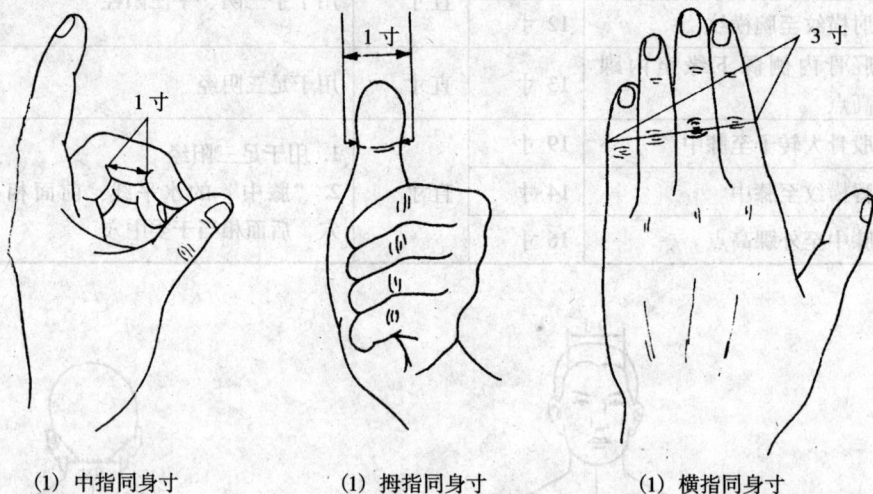

(1) 中指同身寸　　　　(1) 拇指同身寸　　　　(1) 横指同身寸

图6-4　手指同身寸取穴法

1. 中指同身寸　是以患者中指中节屈曲时，内侧两端纹头之间的距离作为1寸，可用于四肢部取穴的直寸和背部取穴的横寸。

2. 拇指同身寸　是以患者拇指指关节的宽度作为1寸，适用于四肢部的直寸取穴。

3. 横指同身寸　令患者将食指、中指、无名指和小指并拢，以中指中节横纹为标准，四指宽度作为3寸。适用于四肢和腹部的取穴。

（四）简易取穴法

简易取穴法是一种简便易行的定位方法，只适用于少量腧穴。如两耳尖直上连线中点取百会，直立垂手时中指尖端取风市等。

五、十四经脉与常用腧穴

（一）手太阴肺经穴（图6-5）

1. 经脉循行　起于中焦，属肺，络大肠，联系胃及肺系；从肺系出来，外行线起于侧胸上部，循行于上肢内侧前缘，经过寸口，止于拇指桡侧端；分支从腕后分出，止于食指桡侧端，与手阳明大肠经相连接。

2. 主治概要　本经腧穴主治胸、肺、咽喉疾患以及经脉循行部位的其他病症。

3. 常用腧穴

（1）尺泽

定位：在肘横纹中，肱二头肌腱桡侧凹陷处。

主治：咳嗽、咳血、咽喉肿痛、急性吐泻、中暑、肘臂挛痛。

操作：直刺 0.5～1 寸，或点刺出血，可灸。

（2）列缺

定位：桡骨茎突上方，腕横纹上 1.5寸。简便取穴法：两手虎口自然平直交叉，一手食指按在另一手桡骨茎突上，食指尖下凹陷中即是。

主治：头痛、项强、咳嗽、气喘、手腕无力。

操作：向上斜刺 0.3～0.8 寸，可灸。

（3）鱼际

定位：第 1 掌骨桡侧中点，赤白肉际处。

主治：咳血、咽喉肿痛、失音、发热。

操作：直刺 0.5～0.8 寸，可灸。

（4）少商

定位：拇指桡侧，指甲角旁 0.1 寸。

主治：咽喉肿痛、高热、中风、昏迷、指端麻木。

操作：浅刺 0.1 寸，或点刺出血，可灸。

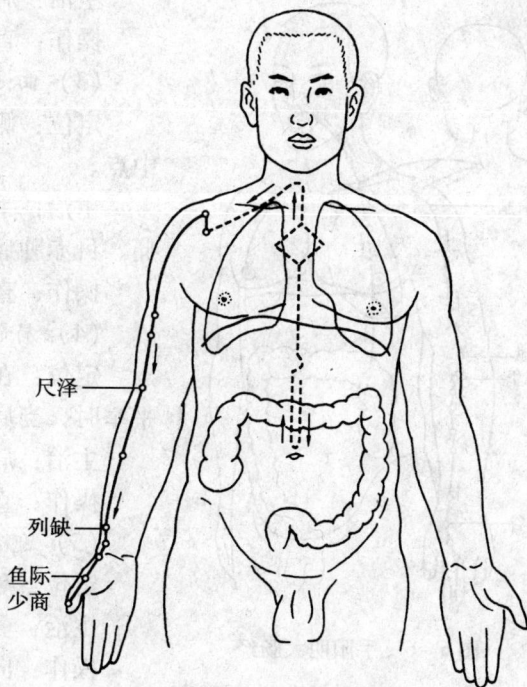

图 6-5　手太阴肺经

（二）手阳明大肠经穴（图 6-6）

1. 经脉循行　起于食指桡侧端，循行于上肢外侧前缘，上走肩，入缺盆，络肺属大肠；从缺盆上走颈，经颈部入下齿，过人中沟，止于对侧鼻旁，与足阳明胃经相连接。

2. 主治概要　本经腧穴主治头面、五官、咽喉、热病及经脉循行部位的其他病症。

3. 常用腧穴

（1）合谷

定位：在手背第 1、2 掌骨之间，约平第 2 掌骨桡侧中点处。

主治：头痛、齿痛、目赤肿痛、口眼㖞斜、热病、无汗或多汗、痛经、经闭、滞产、小儿惊风、抽搐、上肢疼痛不遂。

操作：直刺 0.5～1 寸，孕妇禁针，可灸。

（2）手三里

定位：在前臂背面桡侧，当阳溪与曲池连线上，肘横纹下 2 寸。

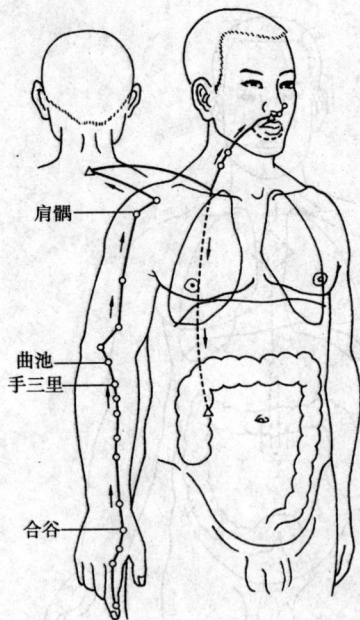

图 6-6　手阳明大肠经

主治：肩臂疼痛、上肢不遂。

操作：直刺 0.5 ~ 1 寸，可灸。

（3）曲池

定位：侧腕屈肘，在肘横纹外侧端与肱骨外上髁连线中点。

主治：手臂痹痛、上肢不遂、热病、咽喉肿痛、齿痛、目赤肿痛、瘾疹、高血压。

操作：直刺 1 ~ 1.5 寸，可灸。

（4）肩髃

定位：在肩峰前下方，肩峰与肱骨大结节之间，上臂平举时，当肩端前缘的凹陷中。

主治：肩臂疼痛、上肢不遂。

操作：直刺或向下斜刺 0.8 ~ 1.5 寸。

（5）迎香

定位：鼻翼外缘中点旁开 0.5 寸，当鼻唇沟中。

主治：鼻塞、鼻衄、口㖞。

操作：向内上方斜刺，或平刺 0.3 ~ 0.5 寸，不宜灸。

（三）足阳明胃经穴（图 6-7）

1. 经脉循行　起于鼻翼两侧，上行到鼻根部，向下沿着鼻的外侧，进入上齿龈内，回出环绕口唇，向下交会于承浆处，循行过下颌、耳前，止头角；主干线从颈下胸，内行部分入缺盆，属胃络脾；外行部分循行于胸腹第 2 侧线，抵腹股沟处，下循下肢外侧前缘，止于第 2 趾外侧端；分支从膝下 3 寸和足背分出，分别到中趾和足大趾，于足大趾与足太阴脾经相连接。

2. 主治概要　本经腧穴主治胃肠病、头面五官病、热病、神志病及经脉循行部位的其他病症。

3. 常用腧穴

（1）地仓

定位：口角旁 0.4 寸，上直对瞳孔。

主治：口眼㖞斜、齿痛、面痛。

操作：斜刺或平刺 0.3 ~ 0.5 寸，可灸。

（2）颊车

定位：下颌角前上方 1 横指凹陷中，咀嚼时咬肌隆起最高处。

主治：齿痛、牙关不利、颊肿、口角㖞斜。

操作：直刺 0.3 ~ 0.5 寸，平刺 0.5 ~ 1 寸，或向地仓穴透刺，可灸。

（3）下关

定位：在颧弓下缘凹陷处，当下颌骨髁状突前方，闭口有孔，张口即闭。

主治：牙关不利、三叉神经痛、齿痛、口眼㖞斜、耳聋、耳鸣。

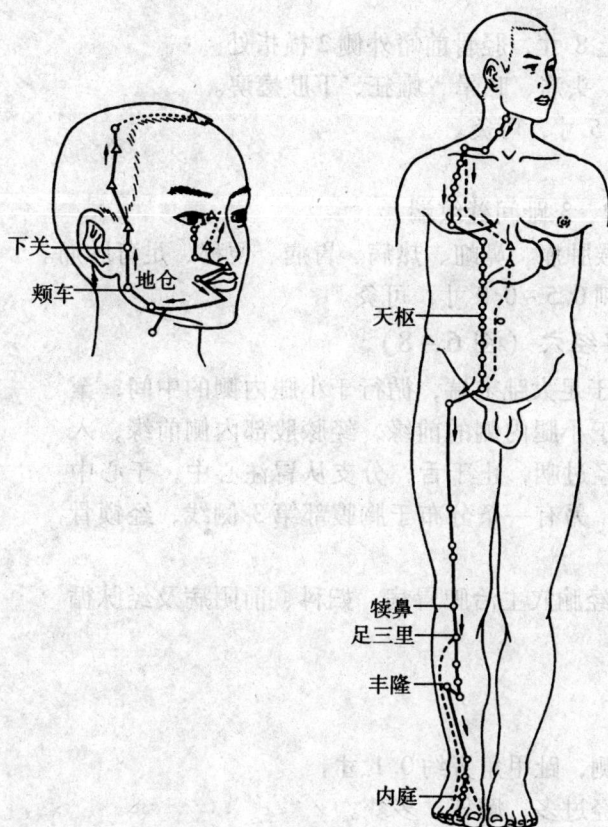

图 6-7　足阳明胃经

操作：直刺 0.5~1 寸，可灸。

（4）天枢

定位：脐中旁开 2 寸。

主治：腹痛、腹胀、泄泻、便秘、月经不调、痛经。

操作：直刺 1~1.5 寸，可灸。

（5）犊鼻

定位：屈膝，髌骨下缘，髌骨与髌韧带外侧凹陷中。

主治：膝肿痛、下肢不遂。

操作：向内上方斜刺 0.5~1 寸，可灸。

（6）足三里

定位：犊鼻穴下 3 寸，胫骨前嵴外 1 横指处。

主治：胃痛、呕吐、腹胀、肠鸣、泄泻、便秘、下肢痿痹、心悸、气短、虚劳。本穴有强壮作用，为保健要穴。

操作：直刺 1~2 寸，可灸。

（7）丰隆

定位：外踝高点上8寸，胫骨前嵴外侧2横指处。

主治：咳嗽痰多、头痛、眩晕、癫狂、下肢痿痹。

操作：直刺1~1.5寸，可灸。

（8）内庭

定位：足背，第2、3趾间缝纹端。

主治：齿痛、咽喉肿痛、鼻衄、热病、胃痛、便秘、足背肿痛。

操作：直刺或斜刺0.5~0.8寸，可灸。

（四）足太阴脾经穴（图6-8）

1. 经脉循行　起于足大趾末端，循行于小腿内侧的中间，至内踝上8寸后，循行于小腿内侧的前缘，经膝股部内侧前缘，入腹属脾络胃，上膈，经过咽，止于舌；分支从胃注心中，于心中与手少阴心经相连接；另有一条分布于胸腹部第3侧线，经锁骨下，止于腋下大包穴。

2. 主治概要　本经腧穴主治脾胃病、妇科、前阴病及经脉循行部位的其他病症。

3. 常用腧穴

（1）隐白

定位：足大趾内侧，趾甲角旁约0.1寸。

主治：崩漏、月经过多、癫狂、多梦。

操作：浅刺0.1寸，可灸。

（2）公孙

定位：第1跖骨基底部的前下方，赤白肉际处。

主治：胃痛、呕吐、腹胀、腹痛、痢疾、泄泻。

操作：直刺0.5~1寸，可灸。

（3）三阴交

定位：内踝尖上3寸，胫骨内侧面后缘。

主治：泄泻、腹胀、月经不调、崩漏、带下、经闭、痛经、不孕、滞产、遗精、阳痿、水肿、小便不利、遗尿、心悸、失眠、下肢痿痹。

操作：直刺1~1.5寸，孕妇禁针，可灸。

（4）阴陵泉

定位：胫骨内侧髁下方凹陷处。

主治：泄泻、水肿、小便不利、膝痛。

操作：直刺1~2寸。

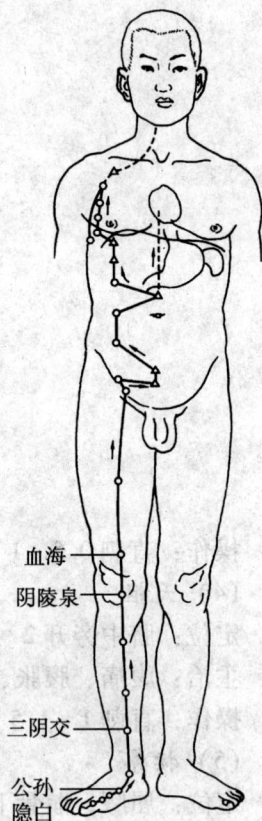

血海
阴陵泉

三阴交

公孙
隐白

图6-8　足太阴脾经

（5）血海

定位：屈膝，在大腿内侧，髌骨内侧端上 2 寸。

主治：膝痛、下肢痿痹、痛经、月经不调、经闭、皮肤瘙痒。

操作：直刺 1~1.5 寸，可灸。

（五）手少阴心经穴（图 6-9）

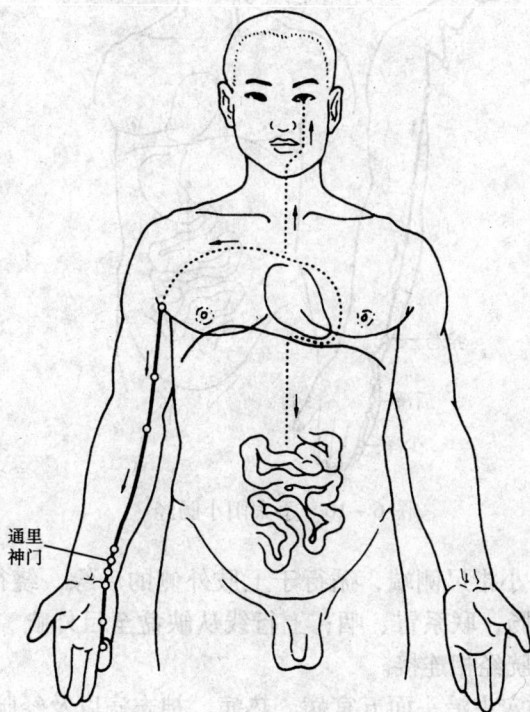

图 6-9　手少阴心经

1. 经脉循行　起于心中，联系心系、肺、咽及目系，属心络小肠，从肺部浅出腋下，循行于上肢内侧后缘，至掌后豌豆骨部，入掌内，止于小指桡侧端，与手太阳小肠经相连接。

2. 主治概要　本经腧穴主治心、胸、神志病以及经脉循行部位的其他病症。

3. 常用腧穴

（1）通里

定位：腕横纹上 1 寸，尺侧腕屈肌腱的桡侧缘。

主治：舌强不语、心悸、怔忡、腕臂痛。

操作：直刺 0.3~0.5 寸，可灸。

（2）神门

定位：腕横纹尺侧端，尺侧腕屈肌腱的桡侧凹陷中。

主治：心痛、心烦、失眠、惊悸、怔忡、癫狂痫。

操作：直刺 0.3~0.5 寸。

（六）手太阳小肠经穴（图6-10）

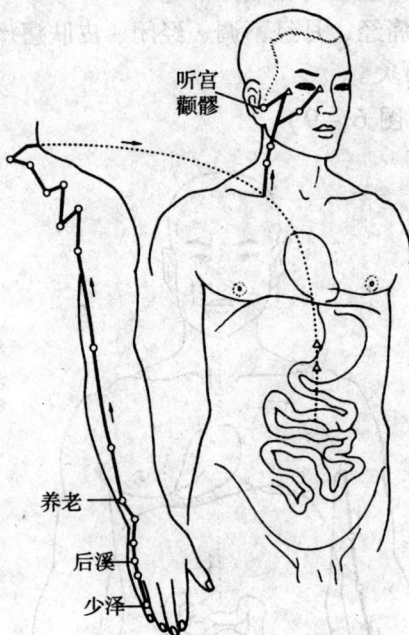

图6-10　手太阳小肠经

1. 经脉循行　起于手小指尺侧端，循行于上肢外侧的后缘，绕行肩胛部，内行线从缺盆进入，下行络心，属小肠，联系胃、咽；上行线从缺盆至目外眦、耳，分支从面颊抵鼻，止于目内眦，与足太阳膀胱经相连接。

2. 主治概要　本经腧穴主治头面五官病、热病、神志病以及经脉循行部位的其他病症。

3. 常用腧穴

（1）少泽

定位：小指尺侧指甲根角旁0.1寸。

主治：乳痈、乳汁少、昏迷、热病。

操作：浅刺0.1寸，或点刺出血，可灸。

（2）后溪

定位：微握拳，第5掌指关节后尺侧的远侧掌横纹头赤白肉际。

主治：头项强痛、腰背痛、癫狂。

操作：直刺0.5～1寸，可灸。

（3）养老

定位：以手掌面向胸，当尺骨茎突桡侧骨缝凹陷中。

主治：目视不明、落枕、肩臂痛。

操作：直刺或斜刺0.5～0.8寸，可灸。

（4）颧髎

定位：目外眦直下，颧骨下缘凹陷中。

主治：面瘫、面痛、齿痛。

操作：直刺0.3~0.5寸，可灸。

（5）听宫

定位：耳屏前，下颌骨髁状突的后缘，张口时呈凹陷处。

主治：耳鸣、耳聋、齿痛。

操作：张口直刺0.5~1寸，可灸。

（七）足太阳膀胱经穴（图6-11）

1. 经脉循行 起于目内眦，循行至头顶并入络脑；分支至耳上角；主干经脉从头顶向下到枕部，循行于脊柱两侧，经过背腰臀部，入内属膀胱络肾，向下贯臀，止腘窝；枕部分支向下循行于背腰部主干经线外侧，至腘窝部相合后循行于小腿后侧，经过外踝后，前行止于小趾外侧端，与足少阴肾经相连接。

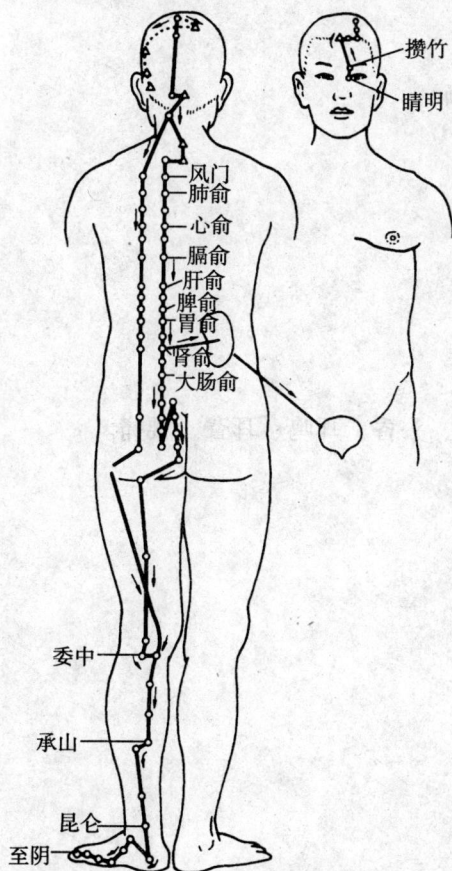

图6-11 足太阳膀胱经

2. 主治概要 本经腧穴主治头面五官病，项、背、腰、下肢部病症以及神志病，背俞穴主治相关脏腑、组织、器官病症。

3. 常用腧穴

（1）睛明

定位：目内眦角稍内上方凹陷处。

主治：近视、目赤肿痛、视物不清。

操作：嘱患者闭目，医者一手轻推眼球向外侧固定，另一手缓慢进针，紧靠眶缘直刺0.5~1寸，禁止提插、捻转。出针后按压针孔1~2分钟，禁灸。

（2）攒竹

定位：眉头凹陷中，约在目内眦直上。

主治：头痛、眼睑下垂、口眼㖞斜、目赤肿痛、呃逆。

操作：平刺0.5~0.8寸，禁灸。

（3）风门

定位：第2胸椎棘突下，旁开1.5寸。

主治：项强痛、肩背痛、伤风咳嗽、哮喘、发热头痛。

操作：斜刺0.5~0.8寸，可灸。

（4）肺俞

定位：第3胸椎棘突下，旁开1.5寸。

主治：咳嗽、哮喘、咯血、项背痛。

操作：斜刺 0.5~0.8 寸，可灸。

（5）心俞

定位：第 5 胸椎棘突下，旁开 1.5 寸。

主治：心痛、惊悸、失眠、健忘、癫痫。

操作：斜刺 0.5~0.8 寸，可灸。

（6）膈俞

定位：第 7 胸椎棘突下，旁开 1.5 寸。

主治：胃脘痛、呕吐、呃逆、吐血、贫血、瘾疹、皮肤瘙痒。

操作：斜刺 0.5~0.8 寸，可灸。

（7）肝俞

定位：第 9 胸椎棘突下，旁开 1.5 寸。

主治：黄疸、胁痛、目赤、视物不明、癫狂、脊背痛。

操作：斜刺 0.5~0.8 寸，可灸。

（8）脾俞

定位：第 11 胸椎棘突下，旁开 1.5 寸。

主治：腹胀、泄泻、呕吐、痢疾、水肿、便血、背痛。

操作：斜刺 0.5~0.8 寸，可灸。

（9）胃俞

定位：第 12 胸椎棘突下，旁开 1.5 寸。

主治：胃痛、腹胀、泄泻、呕吐、纳呆。

操作：斜刺 0.5~0.8 寸，可灸。

（10）肾俞

定位：第 2 腰椎棘突下，旁开 1.5 寸。

主治：遗精、阳痿、遗尿、不孕、月经不调、带下、头昏、耳鸣、耳聋、腰痛。

操作：直刺 0.5~1 寸，可灸。

（11）大肠俞

定位：第 4 腰椎棘突下，旁开 1.5 寸。

主治：腰腿疼痛、腹痛、腹胀、泄泻、便秘。

操作：直刺 0.5~1 寸，可灸。

（12）委中

定位：腘窝横纹中央。

主治：腰痛、下肢痿痹、急性吐泻、高热抽搐。

操作：直刺 1~1.5 寸，或点刺放血，可灸。

（13）承山

定位：腓肠肌两肌腹之间凹陷的顶端处。

主治：腰腿拘急、疼痛、痔疾、便秘。

操作：直刺 1~2 寸，可灸。

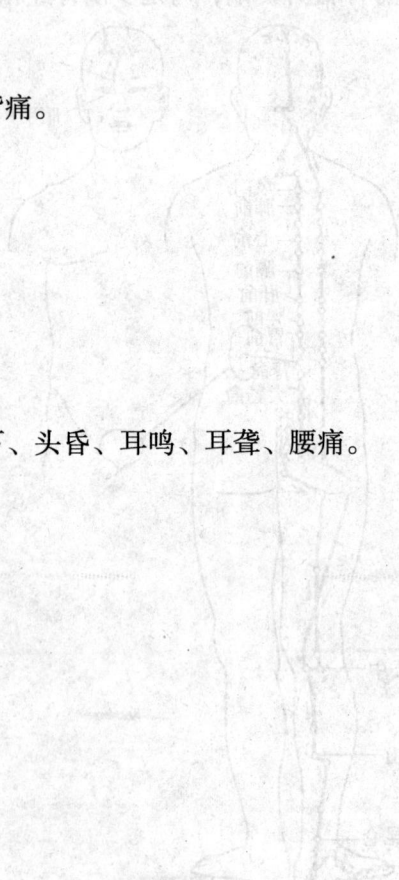

（14）昆仑

定位：外踝高点与跟腱之间凹陷中。

主治：后头痛、项强、腰骶疼痛、足踝肿痛、滞产。

操作：直刺 0.5~0.8 寸，可灸。

（15）至阴

定位：足小趾外侧趾甲根角旁约 0.1 寸。

主治：胎位不正、滞产、头痛。

操作：浅刺 0.1 寸，可灸。

（八）足少阴肾经穴（图 6-12）

1. 经脉循行　起于足小趾之下，斜走足心，出于舟骨粗隆下，沿小腿、腘窝、大腿的内后侧上行，穿过脊柱，属于肾，络膀胱；另有分支向上行于腹部前正中线旁 0.5 寸，胸部前正中线旁 2 寸，止于锁骨下缘。肾部直行脉向上穿过肝、膈，进入肺中，再沿喉咙上行，止于舌根两旁；肺部支脉，联络于心，流注于胸中，与手厥阴心包经相连接。

2. 主治概要　本经腧穴主治妇科、前阴、肾、肺、咽喉等经脉循行部位的其他病症。

3. 常用腧穴

（1）涌泉

定位：足趾跖屈时，于足底（去趾）前 1/3 处。

主治：昏厥、癫狂、头痛、目眩、失眠、咽喉肿痛、小便不利、足心热。

操作：直刺 0.5~1 寸，可灸。

（2）照海

定位：内踝高点正下缘凹陷中。

主治：失眠、癫痫、咽喉干痛、目赤肿痛、月经不调、带下、痛经、小便不利。

操作：直刺 0.3~0.5 寸，可灸。

（3）太溪

定位：内踝高点与跟腱后缘连线的中点凹陷中。

主治：小便频数、月经不调、遗精、阳痿、咽喉肿痛、齿痛、咳嗽、气喘、便秘、失眠。

操作：直刺 0.5~1 寸，可灸。

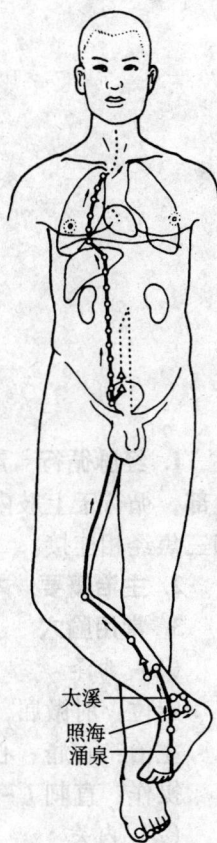

太溪
照海
涌泉

图 6-12　足少阴肾经

（九）手厥阴心包经穴（图6－13）

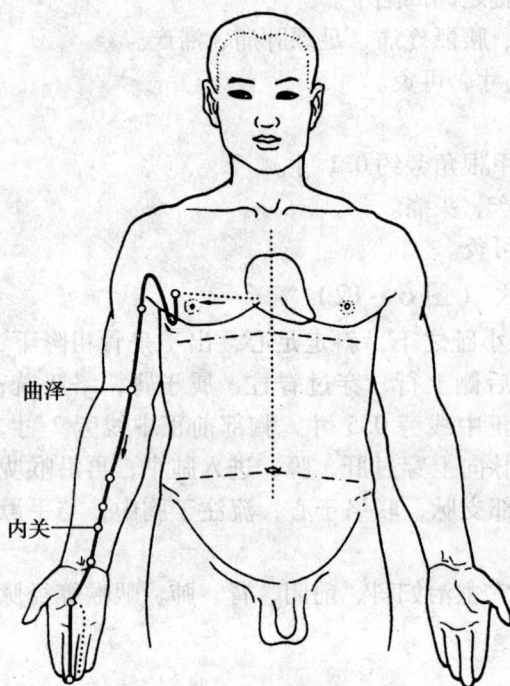

曲泽

内关

图6－13　手厥阴心包经

1. 经脉循行　起于胸中，属心包，向下通过横膈，联络三焦；外行支从胸中出于侧胸上部，循行于上肢内侧面的中间部，入掌止于中指端；掌中分支止于无名指末端，与手少阳三焦经相连接。

2. 主治概要　本经腧穴主治心、胸、胃、神志病，以及经脉循行部位的其他病症。

3. 常用腧穴

（1）曲泽

定位：肘微屈，位于肘横纹中，肱二头肌腱尺侧缘。

主治：心痛、心悸、胃痛、呕吐、中暑、肘臂挛痛。

操作：直刺1～1.5寸，可灸。

（2）内关

定位：腕横纹上2寸，掌长肌腱与桡侧腕屈肌腱之间。

主治：心痛、心悸、胸闷、胃痛、呕吐、呃逆、失眠、肘臂挛痛。

操作：直刺0.5～1寸，可灸。

（十）手少阳三焦经穴（图6－14）

1. 经脉循行　起于无名指末端，沿手背第4、5掌骨间上肢外侧中间部，上肩，经颈部上行联系耳内及耳前后、面颊、目外眦等部，于目外眦与足少阳胆经相连接；体腔支从缺盆进入，分布于胸中，联系心包、膻中、三焦等。

2. 主治概要　本经腧穴主治侧头、耳、胸胁、咽喉病和热病，以及经脉循行部位的其他病症。

3. 常用腧穴

（1）中渚

定位：手背，在第 4、5 掌骨小头后缘之间凹陷中。

主治：目赤、耳鸣、耳聋、喉痹、热病、肩背疼痛。

操作：直刺 0.3 ~ 0.5 寸，可灸。

（2）外关

定位：腕背横纹上 2 寸，桡骨与尺骨之间。

主治：热病、头痛、目赤肿痛、耳鸣、耳聋、胁肋痛、上肢不遂。

操作：直刺 0.5 ~ 1 寸，可灸。

（3）支沟

定位：腕背横纹上 3 寸，桡骨与尺骨之间。

主治：耳鸣、耳聋、胁肋痛、便秘、热病。

操作：直刺 0.5 ~ 1 寸，可灸。

（4）肩髎

定位：肩峰后下方，上臂外展时，当肩髃穴后寸许的凹陷中。

主治：肩臂痛、上肢不遂。

操作：直刺 1 ~ 1.5 寸，可灸。

（5）翳风

定位：乳突前下方与下颌角之间的凹陷中。

主治：面瘫、耳鸣耳聋、齿痛

操作：直刺 0.5 ~ 1 寸，可灸。

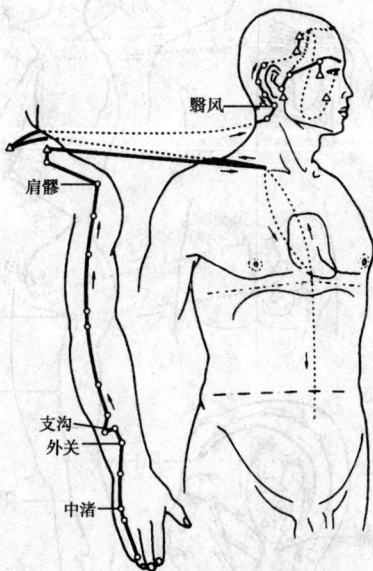

图 6 - 14　手少阳三焦经

（十一）足少阳胆经穴（图 6 - 15）

1. 经脉循行　起于目外眦，上行到额角，向后行至耳后，经颈、肩部后下入缺盆。耳部支脉从耳后进入耳中，经过耳前到达目外眦后方；外眦部支脉，从外眦部下行至大迎，再向上到颧骨部，下行经颊车，经颈部向下与前脉合于缺盆；从缺盆部发出内行支进入胸中，通过横膈，联系肝胆，经胁肋内，下达腹股沟动脉部，再经过外阴毛际，横行入髋关节部；从缺盆部发出的外行支，下经腋、侧胸、季胁部与前脉会合于髋关节部，再向下沿着大腿外侧下行到外踝前至足背，止于第 4 趾外侧；足背分支止于足大趾，与足厥阴肝经相连接。

2. 主治概要　本经腧穴主治侧头、目、耳、咽喉、肝胆胁肋病以及经脉循行部位的其他病症。

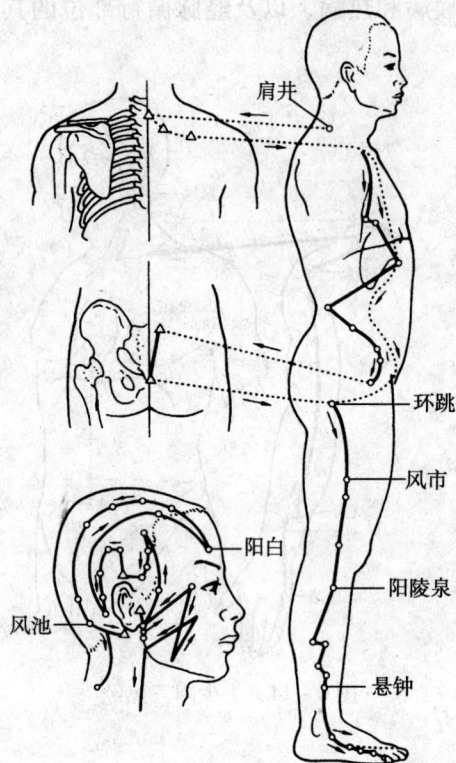

图 6 – 15　足少阳胆经

3. 常用腧穴

（1）阳白

定位：目正视，位于瞳孔直上，眉上 1 寸处。

主治：头痛、目痛、面瘫。

操作：平刺 0.3 ~ 0.5 寸，可灸。

（2）风池

定位：胸锁乳突肌与斜方肌上端之间的凹陷中，与风府穴相平。

主治：头痛、眩晕、耳鸣、耳聋、目赤肿痛、感冒、面瘫、颈项强痛。

操作：针尖向鼻尖方向斜刺 0.8 ~ 1.2 寸，可灸。

（3）肩井

定位：大椎与肩峰连线的中点。

主治：肩背疼痛、头项强痛。

操作：直刺 0.5 ~ 0.8 寸，内为肺尖，不可深刺，可灸。孕妇禁针。

（4）环跳

定位：侧卧屈股，当股骨大转子高点与骶管裂孔连线的外 1/3 与内 2/3 交界处。

主治：腰痛、半身不遂、下肢痿痹。

操作：直刺 2 ~ 3 寸，可灸。

（5）风市

定位：直立垂手，中指尖端所指即是。

主治：下肢痿痹、半身不遂、皮肤瘙痒。

操作：直刺 1 ~ 1.5 寸。

（6）阳陵泉

定位：腓骨小头前下方凹陷处。

主治：黄疸、胁痛、呕吐、半身不遂、下肢痿痹、小儿惊风、抽搐。

操作：直刺 1 ~ 1.5 寸，可灸。

（7）悬钟

定位：外踝高点上 3 寸，腓骨后缘。

主治：颈项强痛、胸胁胀痛、半身不遂、下肢痿痹。

操作：直刺 1 ~ 1.5 寸，可灸。

（十二）足厥阴肝经穴（图6-16）

1. 经脉循行 起于足大趾外侧，经足背、内踝前（在内踝上8寸处与足太阴相交而循行于其后侧）上行于大腿内侧，联系阴部，入体腔，联系于胃、肝、胆、膈、胁肋，经咽喉上连目系，上行出于额部，与督脉交会于巅顶部。目系支脉下经颊里，环绕口唇。肝部支脉上膈，注于肺中，与手太阴肺经相连接。

2. 主治概要 本经腧穴主治肝胆、妇科、前阴病和经脉循行部位的其他病症。

3. 常用腧穴

（1）行间

定位：足背，当第1、2趾间缝纹端的赤白肉际处。

主治：头痛、目赤肿痛、口喁、月经不调、痛经、疝气、遗尿。

操作：斜刺0.5~0.8寸，可灸。

（2）太冲

定位：在足背，第1、2跖骨结合部之前的凹陷中。

主治：头痛、眩晕、目赤肿痛、痛经、月经不调、胁痛、下肢痿痹、中风、癫狂痫、小儿惊风。

操作：直刺0.5~0.8寸，可灸。

（3）期门

定位：乳头直下，第6肋间隙。

主治：胸胁胀痛、呕吐、腹胀、腹泻、乳痈。

操作：斜刺或平刺0.3~0.5寸，可灸。

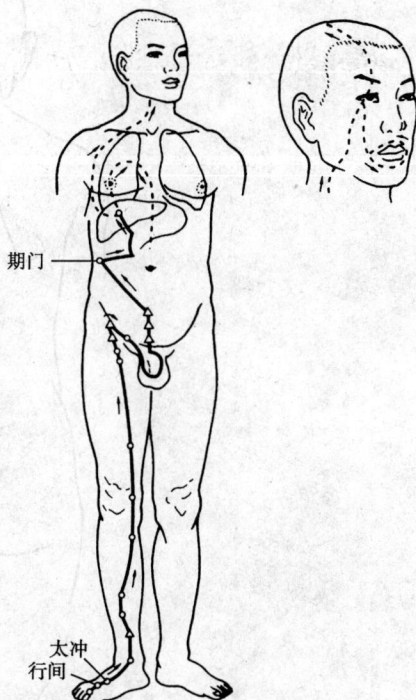

图6-16 足厥阴肝经

（十三）督脉经穴（图6-17）

1. 经脉循行 起于小腹内，下出于会阴部，向后、向上行于脊柱的内部，上达项后风府，进入脑内，上行巅顶，沿前额下行鼻柱，止于上唇内龈交穴。

2. 主治概要 本经腧穴主治神志病、热病和腰骶、背、头项等局部病症以及相应的内脏疾病。

3. 常用腧穴

（1）腰阳关

定位：第4腰椎棘突下凹陷中。

主治：腰痛、下肢痿痹。

操作：直刺0.5~1寸。

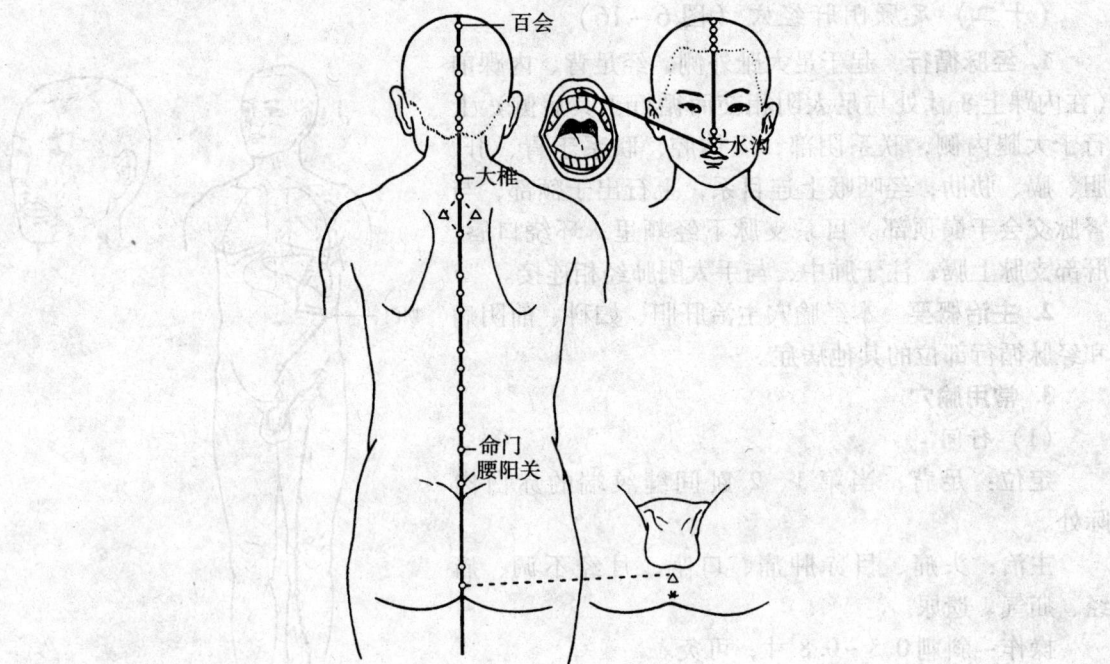

图 6-17 督脉

（2）命门

定位：第2腰椎棘突下凹陷中。

主治：腰骶冷痛、畏寒、痛经、阳痿、尿频。

操作：向上斜刺 0.5~1 寸。

（3）大椎

定位：第7颈椎棘突下凹陷中。

主治：热病、咳嗽、气喘、癫痫、小儿惊风、头项强痛、风疹、痤疮。

操作：向上斜刺 0.5~1 寸，可灸。

（4）百会

定位：前发际正中直上5寸，或当头部正中线与两耳尖连线的交点处。

主治：头痛、眩晕、失眠、健忘、癫狂痫、脱肛、阴挺、久泻。

操作：平刺 0.5~0.8 寸，可灸。

（5）水沟

定位：人中沟上 1/3 与下 2/3 交界处。

主治：昏迷、中风、中暑、癫狂、口喎、牙关紧闭、腰脊强痛。

操作：向上斜刺 0.3~0.5 寸，或用指甲按掐，不灸。

（十四）任脉经穴（图6-18）

1. 经脉循行　起于小腹内，下出会阴部，向前上行于阴毛部，在腹内沿前正中线上行，经过关元等穴，到达咽喉部，再上行环绕口唇，经过面部，进入目眶下，联系于目。

2. 主治概要　本经腧穴主治腹、胸、颈、头面等局部病症和相应的内脏器官疾病，少数腧穴有强壮作用或可治疗神志病。

3. 常用腧穴

（1）中极

定位：前正中线上，脐下4寸处。

主治：遗尿、癃闭、小便不利、遗精、阳痿、痛经、月经不调、带下。

操作：直刺0.5~1寸，可灸。

（2）关元

定位：前正中线上，脐下3寸处。

主治：中风脱证、虚劳、腹痛、腹泻、遗精、阳痿、月经不调、痛经。

操作：直刺1~1.5寸，可灸。

（3）气海

定位：前正中线上，脐下1.5寸处。

主治：虚脱、腹痛、脱肛、阴挺、痛经、月经不调、遗尿、癃闭。

操作：直刺1~1.5寸，可灸。

（4）神阙

定位：脐窝中央。

主治：肠鸣腹痛、腹泻、便秘、脱肛、虚脱。

操作：禁针，多用灸法。

（5）中脘

定位：前正中线上，脐上4寸处。

主治：胃痛、腹胀、纳呆、呕吐、呃逆、小儿疳积。

操作：直刺1~1.5寸，可灸。

（6）膻中

定位：前正中线，平第4肋间隙，两乳头之间。

主治：咳嗽、气喘、胸闷、心痛、乳少、乳痈。

操作：平刺0.3~0.5寸，可灸。

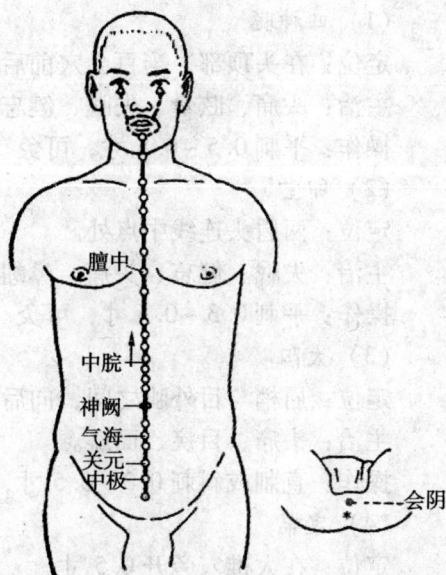

图6-18　任脉

（十五）常用奇穴

（1）四神聪

定位：在头顶部，当百会穴前后左右各 1 寸处，共 4 穴。

主治：头痛、眩晕、失眠、健忘。

操作：平刺 0.5～0.8 寸，可灸。

（2）印堂

定位：两眉头连线中点处。

主治：失眠、健忘、头痛、鼻衄、鼻渊、小儿惊风。

操作：平刺 0.3～0.5 寸，可灸。

（3）太阳

定位：眉梢与目外眦之间，向后约 1 横指的凹陷处。

主治：头痛、目疾、面瘫。

操作：直刺或斜刺 0.3～0.5 寸，或点刺出血。

（4）定喘

定位：在大椎穴旁开 0.5 寸。

主治：哮喘、咳嗽。

操作：直刺 0.5～0.8 寸。

（5）夹脊

定位：第 1 胸椎至第 5 腰椎棘突下两侧，后正中线旁开 0.5 寸处，两侧各 17 穴，左右共 34 穴。

主治：上胸部穴位治疗心肺、上肢疾病；下胸部穴位治疗胃肠疾病；腰部穴位治疗腰腹及下肢疾病。

操作：斜刺 0.3～0.5 寸，可灸。

（6）十宣

定位：十指尖端，距指甲游离缘约 0.1 寸处，左右共 10 穴。

主治：昏迷、高热、咽喉肿痛、手指麻木。

操作：浅刺 0.1～0.2 寸，或点刺出血。

（7）四缝

定位：第 2、3、4、5 指掌面，近端指关节横纹中央，左右共 8 穴。

主治：小儿疳积、百日咳。

操作：三棱针点刺后挤出少量黏液或出血。

（8）膝眼

定位：屈膝，髌韧带两侧凹陷处。

主治：膝痛、腿痛。

操作：向膝中斜刺 0.5～1 寸，可灸。

目 标 检 测

A1 型试题

1. 十二经脉的命名，主要根据下列哪些方面而定（ ）
   A. 阴阳、五行、脏腑　　　　B. 阴阳、五行、手足　　　C. 阴阳、手足、脏腑
   D. 手足、五行、脏腑　　　　E. 以上均不对

2. 十二经脉中，阴经与阳经的交接部位在（ ）
   A. 胸　　　　　　　　　　　B. 腹部　　　　　　　　　C. 四肢
   D. 头面部　　　　　　　　　E. 背腰部

3. 下列经脉排列中，没有按十二经脉循行流注次序的是（ ）
   A. 胆、肝、肺经　　　　　　B. 大肠、胃、脾经　　　　C. 心、小肠、肾经
   D. 肾、心包、三焦经　　　　E. 肺、大肠、胃经

4. 循行于下肢外侧后缘的经脉是（ ）
   A. 足太阳经　　　　　　　　B. 足阳明经　　　　　　　C. 足少阳经
   D. 足太阴经　　　　　　　　E. 足厥阴经

5. 从头走足的经脉是（ ）
   A. 手三阴　　　　　　　　　B. 手三阳　　　　　　　　C. 足三阴
   D. 足三阳　　　　　　　　　E. 督脉

6. 下面经脉表里络属关系错误的是（ ）
   A. 手少阴—手太阳　　　　　B. 足厥阴—足少阳　　　　C. 手阳明—手太阴
   D. 手少阳—手少阴　　　　　E. 足太阳—足少阴

7. "阳脉之海"是指（ ）
   A. 督脉　　　　　　　　　　B. 任脉　　　　　　　　　C. 带脉
   D. 冲脉　　　　　　　　　　E. 阳跷脉

8. 腧穴大体上可分为哪三类（ ）
   A. 十二经穴、经外奇穴、阿是穴
   B. 十四经穴、经外奇穴、特定穴
   C. 十四经穴、经外奇穴、阿是穴
   D. 经穴、络穴、阿是穴
   E. 十四经穴、经穴、络穴

9. 既能治疗局部病症，又能治疗本经循行所过的远隔部位病症的腧穴主要分布在（ ）
   A. 头面部　　　　　　　　　B. 躯干部　　　　　　　　C. 四肢部
   D. 十二经脉肘膝关节以下　　E. 十二经脉肘膝关节以上

10. 下面的骨度分寸错误的是（ ）
    A. 前发际至后发际12寸　　　B. 胸剑联合至脐中8寸

C. 两乳头之间 8 寸　　　　　D. 两肩胛骨脊柱之间 8 寸

E. 膝中至外踝高点 16 寸

11. 针灸学的理论核心是（　　　）

　　A. 藏象学说　　　　　B. 阴阳学说　　　　C. 五行学说

　　D. 经络腧穴学说　　　E. 平衡学说

12. 两肩胛下角平（　　　）

　　A. 第 5 胸椎棘突　　　B. 第 6 胸椎棘突　　　C. 第 7 胸椎棘突

　　D. 第 8 胸椎棘突　　　E. 第 9 胸椎棘突

13. 治疗咽喉肿痛的首选穴是（　　　）

　　A. 尺泽　　　　　　　B. 列缺　　　　　　　C. 少商

　　D. 鱼际　　　　　　　E. 合谷

14. 关于合谷穴，以下哪项不正确（　　　）

　　A. 以治疗大肠的疾患见长

　　B. 在第 2 掌骨桡侧的中点处

　　C. 以治疗头面五官的疾患见长

　　D. 具祛风清热解表作用

　　E. 可治疗妇科疾病

15. 治疗皮肤疾病宜选用（　　　）

　　A. 迎香　　　　　　　B. 合谷　　　　　　　C. 手三里

　　D. 地仓　　　　　　　E. 商阳

16. 祛痰的首选穴位是（　　　）

　　A. 丰隆　　　　　　　B. 神门　　　　　　　C. 通里

　　D. 足三里　　　　　　E. 合谷

17. 具有清泻胃火作用的穴位是（　　　）

　　A. 行间　　　　　　　B. 足三里　　　　　　C. 内庭

　　D. 丰隆　　　　　　　E. 太冲

18. 以下哪项不是天枢穴的主治病症（　　　）

　　A. 便秘　　　　　　　B. 水肿　　　　　　　C. 痛经

　　D. 腹泻　　　　　　　E. 皮肤病

19. 具有主治肝、脾、肾、心四脏疾病的穴位是（　　　）

　　A. 肝俞　　　　　　　B. 脾俞　　　　　　　C. 肾俞

　　D. 三阴交　　　　　　E. 肺俞

20. 擅长治疗崩漏的穴位是（　　　）

　　A. 阴陵泉　　　　　　B. 足三里　　　　　　C. 公孙

　　D. 隐白　　　　　　　E. 内庭

21. 善治水湿病症的腧穴是（　　　）

　　A. 隐白　　　　　　　B. 公孙　　　　　　　C. 三阴交

D. 阴陵泉   E. 承山

22. 常用于治疗神志疾患的腧穴是 （　　）
  A. 合谷   B. 神门   C. 通里
  D. 足三里   E. 百会

23. 后溪可主治（　　）
  A. 前头痛   B. 胃痛   C. 头项强痛
  D. 胁痛   E. 胸痛

24. 肾俞穴主治除下列哪项外的病症 （　　）
  A. 遗精阳痿   B. 月经不调   C. 耳鸣耳聋
  D. 泄泻便秘   E. 腰痛

25. 第 7 胸椎棘突下，旁开 1.5 寸的腧穴是 （　　）
  A. 肺俞   B. 心俞   C. 膈俞
  D. 胃俞   E. 风门

26. 治疗腰痛取用 （　　）
  A. 委中   B. 足三里   C. 合谷
  D. 三阴交   E. 列缺

27. 胎位不正可选用 （　　）
  A. 至阴   B. 昆仑   C. 隐白
  D. 少商   E. 内庭

28. 擅长滋阴的穴位是 （　　）
  A. 丰隆   B. 足三里   C. 阴陵泉
  D. 太溪   E. 血海

29. 内关穴主治除以下哪项外的各症 （　　）
  A. 心悸   B. 咳嗽   C. 呕吐
  D. 失眠   E. 胃痛

30. 腕背横纹上 2 寸，尺桡骨之间的穴位是 （　　）
  A. 外关   B. 内关   C. 支沟
  D. 后溪   E. 合谷

31. 在下列穴位中，可主治肝胆疾患、胁肋痛和抽搐的穴位是 （　　）
  A. 风池   B. 悬钟   C. 阳陵泉
  D. 行间   E. 期门

32. 既具祛风解表，又具平肝潜阳息风作用的穴位是 （　　）
  A. 风池   B. 悬钟   C. 阳陵泉
  D. 行间   E. 期门

33. 环跳位于 （　　）
  A. 侧卧屈股，当髂前上棘与股骨大转子最凸点连线的外 1/3 处
  B. 侧卧屈股，当髂前上棘与股骨大转子最凸点连线的内 1/3 处

C. 侧卧屈股，当股骨大转子高点与骶管裂孔连线的外 1/3 与内 2/3 交点处

D. 侧卧屈股，当股骨大转子高点与骶管裂孔连线的外 2/3 与内 1/3 交点处

E. 侧卧屈股，当股骨大转子高点与骶管裂孔连线的中点

34. 擅长主治胸胁胀痛的穴位是（　　　）

A. 风池　　　　　　　B. 阳陵泉　　　　　　C. 期门

D. 悬钟　　　　　　　E. 行间

35. 下列腧穴中，归经错误的是（　　　）

A. 合谷—大肠经　　　B. 太溪—肝经　　　　C. 委中—膀胱经

D. 阳陵泉—胆经　　　E. 血海—脾经

36. 醒脑开窍的主要穴位是（　　　）

A. 人中　　　　　　　B. 神门　　　　　　　C. 内关

D. 三阴交　　　　　　E. 百会

37. 下列哪项不是大椎穴的主治（　　　）

A. 呃逆　　　　　　　B. 热病　　　　　　　C. 头项强痛

D. 痤疮　　　　　　　E. 感冒

38. 善于治疗气虚下陷诸证的腧穴是（　　　）

A. 膻中　　　　　　　B. 百会　　　　　　　C. 关元

D. 足三里　　　　　　E. 公孙

39. 膻中穴的作用主要是（　　　）

A. 宽胸理气　　　　　B. 健脾化痰　　　　　C. 和胃止呕

D. 宁心安神　　　　　E. 升阳举陷

40. 具有壮阳作用的人体强壮穴位是（　　　）

A. 足三里　　　　　　B. 气海　　　　　　　C. 关元

D. 膻中　　　　　　　E. 脾俞

41. 中脘主要具有何作用（　　　）

A. 消食　　　　　　　B. 补血　　　　　　　C. 活血

D. 除湿　　　　　　　E. 祛痰

42. 气海位于脐下（　　　）

A. 5 寸　　　　　　　B. 4 寸　　　　　　　C. 3 寸

D. 2 寸　　　　　　　E. 1.5 寸

43. 下列哪项不是关元穴的主治病症（　　　）

A. 中风脱证　　　　　B. 癫狂痫　　　　　　C. 少腹疼痛

D. 遗精、阳痿　　　　E. 痛经

44. 下列腧穴主治不正确的是（　　　）

A. 委中穴治疗中暑　　　　B. 太冲穴主治月经不调

C. 支沟穴治疗便秘　　　　D. 中极穴主治胃痛

E. 合谷主治面瘫

45. 下列腧穴中，除哪项外，各穴之间距离为3寸（　　）
    A. 手三里与曲池　　　　B. 足三里与犊鼻　　　　C. 神阙与关元
    D. 三阴交与太溪　　　　E. 昆仑与悬钟

46. 根据骨度分寸法，中脘到中极之间是（　　）
    A. 6寸　　　　　　　　B. 7寸　　　　　　　　C. 8寸
    D. 9寸　　　　　　　　E. 10寸

47. 常用来救治昏迷、晕厥、高热的腧穴是（　　）
    A. 百会　　　　　　　　B. 十宣　　　　　　　　C. 印堂
    D. 大椎　　　　　　　　E. 太阳

48. 治疗目赤肿痛、头痛、面瘫的常用穴位是（　　）
    A. 下关　　　　　　　　B. 印堂　　　　　　　　C. 颊车
    D. 太阳　　　　　　　　E. 听宫

第七章

针灸基本技术

第一节 毫针刺法

毫针刺法临床应用最为广泛,是针刺疗法的主体。正确掌握毫针刺法是针灸临床的基本技能。

一、关于毫针

毫针是针刺治疗的主要工具,现代所用针具大多采用不锈钢制成,既坚韧又具有较高弹性,针身挺直光滑,耐热且不易生锈,优于其他金属针。

毫针结构分为针尖、针身、针根、针柄、针尾五个部分(图7-1)。其规格是以针身的长短和粗细来区分的,毫针的粗细与针刺的强度有关。

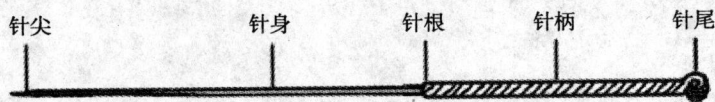

毫针的结构

图7-1 毫针的结构

二、针刺前的准备

1. 选择针具 除选优质的毫针外,还应根据病人的性别、年龄、体质强弱、病情虚实、针刺部位及所取腧穴,选取长短、粗细适宜的针具。

2. 选择体位 针刺治疗前,应选择好适当的体位。病人体位舒适,有利于正确取穴施术,也有利于持久留针。临床常用的体位有仰靠坐位、俯伏坐位、侧伏坐位、仰卧位、俯卧位和侧卧位等。对于初诊、精神紧张或年老、体弱、病重的患者,应尽可能选取卧位,以避免发生晕针等意外事故(图7-2)。

3. 定穴 根据处方选穴的要求,确定所选腧穴的位置和相应取穴方法。腧穴的定位正确与否直接关系到针刺的疗效。

4. 消毒 针刺前必须进行严格的消毒，包括针具器械消毒、腧穴部位的消毒和医者手指的消毒。针具器械可用高压蒸汽消毒或75%酒精浸泡30分钟消毒，其中高压蒸汽消毒最为理想。针刺时应注意尽可能做到一穴一针。

医者手指应先用肥皂水洗刷干净，再用75%酒精棉球涂擦后，方可持针操作。

施针部位消毒应在病人需要针刺穴位皮肤上用75%酒精棉球从中心点向外绕圈擦拭，或先用2%碘酊涂擦，稍干后再用75%酒精涂擦脱碘。穴位皮肤消毒后，必须保持洁净，防止再污染。

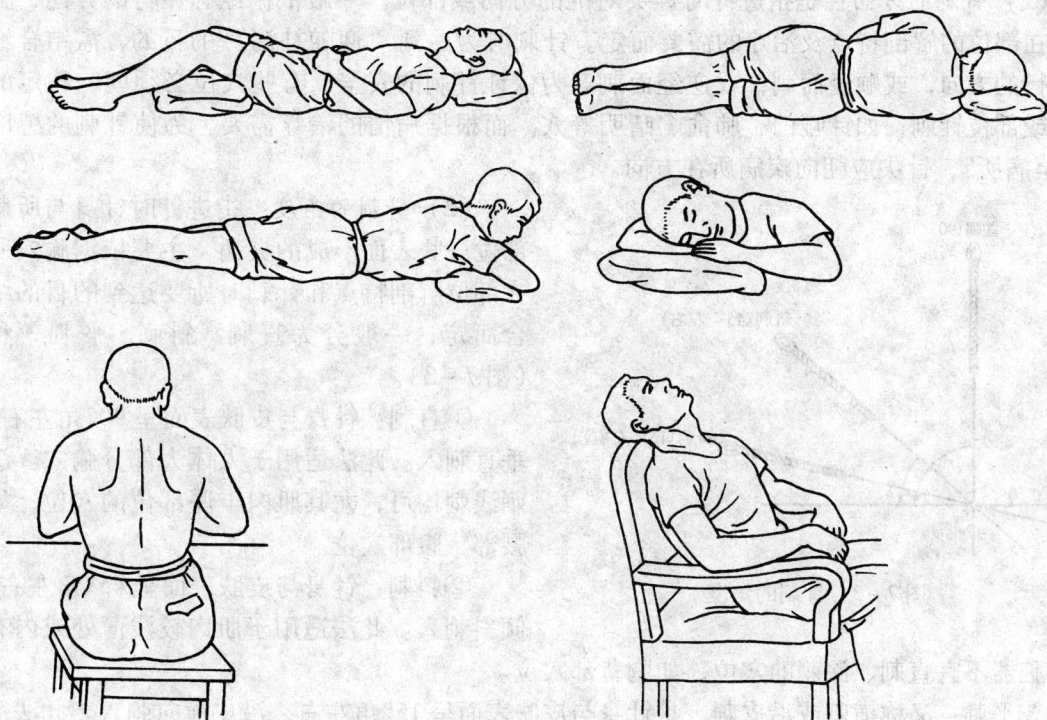

图 7-2 针刺体位

三、针刺方法

毫针刺法包括从进针法到出针法的操作全过程，具有很高的技术要求和严格的操作规程，医者必须熟练掌握。

1. 进针法 在针刺时，一般均须双手协作，互相配合。多数医者以右手持针操作，称"刺手"，左手按压所刺部位或辅助进针，称"押手"。常用进针方法有以下几种：

（1）指切进针法：又称爪切法，用左手拇指或食指端切按在腧穴位置旁，右手持针，紧靠左手指甲面将针刺入。此法多用于短针的进针。

（2）夹持进针法：用严格消毒后的左手拇、食二指夹住针身下端，将针尖固定在腧穴皮肤表面，右手持针双手配合将针刺入腧穴，此法适用于长针的进针。

（3）舒张进针法：用左手食、拇指将所刺腧穴部位的皮肤向两侧撑开，使皮肤绷紧，右手持针，使针从左手拇、食二指的中间刺入。此法主要用于皮肤松弛部位的腧穴。

（4）提捏进针法：用左手拇、食二指将针刺部位的皮肤捏起，右手持针从捏起部的上端将针刺入。此法主要用于皮肉浅薄部位的进针，如印堂等。

2. 针刺的方向、角度和深度　在针刺过程中，正确掌握针刺的方向、角度和深度，是增强针感、提高疗效、防止意外事故发生的重要环节。同一腧穴，由于针刺角度、方向和深度的不同，所产生的感应强弱和疗效常有明显的差异。

（1）针刺的方向：是指进针时针尖对准的方向或部位。一般依据经脉循行的方向、腧穴所在部位的解剖特点及治疗的需要而定。针刺时为达到"迎随补泻"的目的，需结合经脉循行的方向，或顺经而刺，或逆经而刺。为保证针刺的安全，有些穴位必须朝一特定的方向或部位针刺，如针哑门、肺俞、睛明等穴。而根据病情的治疗需要，为使针刺的感应"气至病所"，针尖应朝向疾病所在方向。

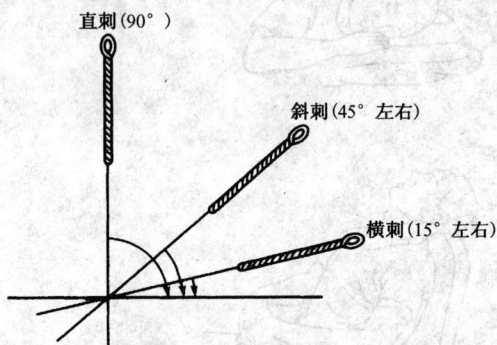

图7-3　针刺的角度

（2）针刺的角度：指进针时针身与所刺部位皮肤表面形成的夹角。主要依据腧穴所在部位解剖特点和针刺时所要达到的目的结合而定，一般分为直刺、斜刺、平刺3种（图7-3）。

①直刺：针身与皮肤表面呈90°角左右，垂直刺入。此法适用于人体大部分腧穴。深刺浅刺均可，尤其肌肉丰厚部位的穴位，如腰部、腹部穴位。

②斜刺：针身与皮肤表面呈45°角左右，倾斜刺入。此法适用于肌肉较浅薄处或内有重要脏器不宜直刺、深刺的穴位，如胸背部穴位。

③平刺：又称横刺或沿皮刺。是针身与皮肤表面呈15°角左右，沿皮横向刺入。此法适用于皮肉浅薄部位的穴位，如头部穴位等。

（3）针刺的深度：指针身刺入人体内的深浅程度。肌肉丰满处的穴位，宜深刺。针刺深度是以既有针感，同时又不伤及脏器为宜。

针刺的角度和深度关系极为密切。一般来说，浅刺多用斜刺或平刺，深刺多用直刺。对风府、哑门等穴及眼区和胸背部位的腧穴，尤其要注意掌握好针刺的角度和深度。

3. 行针　行针又名运针，是指将针刺入腧穴后，为了使之得气、调节针感和进行补泻而施行的各种针刺手法。行针的手法分为基本手法和辅助手法，现重点介绍基本手法。

基本手法包括提插法和捻转法：

（1）提插法：先将针刺入腧穴的一定深度后，把针从浅层向下刺入深层为插；由深层向上退至浅层为提。提插法就是提针与插针的结合运用，即在人体一定深度内将针施行上下、进退的操作方法（图7-4）。

（2）捻转法：先将针刺入腧穴的一定深度后，以右手拇指和中、食二指夹持住针柄做一前一后、左右来回交替旋转捻动的操作方法（图7-5）。

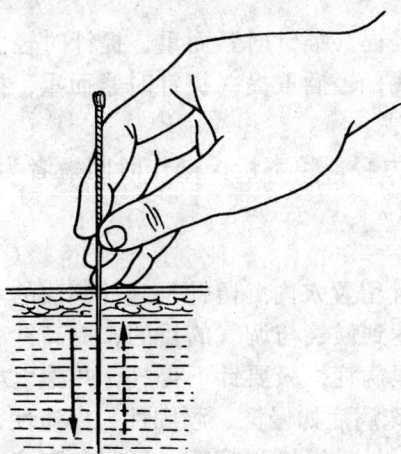 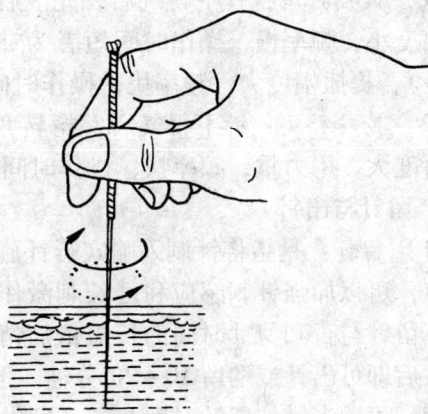

图7-4 提插法　　　　　　　　　　　图7-5 捻转法

至于提插捻转频率的快慢、角度的大小和操作时间的长短等，应根据患者的体质、病情和针刺的部位以及要达到的目的而定。

提插法和捻转法既可单独应用，也可相互配合运用，在临床上必须根据患者的具体情况灵活掌握运用。

4. 得气 得气又名针感，是指将针刺入腧穴后所产生的经气感应。

得气与否可从医患两方面来判断。得气后，医者针下会有徐和或沉重、紧涩的感觉，患者在针刺部位有酸、麻、胀、重，或出现热、凉、痒、痛、抽搐、蚁行感等感觉，甚或沿着一定部位，向一定方向感应的扩散和传导。针刺未得气时，医者针下空虚无物，患者亦无酸、麻、胀、重等特殊感觉。

得气与否以及"气至"的快慢不仅直接关系到针刺的疗效，而且可以借此窥测疾病的预后。"气至"说明针与"经气"已经沟通，能起到疏通经络，调和气血的作用。临床上一般是得气迅速，疗效较好；得气较慢或不得气时，疗效较差，甚至没有疗效。因此，若针刺不得气就要分析原因，或因取穴不准，手法运用不当，或为针刺角度、深度有误，或因刺激量不足。需要重新调整针刺部位、角度、深度，运用必要的手法，再次行针，一般即可得气。如因患者病久体虚，以致经气不足，或因其他病理因素致局部感觉迟钝而不易得气时，可采用行针催气或留针候气，或加艾灸，以助经气的来复，促使得气。若用上述方法仍不得气者，多为脏腑经络之气虚衰已极，应当考虑配合或改用其他疗法。

5. 针刺补泻 针刺补泻是针刺治病的一个十分重要的环节，也是毫针刺法的核心内容。一般来说，凡是能鼓舞人体正气，使低下的功能恢复旺盛的方法叫补法；凡是能疏泄病邪，使亢进的功能恢复正常的方法叫泻法。针刺补泻就是通过针刺腧穴，采用适当的手法激发经气以补益正气，疏泄病邪而调节人体脏腑经络功能，促使阴阳平衡协调而恢复健康。补泻效果的产生主要取决于机体的状态、腧穴特性、针刺手法三个方面，针刺手法是促使机体内在因素转化的主要手段，也是实现补虚泻实的重要环节。现将临床常用的两种单式针刺补泻手法介绍如下：

（1）提插补泻：针下得气后，先浅后深，重插轻提（插针时紧而重，提针时轻而慢），提插幅度小，频率慢，操作时间短者为补。先深后浅，轻插重提（提针时紧而重，插针时轻而慢），提插幅度大，频率快，操作时间长者为泻法。

（2）捻转补泻：针下得气后，捻转角度小，用力轻，频率慢，操作时间短者为补法。捻转角度大，用力重，频率快，操作时间长者为泻法。

6. 留针与出针

（1）留针：是指将针刺入腧穴行针施术后，将针留置穴内。留针是毫针刺法的一个重要环节，可以加强针刺感应和延长刺激作用，也可达到候气与调气的目的，提高针刺治疗效果。留针与否和留针时间的长短依病情而定。一般病症，只要针下得气，并施以或补或泻手法后即可出针或酌留 10~20 分钟。但对一些特殊病症如慢性、顽固性、疼痛性、痉挛性病症，可适当增加留针时间，并在留针中间间歇行针，以增强疗效。某些急腹症、破伤风、角弓反张者，必要时可留针数小时。而对老人、小儿患者和昏厥、休克、虚脱患者，不宜久留针，以免贻误病情。留针期间应时刻注意患者的情况，防止晕针等意外发生。

（2）出针：是指在针刺操作已经达到预定针刺目的和治疗要求后，将针拔出的操作。出针是整个毫针刺法过程中的最后一个操作程序，预示针刺结束。出针时，一般是以左手拇、食指持消毒干棉球轻轻按压于针刺周围皮肤，右手持针做轻微小幅度捻转并慢慢提至皮下（不可单手猛拔），然后迅速拔出。除特殊需要外，出针后都要用消毒棉球轻压针孔片刻，以防出血或针孔疼痛。最后检查针数，防止遗漏。

四、针刺异常情况的预防及处理

1. 晕针 是在针刺过程中病人发生的晕厥现象，应尽量避免发生。

（1）原因：患者精神紧张、体质虚弱、饥饿疲劳或大汗后、大泻后、大出血后，或体位不当，或医者在针刺时手法过重而致针刺时或留针过程中脑部暂时性缺血。

（2）症状：患者在针刺过程中，突然出现头晕目眩、面色苍白、多汗、心慌、精神疲倦，甚则神志昏迷、四肢厥冷、血压下降、脉微细欲绝。

（3）处理：首先立即停止针刺，将针全部起出。使患者平卧，头部稍低，注意保暖，轻者静卧片刻，给予温开水或糖水后，即可恢复正常。重者在上述处理基础上，可针刺水沟、素髎、内关、足三里，灸百会、关元、气海等穴。必要时可考虑配合其他治疗方法或采用急救措施。

（4）预防：晕针应注重预防。对于初次接受针刺治疗和精神紧张者，应先做好思想工作，消除顾虑；正确选择舒适持久的体位（尽可能采取卧位）；取穴不宜太多，手法不宜过重；对于过度饥饿、疲劳者，应令其进食、休息、饮水后再予针刺；医者在针刺或留针过程中，随时注意观察患者的神色，询问患者的感觉，一旦有晕针先兆者，可及早采取处理措施，防患于未然。

2. 气胸

（1）原因：气胸是针刺胸背部及锁骨附近的穴位过深，或方向不当，刺穿了胸膜腔和肺组织所致。

（2）症状：针刺后患者突感胸痛、胸闷、气短、心悸，甚则出现呼吸困难、紫绀、烦躁、恐惧、血压下降等危急现象。检查时，可见患侧肋间隙增宽，患侧胸部叩诊呈鼓音，心浊音界缩小，肺部听诊呼吸音明显减弱或消失。X 线胸透可见肺组织被压缩现象。有的患者起针后并不立刻出现症状，而是过一段时间才慢慢感到胸闷、胸痛、呼吸困难等。

（3）处理：发生气胸应立即起针，并让患者采取半卧位休息。漏气量少者，一般休息 5 ~ 7 天后即可自行吸收痊愈。医者要密切观察，必要时给予镇咳、镇痛、抗感染类药物对症处理。严重病例需及时抢救。

（4）预防：医者针刺时思想要集中，安排体位要适当，解剖部位要熟悉，针刺的方向、角度和深度要掌握好，施行提插手法的幅度不宜过大。肺气肿患者针刺时尤为谨慎。

五、针刺的注意事项

1. 患者在过于饥饿、疲劳，精神过度紧张时，不宜立即进行针刺。体质虚弱者，刺激不宜过强，并尽可能采取卧位。

2. 妇女怀孕三个月以下者，不宜针刺小腹部的腧穴。三个月以上者，腹部、腰骶部腧穴也不宜针刺。至于三阴交、合谷、昆仑等一些具有通经活血作用的腧穴，孕妇应予禁刺。妇女在月经期间，若不是为了调经，亦不应针刺。

3. 小儿囟门未闭时，头顶部腧穴不宜针刺。如遇小儿不能配合者，不宜留针。

4. 避开血管针刺，防止出血；有自发性出血或损伤后出血不止的患者，不宜针刺。

5. 皮肤有感染、溃疡、瘢痕或肿瘤的部位，不宜针刺。

6. 凡胸、背、腰、胁等脏腑所居之处的腧穴，不宜直刺、深刺。有肝、脾肿大，肺气肿患者更应注意。针刺眼区、项部以及脊椎部的腧穴，要注意掌握一定的角度，更不宜大幅度的提插、捻转和长时间的留针，以免伤及重要组织器官，产生严重的不良后果。对尿潴留患者，在针刺小腹部腧穴时，需掌握适当的针刺方向、角度、深度，以免误伤膀胱等器官，出现意外事故。

第二节 灸 法

灸法是指用艾绒或其他药物放置在体表的特定部位上烧灼、温熨，借灸火的温和热力以及药物的作用，达到调整经络脏腑的功能，防治疾病和预防保健目的的一种外治方法。

施灸用的材料很多，因艾叶气味芳香，性温易燃，且火力缓和，是施灸的最好材料。

一、常用灸法

1. 艾炷灸 艾炷的制作方法一般是用手捻。将纯净的艾绒放在平板上，用拇、食、中三指边捏边旋转，把艾绒捏成上尖下平的圆锥形小体，要求搓捻紧实，耐燃而不易爆（图7-6）。有条件的可用艾炷器制作。每燃烧一个艾炷称为一壮。根据临床的需要，艾炷的大小常分为三种规格，小炷如麦粒大；中炷如半截枣核大；大炷如半截橄榄大。艾炷灸分为直接灸和间接灸两类。

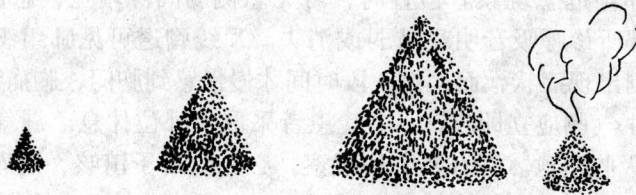

图7-6 艾 柱

（1）直接灸：又称"着肤灸"，将艾炷直接放在皮肤上施灸的一种方法。根据灸后对皮肤刺激的程度不同，又分为瘢痕灸和无瘢痕灸，以下重点介绍无瘢痕灸。

无瘢痕灸又称"非化脓灸"。将艾炷置于穴位上点燃，当艾炷燃到患者感到灼痛时，更换艾炷再灸。一般灸3~7壮，使局部皮肤充血、红晕为度。因其不留瘢痕，易为患者接受。本法适用于虚寒轻证。

（2）间接灸：又称"间隔灸"或"隔物灸"，指在艾炷与施灸部位上垫一衬隔物的施灸方法。依其衬隔物的不同，分为隔姜灸、隔蒜灸、隔盐灸、隔附子（饼）灸等多种灸法。间接灸火力温和，具有艾灸和垫隔药物的双重作用，患者易于接受，较直接灸法常用，适用于慢性疾病和疮疡等（图7-7）。

①隔姜灸：将鲜生姜切成约0.5~0.6cm厚的薄片，中间以针刺数孔，置于施术处，上面放艾炷再灸。当患者感到灼痛时，将姜片移开片刻，旋即放下再灸，反复进行。或在姜片下衬一些纸片，放下再灸，直到局部皮肤潮红为度。本法简便易行，一般不会引起烫伤，临床应用较广。生姜味辛，性微温，有解表散寒，温中止呕的作用，可用于外感表证、虚寒性呕吐、腹痛、腹泻等。

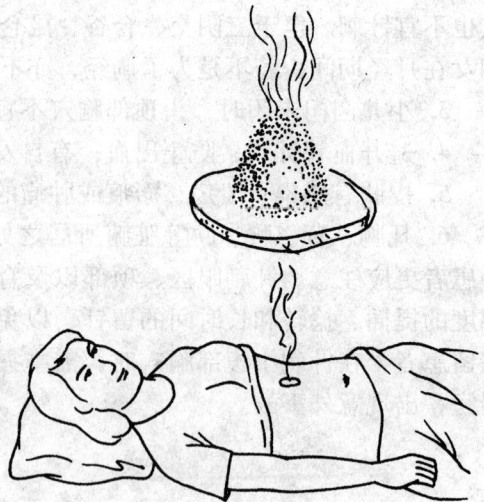

图7-7 间接灸

②隔蒜灸：用独头大蒜切成约0.5cm厚的薄片，用针穿刺数孔，放在穴位或肿块上（如未溃破化脓的脓头处），用艾炷灸之，每灸4~5壮须换去蒜片，每穴一次可灸5~7壮。大蒜味辛，性温，有解毒、杀虫的作用，多用于治疗肺结核、瘰疬及未溃疮疖等。

③隔盐灸：又称"神阙灸"，本法只适于脐部。用食盐填平脐孔，上置姜片和艾炷连续

施灸，直至症状改善为止。此法具有温中散寒、扶阳固脱的作用，可用于虚寒性呕吐、泄泻、腹痛、虚脱、产后血晕等。

④隔附子（饼）灸：用附子粉末以黄酒调和作饼，厚约0.5cm，直径约2cm，作为间隔物，上置艾炷于施术处施灸。附子有温肾壮阳的作用，可用于命门火衰而致的遗精、阳痿、早泄以及外科疮疡久不收口的病症。

2. 艾条灸 艾条指用桑皮纸包裹艾绒卷成圆柱形的长条。根据内含药物的有无，分为纯艾条（清艾灸）和药艾条（艾绒中掺入其他药物粉末）两种。一般长20cm，直径1.2cm。因其使用简便，不起疱，不发疮，无痛苦，患者还可以自灸，故临床应用更为广泛。按其操作方法又分为悬灸、实按灸。

悬灸是将点燃的艾条悬于施灸部位之上的一种灸法。悬灸又分为温和灸、回旋灸和雀啄灸，用于一般虚寒证。其中温和灸是将艾条的一端点燃，对准施灸处，约距2~3cm，进行熏烧，使患者局部有温热感而无灼痛为宜，一般每穴灸10~15分钟，至皮肤稍起红晕为度。

3. 温针灸 是针刺与艾灸结合使用的一种方法，适用于既需要留针而又适宜用艾灸的病症。操作方法是，将针刺入腧穴得气后并给予适当补泻手法而留针时，将纯净细软的艾绒捏在针尾上，或用一段长约1~2cm左右的艾条插在针柄上点燃施灸，使热力通过针身传入机体，达到治疗目的。此法是一种简便而易行的针灸并用方法（图7-8）。

4. 灯火灸 用浸有麻油的灯心草点燃后，在应灸的部位上焠烫之，听到"叭"一声响，迅速拿开即可，每一穴位可灸1~3次。灯火灸能疏风解表，行气化痰，多用于治疗小儿痄腮、惊风、吐泻等病症。

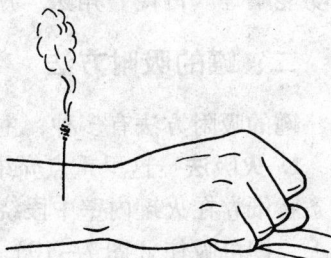

图7-8 温针灸

二、灸法的作用和适应范围

灸法具有温经通络，除湿散寒，温补脾肾，回阳固脱，行气活血，消瘀散结，预防疾病，保健强身的作用。艾灸的应用范围比较广泛，可以应用于多种疾病。临床上一般以虚证、寒证、阴证为主，尤其对慢性虚弱性及风寒湿邪为患的病症更为适宜。

三、灸法的注意事项

1. 施灸用的房间应注意通风，保持空气清新。施灸前应向患者说明施术要求，消除恐惧心理，取得患者的合作，并选择好正确的体位。施灸时，态度要严肃认真，精心操作。

2. 临床操作一般先灸上部、背腰部，后灸下部、胸腹部；先灸头身，后灸四肢。但在特殊情况下，须酌情施针，不可拘泥。

3. 凡实证、热证及阴虚发热者，一般不宜用灸法；颜面五官、阴部、有大血管分布等部位不宜施瘢痕灸；妊娠期妇女的腹部及腰骶部不宜施灸。

4. 灸疗中，随时了解患者的反应，注意掌握灸疗的量。灸后局部皮肤出现红晕，属正常现象，无需处理。若出现水疱，只要不擦破，可任其自然吸收。若水疱过大，可用消毒针从底刺破，放出水液，或用注射器抽出水液，再涂以龙胆紫药水。若有继发感染者，应及时对症处理。

第三节　拔罐法

拔罐法古代称作"角法"，又称"吸筒疗法"。是指以罐为工具，利用火焰的热力或抽气等方法使罐内造成负压，使其吸附于施术部位，产生刺激并造成局部充血、瘀血现象，以治疗疾病的方法。

一、罐的种类

罐因材料及使用方法的不同而有所差异，常用的有竹罐、陶罐、玻璃罐、塑料抽气罐、多功能罐等。古代"角法"所用的兽角罐和近代的金属罐已被淘汰（图7-9）。

二、罐的吸附方法

罐的吸附方法有多种，主要有火吸法、水吸法、抽气吸法等。

1. 火吸法　这里重点介绍闪火法：用镊子或止血钳夹住燃烧的酒精棉球，或用燃烧的筒条状纸卷在火罐内壁中段绕1~2圈或稍作短暂停留后，迅速退出并及时将罐扣在施术部位上，即可吸住（图7-10）。此法较安全，不受体位限制，是常用的拔罐方法，操作时须注意不要烧热罐口，以免烫伤皮肤。

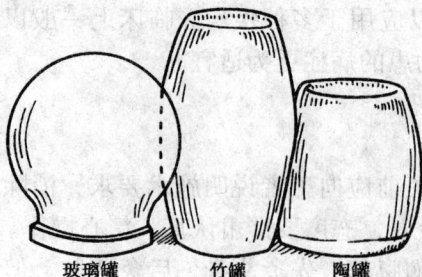

玻璃罐　　竹罐　　陶罐

图7-9　常用罐

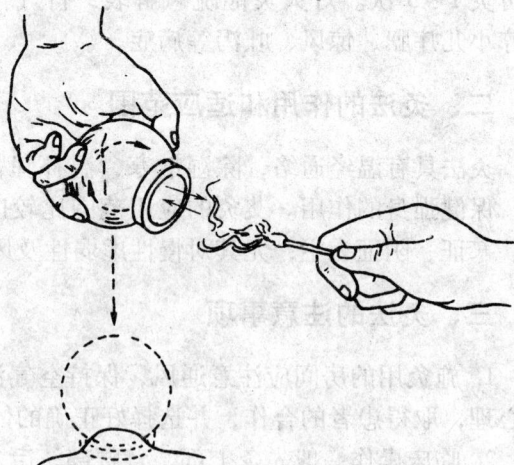

图7-10　闪火法

2. 抽气吸法　先将大小适度的抽气罐紧扣在需拔罐的部位上，用抽气筒将罐内的空气抽出部分，使之形成所需负压，即能吸住。此法适用于任何部位拔罐。

三、拔罐方法

1. 留罐　又称"坐罐"，拔罐后将罐留置于施术部位一定时间（一般为5~15分钟），然后将罐起下。若罐大吸附力强的应适当减少留罐时间，而在夏季及肌肤浅薄处，留罐时间也不宜过长，以免起疱损伤皮肤。此法一般疾病均可应用，是常用的一种方法。

2. 走罐　又名"推罐"、"飞罐"，一般选口径较大、罐口平滑较厚实的玻璃罐。先在罐口或在走罐所经皮肤上涂润滑剂，将罐吸拔好后，以手握住罐底，稍倾斜，即推动方向的后边着力，前边略提起，慢慢地上下或左右或循经来回推移，直至皮肤潮红、充血或瘀血为度。一般用于面积较大，肌肉丰厚的部位，如腰背、大腿等。

3. 闪罐　将罐拔住后又立即取下，再迅速拔住，如此反复拔上起下多次，直至皮肤潮红为度。此法适用于肌肉比较松弛，吸拔不紧或留罐有困难以及局部皮肤麻木或功能减退的虚证患者。

4. 刺血拔罐　又叫刺络拔罐，先用三棱针或粗毫针或皮肤针等，按病变部位的大小和出血量的多少要求刺破小血管，然后拔上罐，以加强刺血治疗的作用。此法多用于各种急、慢性软组织损伤、痤疮、皮肤瘙痒症、坐骨神经痛等疾患。

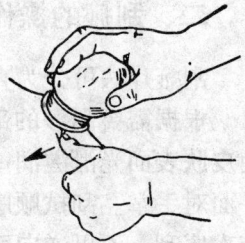

四、起罐的方法

起罐亦称"脱罐"。取罐时，一手扶罐身，一手手指按压罐口的皮肤，使空气进入罐内；或将火罐特制的进气阀拉起，待空气缓缓进入罐内后，罐即可脱落，不可硬拉或拖动，以免损伤皮肤。起罐不可太快，否则易造成患者疼痛（图7-11）。

图7-11　起罐

五、拔罐的作用和适应范围

拔罐法具有行气止痛，消肿散结，祛风散寒，清热拔毒等作用。其适应范围较为广泛，如风寒湿痹引起的肩背、腰腿痛等；脏腑功能紊乱引起的感冒、咳嗽、胃痛、呕吐、腹泻等疾病；也可用于各种急、慢性软组织损伤、皮肤瘙痒等病症。

六、拔罐的注意事项

1. 拔罐时要选择适当的体位和肌肉丰满的部位。拔罐动作要做到迅速、准确。

2. 皮肤有过敏、溃疡、水肿及大血管的部位不宜拔罐；高热抽搐者和孕妇的腹部、腰骶部亦不宜拔罐。

3. 常有自发性出血和损伤后出血不止的患者，不宜使用刺络拔罐。

4. 若因烫伤或留罐时间太长而皮肤起水疱时，小疱可不必处理，任其自然吸收；如水疱较大或皮肤有破损，应先用消毒针刺破水疱，放出水液，或用注射器抽出水液，然后涂以龙胆紫药水，或以纱布包敷，防止感染。

第四节 刮痧法

刮痧是我国的自然疗法之一，是以中医脏腑经络学说为理论指导，借助牛角、玉石等刮痧工具在体表相关部位进行刮拭，从而达到扶正祛邪，防病治病目的的方法。

一、常用器具与介质

1. 器具 刮痧疗法使用的器具从古钱币、瓷酒杯、瓷调羹、小蚌壳、檀香木发展到如今的水牛角、玉石等特制刮痧板。

2. 介质 为了刮痧时防止对皮肤的伤害和增强疗效，在施术时常选用水剂、油剂、活血剂、润肤剂等作为介质。

二、刮痧的操作方法

刮痧疗法可分为直接刮痧疗法和间接刮痧疗法两种。

根据需要刮痧的部位，选择适当的体位，常规消毒后，在要施刮的部位涂抹上介质，使皮肤表面光滑滋润。手拿已消毒的刮板，治疗时刮板厚的一面对手掌，保健时刮板薄的一面对手掌。刮拭顺序从头颈到背部、胸腹部，再从上肢到下肢，自上而下、由内及外地依次序刮，不可逆向而刮。刮板与刮拭角度一般保持在45°～90°。用力要均匀、适中，以患者感到舒适为原则。刮痧时间一般每个部位刮3～5分钟，或刮20次左右，每次刮治时间以20分钟为宜，最长不超过25分钟。应刮完一处之后再刮另一处。对于一些不出痧或出痧少的患者，不可强求出痧，以患者感到舒适为原则。刮痧次数一般是第一次刮完，间隔3～6天，待痧退（即痧斑完全消失）后再进行第二次刮治。3～5次为1个疗程。出痧后1～2天，皮肤可能轻度疼痛、发痒，属正常反应。

三、刮痧的适应证和禁忌证

1. 刮痧的适应证 刮痧具有祛风散寒，清热除湿，活血化瘀，消肿止痛，祛除病邪，解除疲劳，改善脏腑功能等作用。适用于感冒、发热、中暑、头痛、胃痛、落枕、肩周炎、肘劳等内、外、妇、儿、五官各科疾病的治疗和保健。

2. 刮痧的禁忌证

（1）孕妇的腹部、腰骶部禁刮。

（2）有出血倾向的疾病，如血小板减少性疾病、白血病等禁刮。

（3）急性传染病，重症心脏病，以及肾衰竭者，肝硬化腹水，全身重度浮肿者禁刮。

（4）凡刮治部位的皮肤有感染、溃疡、瘢痕或有肿瘤者禁刮，有气虚血亏、醉酒、过饥、过饱、过度疲劳者也不宜刮痧。

四、刮痧的注意事项

1. 选用刮治工具边缘要光滑。施刮时一般要使用介质，不能直接刮。但保健刮痧时可不使用介质，亦不必刮出痧来，从头到足每个部位、每条经脉都刮拭，每天 3～10 分钟，自然达到强身健体，延年益寿的效果。

2. 刮治时，要根据患者反应来调节手法的轻重，不要刮伤皮肤。

3. 尽量避风，不要面向电风扇刮痧。

4. 下肢静脉曲张者，宜由下而上采取相应手法。

5. 刮痧出痧后 30 分钟内忌洗冷水澡，可洗热水澡。

6. 刮痧过程中，若遇到表现为面色苍白、出冷汗或恶心呕吐等晕刮者，应停止刮痧，嘱其平卧，休息片刻，并饮温开水。若不奏效，可刮百会、内关、足三里、涌泉等穴位。

7. 刮痧后可喝一杯热（温）开水，以补充消耗的津液，促进新陈代谢，加速代谢废物的排出。

第五节　耳　针

耳针是指在耳廓穴位上用短毫针针刺或其他方法刺激，以防治疾病的一种方法。

一、耳廓表面解剖

耳廓是外耳的组成部分，分为凹面的耳前和凸面的耳背。耳廓主要由弹性纤维、软骨、软骨膜、韧带、退化了的耳肌及覆盖在最外层的皮下组织和皮肤构成，其皮下有极为丰富的神经、血管、淋巴分布。为了便于掌握耳针穴位的部位，必须熟悉耳廓的解剖名称（图 7 – 12）。

1. 耳轮　耳廓最外缘的卷曲部分。

2. 耳轮结节　耳轮后上方的膨大部分。

3. 耳轮尾　耳轮与耳垂的交界处。

4. 耳轮脚　耳轮深入至耳甲的横行突起部分。

5. 对耳轮　在耳轮的内侧，与耳轮相对的隆起部。

6. 对耳轮上脚　对耳轮向上分叉的部分。

7. 对耳轮下脚　对耳轮向下分叉的部分。

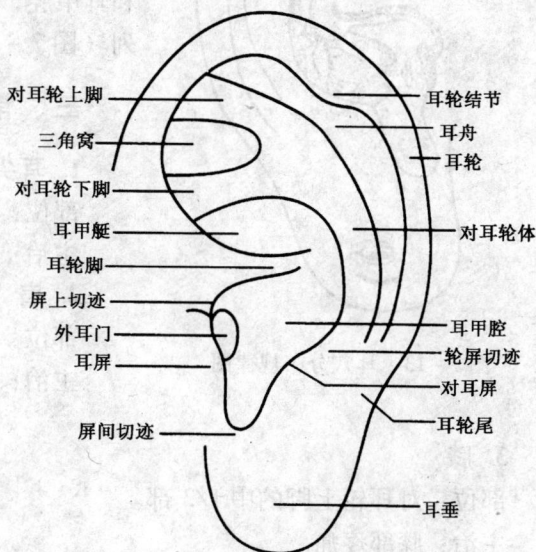

图 7 – 12　耳廓表面解剖

8. **三角窝**　对耳轮上、下脚与耳轮之间形成的三角形凹窝。

9. **耳舟**　耳轮与对耳轮之间的凹沟。

10. **耳屏**　耳廓前面瓣状的突起部。

11. **屏上切迹**　耳屏上缘与耳轮之间的凹陷处。

12. **对耳屏**　对耳轮下方、耳垂上方与耳屏相对的隆起部。

13. **屏间切迹**　耳屏和对耳屏之间的凹陷。

14. **轮屏切迹**　对耳屏和对耳轮之间的凹陷处。

15. **耳垂**　耳廓最下部无软骨的部分。

16. **耳甲艇**　耳轮脚以上的耳甲部。

17. **耳甲腔**　耳轮脚以下的耳甲部。

18. **外耳门**　在耳甲腔内的孔窍，为耳屏所遮盖处。

二、耳穴的分布

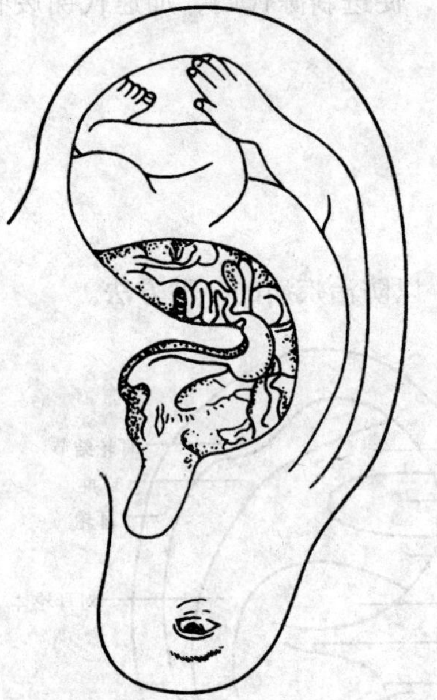

图 7-13　耳穴分布规律图

　　耳穴在耳廓的分布有一定的规律。一般来说，好像头部朝下，臀部朝上，胸腹躯干在中间的一个倒置的胎儿。与头面部相应的穴位分布在耳垂；与上肢相应的穴位分布在耳舟；与躯干和下肢相应的穴位分布在对耳轮和对耳轮上、下脚；与内脏相应的穴位多集中在耳甲艇和耳甲腔；与消化道相应的穴位在耳轮脚周围呈环形排列（图 7-13）。

三、常用耳穴的定位和作用

1. 耳尖

部位：将耳轮向前对折时，耳廓上面顶端处。

主治：发热、高血压、目赤肿痛。

2. 肩

部位：与屏上切迹同水平线的耳舟部。

主治：肩部疼痛。

3. 膝

部位：对耳轮上脚的中 1/3 部。

主治：膝部疼痛。

4. 交感

部位：在对耳轮下脚与耳轮交界处。

主治：胃肠绞痛、心绞痛、胆绞痛、植物神经功能紊乱。

5. 神门

部位：在三角窝内，对耳轮上脚的中、下 1/3 交界处。

主治：失眠、多梦、戒断综合征。

6. 肾上腺

部位：在耳屏下部隆起的尖端。

主治：低血压、风湿性关节炎、腮腺炎等。

7. 皮质下

部位：在对耳屏内侧面。

主治：失眠、多梦、痛证。

8. 内分泌

部位：在耳甲腔底部，屏间切迹内。

主治：月经不调、更年期综合征等。

四、耳针的应用

1. 选穴原则

（1）根据疾病的相应部位选穴：如肩痛选肩。

（2）按中医理论选穴：如皮肤病选肺穴。

（3）按现代医学知识选穴：如生殖系统疾病选内分泌。

（4）根据临床经验选穴：如目赤肿痛选耳尖。

以上可单独使用，也可两种或两种以上配合使用，力求精练。一般每次应用 2～3 穴，可取同侧，亦可取对侧或双侧。

2. 耳穴的检查　当人体发生病变时，常会在耳廓的相应部位出现"阳性反应"点，如压痛、变形、水疱、结节、丘疹等，这些反应点就是耳针防治疾病的刺激点。可以通过观察、按压、电阻测定等方法检查到"阳性反应"。

3. 操作方法

（1）消毒：用 75% 酒精，或先用 2% 碘酒，后用 75% 酒精脱碘。

（2）针刺：安排好体位后，一般选用 0.5 寸毫针或图钉型揿针。进针时以左手固定耳廓，右手进针。进针深度以穿破软骨但不透过对侧皮肤为度。多数患者针刺后，局部有疼痛或热胀感。目前临床亦多用磁石、王不留行等压迫刺激。

（3）留针和出针：一般留针 15～30 分钟，慢性病、疼痛性疾病可延长留针时间。留针期间可间歇性捻针。出针时医者一手托耳廓，另一手将针拔出，再用消毒干棉球压迫针孔，以免出血。必要时再涂以酒精或碘酒，预防感染。

（4）疗程：一般每天或隔天 1 次，连续 10 次为 1 个疗程，休息 3～5 天后，再行下一疗程。

4. 注意事项

（1）严格消毒，预防感染。一旦发现感染，应及时用 2% 碘酒涂擦，或口服消炎药。

（2）对扭伤及肢体活动障碍的患者，进针后，宜嘱其适当活动患部，或在患部按摩，有助于提高疗效。

（3）有习惯性流产史的孕妇应禁针。对年老体弱的高血压者、动脉硬化者，不宜用强刺激法。

（4）耳廓部针刺比较疼痛，需注意预防晕针。

目 标 检 测

A1 型试题

1. 下列哪种常用来作为现代毫针的材料（　　）
    A. 不锈钢　　　　　　　B. 金　　　　　　　C. 银
    D. 氧化铬　　　　　　　E. 铁

2. 捻转补泻法中的补法是（　　）
    A. 捻转角度大，频率快，用力重
    B. 捻转角度小，频率快，用力重
    C. 捻转角度大，频率慢，用力轻
    D. 捻转角度大，频率慢，用力重
    E. 捻转角度小，频率慢，用力轻

3. 下述哪种体位针刺时最常用（　　）
    A. 卧位　　　　　　　　B. 站立位　　　　　　C. 端坐位
    D. 仰靠坐位　　　　　　E. 俯伏坐位

4. 毫针规格是以____的长短和粗细为参考（　　）
    A. 针尖　　　　　　　　B. 针身　　　　　　　C. 针根
    D. 针柄　　　　　　　　E. 针尾

5. 针刺深度，一般以_____为原则（　　）
    A. 有针感又不伤及重要脏器
    B. 疗效显著
    C. 未损伤神经
    D. 未损伤血管
    E. 触电感

6. 在皮肤浅薄的部位针刺，最好选下列哪种进针法（　　）
    A. 单手进针法　　　　B. 爪切进针法　　　　C. 夹持进针法
    D. 舒张进针法　　　　E. 提捏进针法

7. 针刺过程中发生晕针时，首先采取的措施是（　　）
    A. 针刺人中、内关等穴　　B. 使患者平卧
    C. 给患者饮温开水　　　　D. 立即停止针刺，并将针拔出
    E. 立即吸氧

8. 针刺补泻的效果最主要取决于（　　）
    A. 安排的体位　　　　B. 所选针具　　　　C. 是否加灸

　　D. 所选腧穴　　　　　　　E. 机体的状态

9. 属于行针基本手法的是（　　　）

　　A. 弹法　　　　　　　B. 刮柄法　　　　　　C. 提插法

　　D. 摇法　　　　　　　E. 循法

10. 怀孕 3 个月以上的孕妇，在针灸治疗时应注意不能针刺（　　　）

　　A. 头部　　　　　　　B. 胸部　　　　　　　C. 腹部

　　D. 背部　　　　　　　E. 四肢部

11. 虚寒证最好选用（　　　）

　　A. 火罐法　　　　　　B. 水针法　　　　　　C. 耳针法

　　D. 刮痧法　　　　　　E. 艾灸法

12. 下述哪种灸法属于非艾灸（　　　）

　　A. 雷火神针灸　　　　B. 隔盐灸　　　　　　C. 灯草灸

　　D. 直接灸　　　　　　E. 瘢痕灸

13. 艾炷灸不包括哪种灸法（　　　）

　　A. 回旋灸　　　　　　B. 隔姜灸　　　　　　C. 直接灸

　　D. 无瘢痕灸　　　　　E. 隔附子饼灸

14. 隔蒜灸的作用是（　　　）

　　A. 解表散寒　　　　　B. 解毒杀虫　　　　　C. 止呕降逆

　　D. 温肾壮阳　　　　　E. 回阳救逆

15. 隔盐灸的作用是（　　　）

　　A. 解毒杀虫　　　　　B. 解表散寒　　　　　C. 活血化瘀

　　D. 回阳救逆　　　　　E. 止呕降逆

16. 临床上治疗小儿痧胀首选（　　　）

　　A. 耳针　　　　　　　B. 三棱针　　　　　　C. 头针

　　D. 灯草灸　　　　　　E. 水针

17. 最早拔罐用具是用_____制成的（　　　）

　　A. 铜　　　　　　　　B. 铁　　　　　　　　C. 兽角

　　D. 陶土　　　　　　　E. 竹

18. 与消化道相应的耳穴多集中在（　　　）

　　A. 耳垂　　　　　　　B. 耳甲艇　　　　　　C. 耳舟

　　D. 对耳轮上、下脚　　E. 耳屏

第八章

设备仪器使用

第一节 电 针

电针是针刺入腧穴得气后，在针上通以适合人体的微量电流，利用针和电两种刺激相结合的治疗方法。电针能使留针刺激增强，代替手法行针，又能比较客观地控制刺激量，故对某些病症有更好的治疗效果。

电针器的种类很多，电针器选择应以安全、调节方便、性能稳定、省电、体积小、易携带为标准。目前临床使用较多的是 G6805 型及其改进型电针器。

一、操作

多选同侧肢体 1～3 对穴位进行，针刺穴位得气后，将输出电位器调至"0"位，并将一组输出导线分别连接在两个针柄上。然后打开电源开关，选好波型和频率，逐渐调高到所需输出电流量，使患者出现酸、麻、胀、重感或肌肉成呈律性收缩，以能耐受且舒适为度。通电时间一般为 5～20 分钟。如针感较弱时，可加大输出电流量，或暂时断电 1～2 分钟后再通电。治疗结束时，先将输出电位器调回"0"位，再关闭电源，撤去导线，出针。

二、适应范围

电针的适应证基本和毫针刺法相同，故其治疗范围较广。临床常用于各种痛证，痹证，痿证，心、胃、肠、胆、膀胱、子宫等器官的功能失调，癫狂，肌肉、韧带、关节的损伤性疾病等，并可用于针刺麻醉。

三、注意事项

1. 电针刺激量不宜太大，调节电流时，应逐渐由小到大，切勿突然增强，以免引起肌肉强烈收缩，造成弯针、断针，甚至晕针等意外。

2. 心脏病患者应避免电流回路通过心脏。在延髓和脊髓附近使用电针时，电流量宜小。孕妇应慎用电针。

3. 经过温灸后的针具，其表面因氧化而使导电性较差，可将输出导线连接于针体。

4. 治疗结束后，须将输出调节电钮退至"0"位，再关闭电源，撤去导线。

5. 电针器在使用前须检查性能是否完好。如果电流时断时续，应检查导线接触是否良好。干电池使用一段时间后，如输出电流微弱，应更换新电池。

第二节　穴位红外线照射法

穴位红外线照射法是运用特定电磁波频谱远红外热辐射对人体的穴位进行照射，从而治疗疾病的一种方法。该法具有消炎、消肿、解痉镇痛、止痒、止泻等作用。

一、使用器材

特定电磁波治疗器简称 TDP 治疗器，是目前使用较多的一种。该机由发射头、发射板、开关、定时器、指示灯等 20 多个部件组成。

二、操作方法

1. 将治疗器辐射头置于病灶部位或相关穴位，距离皮肤 30~40cm。

2. 插上电源，将总电源开关指向"开"的位置，指示灯亮。预热 5~10 分钟，即可治疗使用。

3. 调节定时器旋钮，输入所需的治疗时间。

4. 根据患者治疗区部位及对温热的耐受敏感程度，调节辐射头的照射距离。

5. 治疗时间结束，指示灯熄灭，定时器旋钮会发出停的"咔嚓"响声。此时尚有余热，仍可照射 5~10 分钟。

6. 全部治疗结束，拔出电源插头。

一般每个穴位或病变部位的治疗时间，成人为 30~40 分钟，儿童为 20~30 分钟；每日治疗 1 次。

三、注意事项及禁忌证

1. 注意事项

（1）治疗过程中应嘱患者勿随意活动，以免烫伤皮肤。

（2）照射部位靠近眼睛时，可戴深黑色防护眼镜或用湿纱布遮盖眼部。

（3）应时刻掌握照射的时间、距离、温度，以舒适的温热感为宜。皮肤可出现淡红色的均匀红斑，属于正常现象。若出现大理石状红斑为过热现象。皮温以不超过 45℃ 为宜，以防灼伤皮肤。

（4）本疗法常见的不良反应可有出汗、口干、发痒、头胀、月经期照射经血多等。在控制治疗温度或停止治疗后，上述症状可自行消失。

2. 禁忌证

（1）恶性肿瘤、代偿功能不全的心脏病、重症动脉硬化、活动性肺结核、有出血倾向、高热等禁用本法。

（2）眼睛、睾丸忌直接照射。

（3）体质极度衰弱、脱水者禁用本法。

（4）妇女月经期禁用本法。

四、临床应用

穴位红外线照射法广泛适用于临床各科病症，如软组织损伤、腰肌劳损、骨质增生、伤口长期不愈、感染性炎症、慢性腹泻、风湿性关节炎、肩周炎、腰肌劳损、坐骨神经痛、冻疮、面瘫、神经性皮炎、各种癣症、带状疱疹、神经衰弱等。

第三节　穴位磁疗法

穴位磁疗是运用磁场作用于人体的经络穴位来治疗疾病的一种方法，又称为"磁穴疗法"、"磁场疗法"等。常用器具有磁片、磁珠、旋磁治疗仪、电磁治疗仪等，还有配合针刺方法的磁针疗法。

一、操作方法

1. 直接贴敷法 用胶布将磁片或磁珠直接贴敷在穴位或病灶上。

2. 间接贴敷法 磁片不直接贴敷于皮肤上，而是将磁片缝制在生活用品上，如磁疗背心、磁疗腰带、磁疗护膝等，适用于慢性、反复发作性疾病。

3. 磁针法 将皮内针或短毫针刺入腧穴后，在针尾放一磁铁片，用胶布固定。常用于五官科疾病，也可用于腱鞘炎及良性肿物等的治疗。

4. 旋磁机 将旋转的磁疗机的磁头对准所选穴位，靠近或轻压穴位皮肤，然后打开电源，调节适当的输出电压，治疗20～30分钟。此法适用于血肿、皮肤溃疡、冻伤、急慢性肠炎、角膜炎及风湿等。

5. 电磁疗机 将磁块缠绕固定在电针机的两根导线上，再放置在选好的穴位上并固定，然后启动电针机，强度以患者能耐受为度。每次治疗30分钟。

二、适应范围

穴位磁疗具有镇静、止痛、消肿、消炎、降压等作用，广泛适用于内科、伤科等各种病症，如高血压、冠心病、哮喘、胃炎、神经衰弱、头痛、坐骨神经痛、急慢性扭挫伤、肩周炎、腰肌劳损、痛经、遗尿、过敏性鼻炎等。

三、注意事项

1. 使用贴敷法时，贴磁必须牢固；使用磁针法时，应选择对磁能产生吸引的针具。

2. 治疗两天内必须复查，如有明显心慌、心悸、恶心、呕吐、嗜睡、乏力、头晕等不良反应，应中断治疗。

3. 磁疗剂量应从小剂量开始，再逐渐加大强度，适可而止。

4. 保持磁片清洁，防止生锈。

5. 手表、心脏起搏器等应远离磁场。

第四节　中药离子导入法

中药离子导入法是利用药物离子导入治疗仪通过直流电将药物离子经皮肤导入人体内进行疾病治疗的一种方法。

一、使用器材

用于药物离子直流电导入的治疗仪很多，如 ZGL – I 型直流感应电疗机、JWD – 885 型直流感应电疗机、FD – IA 型直流脉冲电疗机等。

二、操作方法

将所需电极、衬垫、药物导入液准备妥当，然后将衬垫浸取导入液。浸有药物导入液的衬垫，根据其药物离子的电荷正负，与同性电极板平坦紧贴接触，置于穴位或病变部位上，另一极放在颈、腰、手掌、大腿或其他部位。亦可采取对置法或并置法安置在有关的穴位上。治疗前检查正、负极及导线连接是否正确，各调节钮是否在零位，导线接头是否接触良好。接通电源后，缓慢调节电流量，以患者能耐受为度，一般通电 20 ~ 30 分钟。

为确保中药有效成分浸出，目前常采用水和乙醇进行浸泡。

常用于离子导入的中药有黄芩、黄柏、大黄、延胡索、川乌、草乌、防己、秦艽、威灵仙、牛膝、丹参、远志、川芎、豨莶草等。

三、注意事项及禁忌证

1. 注意事项

（1）衬垫面积必须大于电极板，保证电极板不外露。

（2）治疗前要明确药物的有效成分和极性。

（3）衬垫需标明记号，正、负极分开，最好一个衬垫供一种药物使用。

（4）中药煎剂应加防腐剂，以利于贮存。

（5）治疗后如皮肤有痒感，涂以止痒药水或甘油，切勿搔抓。

2. 禁忌证　各种传染病、急性风湿热、高热、湿疹、急性炎症性皮肤病、严重血液病、心力衰竭、妊娠期妇女等禁用本法。

第五节　中药熏蒸疗法

中药熏蒸疗法是指利用药物煮沸后产生的蒸汽来熏蒸肌表的一种中医外治疗法。中药熏蒸疗法经皮肤通过热、药双重作用而起效，从而具有疏通气血，开发腠理，活血化瘀，祛风散寒等功效。该疗法作用直接，疗效确切，适应证广。

一、熏蒸设施

根据熏蒸部位和治疗要求，有全身熏蒸和局部熏蒸两种。全身熏蒸现多采用专门的熏蒸治疗仪，如蒸汽房和气疗舱，气疗舱可将头部露在舱外。局部熏蒸的要求较为简单，盆、瓷杯等生活用品均可使用。

二、熏蒸方法

将药物装入纱布袋中，放入药箱煎煮加热，使之产生蒸汽，温度以患者感觉温热，不烫伤皮肤为度。全身熏蒸的熏蒸室内温度不宜过高，应控制在 37℃ ~ 42℃，治疗时间在 15 ~ 20 分钟。局部熏蒸的蒸汽温度一般控制在 50℃ ~ 55℃，治疗时将病变局部置于蒸汽孔上，或将四肢深入治疗仪内，每次治疗时间在 20 ~ 30 分钟。

三、适应证及禁忌证

1. 适应证　广泛适用于内科、骨伤科、皮肤科、妇科等各种病症，如感冒、咳嗽、虚寒性胃肠疾病、中风、头痛、失眠、风湿性关节炎、类风湿性关节炎、肩周炎、颈椎病、腰椎间盘突出症、湿疹、痤疮、牛皮癣、皮肤瘙痒、痛经、月经不调等。

2. 禁忌证　皮肤有破溃，严重高血压，心功能不全，重度贫血或出血，高热，精神病，某些传染病（如肺结核、肝炎、性病等），青光眼，严重肝肾疾病等，以及孕妇及经期妇女禁用。

四、注意事项

1. 熏蒸过程中应注意患者有无恶心、呕吐、胸闷、气促、心跳加快、头晕或汗出虚脱等不适，若有不适应立即停止熏蒸。
2. 要注意掌握温度。局部熏蒸时蒸汽的温度不可过高；全身熏蒸时同时要注意通风。
3. 熏蒸治疗结束后应适当饮水，休息片刻再离开。

第六节 蜡 疗

石蜡疗法是一种利用加热溶解的石蜡作为温热的介质，将热量传至机体，起到治疗作用的方法。由于石蜡的热容量大，导热性低，散热慢，热作用强而持久，可促进血液循环，消炎镇痛，软化瘢痕，同时随着温度的降低，石蜡冷却凝固，体积缩小，对组织又能产生机械性压迫作用。此外，石蜡中的化学成分能刺激上皮组织生长，有利于皮肤溃疡和创伤的愈合。

一、操作方法

1. 刷蜡法 用平毛刷浸蘸加热到55℃～65℃的石蜡，在治疗部位迅速而均匀地反复涂刷，使蜡层厚度达1～2mm即可，然后用棉垫包裹保温。

2. 浸蜡法 依治疗部位不同，准备特别的木盆或瓷盆，将手、足等治疗部位先用刷子涂敷石蜡。待形成一层蜡壳后，再浸入盛有55℃～60℃的石蜡容器中进行治疗。

3. 蜡盘法 将熔化的石蜡倒在各种规格的盘子里，厚度为1.5～2cm，待成饼的形状后将其取出放在塑料布上，然后敷在治疗部位上，再用棉垫包裹保温。

4. 蜡袋法 将已熔化的石蜡放入塑料口袋中，约占塑料袋容量的1/3，排除空气，把口封好。治疗时将蜡袋放在热水中浸泡加温，然后将其冷却至半熔化状态（相当于56℃～60℃），取出敷于治疗部位。

二、适应范围及禁忌证

1. 适应范围 各种软组织扭挫伤、肌肉劳损、肌炎、滑囊炎、腱鞘炎、骨折后关节功能障碍、风湿性关节炎、类风湿性关节炎、瘢痕挛缩、粘连、神经炎、胆囊炎、慢性胃炎、慢性盆腔炎、伤口或溃疡面愈合不良、冻伤及冻伤后遗症等。

2. 禁忌证 虚弱高热、恶性肿瘤、活动性结核、有出血倾向、急性化脓性炎症、感染性皮肤病、感觉障碍、婴儿等禁用本法。

三、注意事项

1. 准确掌握蜡温，温度要因人因病制宜，对温热耐受力差的患者，宜用蜡盘敷贴法治疗。

2. 刷蜡要均匀而迅速，蜡饼应以接触皮肤表面的温度为准，不能用力挤压。特别是蜡饼有"夹心"（中间蜡液尚未凝固）时，以防蜡液溢出，造成烫伤或污染衣物。

3. 石蜡加热必须采用隔水加热的方法，以免烧焦或燃烧。

4. 用过的蜡可塑性及黏滞性均降低，影响蜡疗的机械作用，所以每次重复使用时应加入15%～25%的新蜡。

第九章

推拿基本技术

中医推拿是以中医理论为指导，经络腧穴学说为核心，应用各种手法作用于人体体表的一定部位或穴位，以防治疾病的方法。

第一节 推拿的基本手法

手法是指施术者用手和肢体的其他部位或借助工具在受术者身体的特定部位按照特定的技巧及按规范化的动作进行操作的方法。

推拿手法的基本要求：①持久：即规范手法应用的时间。保证每单个手法操作时间和整套手法操作时间。②有力：即规范手法应用的力度。被施术部位产生"胀感"有力但不失舒适。③均匀：即规范手法的节律性。施术力度由轻至重或用力始终一致，幅度由小到大，速度适中、动作连贯。④柔和：即规范了手法的技巧，轻而不浮，重而不滞，刚柔相济。⑤深透：即规范手法的效果，力需深透，由表及里，外呼内应。

推拿手法的操作要求：①操作要认真。②态度要和蔼。③与受术者适当交流。④观察受术者反应。

一、揉法

【概念】用指面或掌面、掌根、手掌大小鱼际吸定于一定部位或穴位上，带动被操作部位做回旋转动的手法，称为揉法。

【动作要领】

1. 吸定，用一定的力度使施术部位全面接触被操作部位。
2. 带动，带动皮下组织。
3. 回旋，回旋转动。
4. 慢移，移动要慢、均匀。

【具体应用】

1. 指揉法，主要用于穴位和病变局部的刺激。

举例：揉印堂穴：

（1）术者双手拇指指腹重叠置于施术部位。

（2）拇指指腹为着力部位，先垂直向下用力，然后做回旋运动并带动皮下组织。

（3）其余四指指腹轻放于两侧发鬓处。

2. 掌揉法

举例：揉背部、腿部：

（1）术者将一手掌面十字交叉叠于另一手手背，吸定于被操作部位，肘关节须伸直。

（2）双手用力均匀，力度垂直向下。

（3）整个掌面紧贴于操作部位，做回旋运动并带动皮下组织，揉至力渗透再移动部位。

3. 足掌揉法，用足掌面为着力部位，多用于背部和腿部。

举例：单脚揉肩背部：

（1）术者双脚脚掌着力，放于受术者肩背部做回旋动作。

（2）力度柔和、渗透，带动皮下组织。

【注意事项】

1. 吸定施术部位后操作，避免在体表出现摩擦、拖拉动作。

2. 揉动必须带动皮下组织。

3. 揉动回旋幅度不宜过小。

4. 揉动部位移动不宜过快，否则容易导致力不能深透。

二、点按法

【概念】用指、掌在一定部位或穴位上逐渐用力（由轻至重的用力），按而留之的手法称为按法。用指峰或屈指后的指间关节突起着力于一定穴位或部位逐渐用力，点而留之的手法称为点法，点法、按法操作及要领相似，常联合应用，统称为点按法。

【动作要领】

1. 垂直用力，施术压力方向垂直于体表。

2. 逐渐用力，由轻至重均匀用力，使施术部位产生"胀感"。

3. 按而留之，点按至"胀"后，必须停留 3~5 秒，以使力渗透。

【具体应用】

1. 指按法，以手指为着力部位，多用于穴位和病变局部。

举例：点按夹脊穴、风池穴：

（1）术者双手拇指指腹分别放于受术者夹脊穴或风池穴上，做垂直向下按的动作。

（2）手臂伸直，运用身体重力传力至"胀"为止。

2. 叠掌按法，以一手掌面呈十字交叉叠于另一手手背为着力部位进行按压，多用于背部。

【注意事项】

1. 按压穴位找准部位，以发挥穴位的主治作用。

2. 垂直用力使力渗透。

3. 点按法刺激性较强，勿用爆发力。

4. 叠掌按时肘关节须伸直，着力点在掌心，不宜掌根用力。

三、擦法

【概念】用大小鱼际或全掌在受术部位皮肤上做快速的直线往返摩擦，称为擦法。

【动作要领】

1. 涂擦少许介质，增强疗效，防止擦破皮肤。
2. 贴紧施术部位，着力部位紧贴体表，适当用力下压。
3. 直线往返快速双向摩擦。
4. 使局部有温热感，以加热施术部位。

【具体应用】

1. 掌擦法，应手掌面着力。

举例：掌擦腰部：

（1）术者右手掌放于受术者骶骨右侧，手臂紧贴于腰骶骨部以固定腰部以下，防止操作时左右晃动。

（2）术者左手手指上翘，以保证在操作时指尖不会戳伤皮肤。

（3）手掌着力于腰部，来回摩擦至热。

2. 大小鱼际擦法，以大小鱼际为着力部位。

举例：小鱼际擦足反射区：

（1）术者一手的指尖朝向受术者脚跟方向，手掌紧贴于受术者脚背。

（2）另一手的小鱼际紧贴于受术者足底反射区的操作面，两手相对用力，来回紧贴摩擦至热。

【注意事项】

1. 润滑剂涂擦过多会导致施术部位不宜加热。
2. 操作擦法施术部位与被施术部位紧贴。
3. 操作时擦的线路保持垂直，不可偏歪；擦的距离尽量拉长，以免灼伤皮肤。
4. 快速往返摩擦，用力要均匀、连续。

四、拿法

【概念】用拇指和其余指相对用力，拿取一定的穴位或部位的手法，称为拿法。

【动作要领】

1. 拿深，拇指与其余四指对称用力，拿住肌肉深层。
2. 握稳，捏稳拿住的肌肉。
3. 上提，拇指与其余四指把深拿的肌肉向上提。
4. 加揉，和揉法联合使用，刚柔相济。
5. 连贯，动作连续不断，使力深透。

【具体应用】

1. 指拿法，以拇指和食、中指对称用力，多用于颈、肩部及四肢部。

举例：双手拿颈部、腿部，单手拿颈部：

（1）术者双手并拢，放于受术者颈部或腿部，虎口紧贴于受术者的颈部或腿部。以拇指和其余指对称用力做拿、捏、提、揉动作。或术者单手拿受术者颈部，另一手作为辅助手抵住受术者前额。

（2）拇指指尖与其余四指末端不用力，避免造成掐的感觉。

（3）单手拿颈部时，位于前额部的辅助手必须使头稍向后仰，以达到放松颈部肌肉的目的。

（4）将分解动作拿、捏、提、揉连贯操作，达到手法柔和、连贯、有力。

【注意事项】

1. 拿的组织不宜过浅，以免产生皮肤牵拉痛。

2. 拇指与其余的指用力大小一致，切忌拇指用力过大，产生掐痛。

3. 指间关节不宜弯曲，避免产生内抠动作，出现痛感。

4. 防止拿法操作时肌肉在指下滑脱，使拿的部位变浅。

5. 拿法刺激力大，可加揉法减轻痛感。

五、拨法

【概念】 以指或肘深按于一定部位做拨动的手法，称为拨法。

【动作要领】

1. 拇指伸直。

2. 偏峰深按。

3. 压至酸胀。

4. 拨向两侧。

5. 均匀移动。

【具体应用】

1. 四指拨法

举例：拨足背：

（1）术者一手拇指放于受术者脚底，其余四指放于受术者脚背，起到固定作用，固定手的指甲不要碰到受术者的皮肤。

（2）术者另一手拇指平贴于受术者脚底，其余四指指腹位于受术者脚背处，从内到外或由外至内，做来回拨动。

2. 大鱼际拨法

举例：拨膀胱经：

（1）术者位于受术者身体一侧，上身微屈，肘关节微屈。

（2）术者双手十字交叉，左手放于右手手背上，左手的大鱼际放于右手的拇指桡侧面。

（3）双手放于受术者背部膀胱经上，着力于右手大鱼际和拇指尺侧面。

（4）固定好位置后，做来回拨动的手法，并带有一定的揉法，揉与拨相结合。

【注意事项】

1. 拇指偏峰着力才能达到深按效果，切忌用指腹按压。

2. 深按的标准为在体表按压出一条沟槽。

3. 拨时一定要产生所拨组织的滚动感。

4. 速度适中，移动不宜过快。

六、叩法

【概念】 以手指的小指侧或空拳的底部在体表轻快而有节律地叩击的手法，称为叩法。

【动作要领】

1. 手掌小指的尺侧端或空拳着力。

2. 放松腕关节。

3. 轻快而有节律地击打。

【具体应用】

举例：叩肩背部：

1. 术者双手握空拳，拇指放于食指关节处，双手腕关节自然放松，沉肩垂肘，用手掌小指的尺侧端或空拳着力轻快而有节律地击打肩受术者背部并产生清脆悦耳响声。

2. 叩击时避开骨头，肌肉丰厚处可适当加力。

【注意事项】

1. 叩击力不宜太大，以免产生痛感。

2. 放松腕关节，使动作轻快柔和，必须快起快落，产生清脆的响声。

3. 均匀连贯，节奏感强。

七、搓法

【概念】用双手掌面对称夹住肢体一定部位，相对用力做快速的上下盘旋搓揉的手法，称为搓法。

【动作要领】

1. 双掌伸直。

2. 夹持肢体。

3. 松紧适宜。

4. 盘旋搓揉。

5. 快搓慢移。

【具体应用】

举例：搓大腿：

1. 术者呈半跪式，位于受术者身体的一侧。操作左侧时架起左腿，操作右侧时架起右腿。

2. 操作时把受术者的腿上抬，将其小腿放于术者的膝盖上方。

3. 术者上身保持正直，双手紧贴于受术者膝关节上方、大腿的两侧。

4. 从下至上来回伏贴做旋转搓动，以脚尖左右摆动为最佳转动效果。

5. 不能在皮肤表面做来回搓裤腿的动作，防止搓破皮肤。

【注意事项】

1. 掌面自然伸直，夹持肢体不宜太紧，不可加力夹持和用手指夹。

2. 必须搓揉至肢体旋转为度。

3. 搓的速度必须快，在肢体部位间的移动要慢。

八、抖法

【概念】 以手握住肢体远端，做连续的小幅度抖动的手法，称为抖法。

【动作要领】

1. 放松被抖肢体。

2. 握持腕踝关节下方。

3. 适度牵拉肢体。

4. 小幅度快速抖动。

【具体应用】

举例：抖下肢：

1. 术者上身保持正直，两腿自然分开，沉肩，垂肘。

2. 术者双手四指交叉，两手虎口握住受术者跖趾关节下方，两拇指指尖向上，两手肘关节屈曲约90°并相对用力，掌根、大鱼际尽量内收靠拢。

3. 术者将受术者的脚垂直向上抬离床面15°，做直线上下往返抖动。

【注意事项】

1. 必须放松被抖肢体。

2. 切忌握持关节上方，以免引起腕、踝关节活动产生疼痛。

3. 需牵拉使被抖肢体伸直，便于抖动传导，但不宜牵拉过紧。

4. 抖动幅度要小，速度要快，动作要连续。

九、摇法

【概念】 使关节做被动环转的手法，称为摇法。

【动作要领】

1. 放松操作的肢体。

2. 环转摇动关节。

3. 用力平稳，幅度由小至大。

【具体应用】 根据关节部位不同，又分为颈项部摇法、肩关节摇法、髋关节摇法、踝关节摇法。

举例：摇踝关节：

1. 术者上身保持正直，两腿自然分开，沉肩，垂肘。

2. 术者一手抵住受术者的足跟底部，手背贴着床面；另一手掌放于脚背处。

3. 在活动踝关节的过程中，先由内至外、再由外至内摇动踝关节。

4. 关节活动范围要达到踝关节的最大生理活动范围（在活动时要感觉有抵触感）。

【注意事项】

1. 被操作的肢体关节应充分放松。

2. 以关节为中心摇动。

3. 切忌使用爆发力。

4. 关节活动幅度由小至最大限度，但要保持在生理活动范围内（操作者手下有抵触感）。

十、扳法

【概念】 用摇法使关节旋转至最大限度时，顺势给予一个小幅度错动的手法，称为扳法。

【动作要领】

1. 摇关节至最大限度。

2. 快速小幅度错动。

【具体应用】

1. 扳踝关节

（1）术者上身保持正直，两腿自然分开，沉肩，垂肘。

（2）术者一手将受术者踝关节稍抬离床面，另一手手掌放在足背外侧（向内扳）或内侧足弓（向外扳）。

（3）术者两手同时向反方向用力，将受术者的脚向内、向外扳至最大生理幅度（有抵触感），停留3秒后慢慢减力松开。

2. 扳膝关节

（1）受术者取仰卧位，一条腿向对侧屈膝，保持腿不离开床面。术者一手固定好受术者的膝关节，另一手握住受术者的足部。

（2）术者将放于足部的手慢慢向上扳起小腿，使小腿离开床面，同时放于膝关节的手向下压，使膝关节不离开床面。

（3）扳腿至最大生理幅度稍停留。

【注意事项】

1. 操作者手下明显阻力较大则为扳的最大限度。

2. 扳动幅度应小，速度应快。

3. 因势利导扳动，不可用爆发力。

第二节　推拿的适应证和禁忌证

中医推拿具有疏通经络，行气活血，滑利关节的作用，推拿治病的适应范围相当广泛，可以用于骨科、内科、外科、妇科、儿科等不同类型的疾患，如骨科中肌肉等软组织损伤、慢性劳损、骨质增生及关节脱位的恢复期；内科的感冒、咳喘、胃痛、头痛等多种常见病，以及某些疑难病症；外科手术后的组织增生、粘连；妇科的痛经、月经不调；儿科的发热、惊风、消化不良等。

但是，有些病不适合推拿治疗，如急性传染病；皮肤病中的湿疹、癣、疮疡、脓肿、疱疹等；各种恶性肿瘤的局部；精神病；胃、十二指肠溃疡急性穿孔；骨折、骨裂；有出血性体质的人或推拿后可能引起出血的疾病；各种开放性创伤、烧伤的局部。此外，孕妇的腹部不能按摩，推拿其他部位时操作手法也应轻柔。

第三节　保健推拿程序

保健推拿具有调节精神，放松机体，解除疲劳，增强体质，改善肢体功能，促进新陈代谢，促使慢性疾病康复等作用，俗称"保健按摩"、"沐浴按摩"、"旅游按摩"等。可分为头面部保健推拿、上肢部保健推拿、胸腹部保健推拿、下肢部保健推拿、腰背部保健推拿。

一、头面部保健推拿

头面部保健推拿具有缓解疲劳、调节神志、治疗或缓解头部疼痛等症状和治疗眼疾等作用。

1. 体位　受术者仰卧位，施术者坐在受术者头前方。

2. 操作步骤

（1）开天门、抹双柳法：术者以中指指面揉按受术者印堂穴 10～20 次；然后以双手拇指指腹分别从印堂交替推至神庭穴，动作轻快，反复 24 次。双手拇指指腹自攒竹抹至鱼腰、丝竹空 3～5 次，再分别点按 5 秒。顺势在太阳穴上点揉数次，力量适中。

（2）分抹眼周法：术者以双手拇指桡侧缘分抹受术者上下眼眶及鱼尾纹，反复操作 5～10 次。再以双手拇指或中指指端点揉眼眶七穴（睛明、攒竹、鱼腰、丝竹空、承泣、四白、瞳子髎），每穴各半分钟。

（3）擦鼻旁法：术者以一手食、中指置于受术者鼻旁，上下反复推擦 5～10 次；然后用双手中指或拇指指面点揉迎香、鼻通穴各半分钟。

（4）推抹唇周法：术者用双手拇指先抹受术者口周后，点揉巨髎、颧髎、下关、承浆、地仓、大迎至颊车，每穴点揉半分钟。然后双手指拇指指腹从承浆推至颊车穴，先揉动 5 圈再点按。再用双手四指勾住下颏向上牵拉片刻。

（5）拍前额及面颊法：以五指指面轻拍前额及面颊部 3～5 遍。

（6）指揉侧头法：术者用双手四指指腹在受术者侧头部由下向上揉动，边揉边移，上下反复 3～5 遍。

（7）揉耳廓、擦耳根法：术者用双手拇指与食、中指相对用力揉捏受术者耳廓至发红，再以中指指端点揉耳前三穴（耳门、听宫、听会）、角孙、翳风；然后以拇、食指推擦耳背降压沟、外耳道，食、中指夹住耳廓，推擦耳根，各操作 3～5 次。

（8）推五经法：术者以双手拇指交替推抹受术者头顶五经（督脉及头部两侧的膀胱

经、胆经），再按压头部五经；然后掌振百会穴 1~2 分钟。

（9）叩头、拉头皮法：术者双手十指微微分开，手指微屈，以十指端交替叩击受术者整个头部，连续叩击 10~20 次；然后双手十指夹头发，轻拉头皮，各操作 3~5 遍，手法力度宜适中。

（10）揉拨颈部法：术者以一手拇指与其余四指对称拿捏受术者颈肌，上下往返 3~5 遍；拿揉肩井 3~5 次。然后点按风池、风府穴各半分钟。

二、上肢部保健推拿

上肢部保健推拿具有缓解疲劳，解除上肢疼痛等症状，改善上肢功能和末梢血液循环等作用。

1. 体位 受术者仰卧位，施术者站其一侧。

2. 操作步骤

（1）按揉肩及上肢法：受术者上肢自然外展置于按摩床上，掌心朝下，术者用双手拇指与其余四指对合于受术者肩部拿揉斜方肌，再以手掌按揉肩部及上肢，往返操作 3~5 遍。后以拇指点揉肩髃、曲池、少海、小海、手三里、内关、外关、大陵、鱼际、劳宫等穴，每穴约半分钟。

（2）拿捏肩及上肢法：术者拿捏受术者肩及上肢的前、外、后侧，往返操作 3~5 遍。

（3）摇上肢法：摇动肩、肘、腕关节，顺时针、逆时针方向各 3~5 圈。

（4）牵抖上肢法：顺势牵引上肢上下抖动 0.5~1 分钟，抖动时要求频率快，幅度小。

（5）揉捻手指：术者用拇、食、中指从受术者指根到指尖揉捻每个手指再逐一牵拉，并发出清脆响声；然后双手拇指指腹交替推擦掌心至发热。

（6）搓上肢法：术者用双手掌或双拳由受术者肩部到手部往返拍击，然后双掌相对交替往返搓揉上肢，各操作 3~5 遍。

三、胸腹部保健推拿

胸腹部推拿具有宽胸理气，调理肠胃，疏肝利胆和温补下元等作用。

1. 体位 受术者仰卧位，施术者站其一侧。

2. 操作步骤

（1）分推胸廓法：术者以拇指按揉受术者膻中穴 30 秒，双手大鱼际沿肋间隙由胸骨柄向两侧腋中线自上而下分推，反复分推 3~5 遍。

（2）按压双肩法：术者以双手掌根同时按压受术者双肩 3~5 次，再以双手中指按揉双侧缺盆穴 30 秒。

（3）揉胸胁法：术者以单手或双手手掌揉受术者胸胁部，自上而下，由内向外各 3~5 遍。

（4）分推、摩揉腹部法：术者两手拇指或大鱼际由受术者腹部正中线沿肋弓方向向两侧分推腹部，反复分推 3~5 遍；然后以手掌摩揉腹部，先脐周，然后顺时针摩揉全腹，反复 3~5 遍。

（5）点揉腹部诸穴法：以拇指点揉受术者腹部膻中、中脘、神阙、气海、关元等穴，每穴点揉30秒。

（6）拿捏腹直肌法：术者用双手拇指与其余四指拿捏受术者腹直肌并牵抖3～5遍。

（7）振腹法：先以中指指端振受术者神阙穴半分钟，再以脐为中心掌振1～2分钟。

四、下肢前、内、外侧保健推拿

下肢部推拿具有缓解疲劳，加快血液循环，改善下肢远端血液循环和缓解下肢疼痛不适等作用。

1. 体位 受术者仰卧位，术者站其一侧。

2. 操作步骤

（1）按揉下肢法：术者以手掌根由受术者大腿根部开始按揉下肢大腿前侧、内侧、外侧及小腿外侧3～5遍。

（2）擦下肢法：术者用大鱼际擦受术者下肢大腿前侧、内侧、外侧及小腿外侧，上下往返3～5遍。再以拇指点揉血海、梁丘、膝眼、足三里、三阴交、解溪等穴，每穴点揉30秒。

（3）拿捏下肢法：术者以双手拿捏受术者大腿的前侧、内侧、外侧及小腿外侧，上下往返3～5遍。

（4）按压腹股沟法：将受术者下肢外展，术者以小鱼际按压其腹股沟处动脉1分钟，然后放松，使受术者感觉一股热流流向小腿。

（5）摇髋法：术者以一手扶受术者膝关节，一手握其踝关节，先使受术者屈髋屈膝，之后顺时针、逆时针摇髋关节各3～5遍，再托起足跟握住足掌，顺时针、逆时针摇踝关节各3～5遍。

（6）伸下肢、搓下肢法：术者一手托受术者足跟，一手握其足掌，将受术者屈髋屈膝，然后迅速拔伸，使膝关节伸直，如此反复操作3～5遍。再以双手掌搓下肢，上下往返3～5遍。

（7）揉捏牵伸足趾法：术者用拇指和其余四指依次揉捏受术者足趾，然后再以此顺序牵伸足趾1遍。

（8）拍击下肢法：术者以虚掌拍打，或用双手手掌或小鱼际交替叩击受术者大腿前侧、内侧、外侧及小腿外侧，上下往返3～5遍。

五、腰背部保健推拿

腰背部推拿有解除疲劳，治疗与预防腰背肌的劳损，强腰壮肾，调节脏腑功能，治疗妇科疾病等作用。

1. 体位 受术者俯卧位，术者站其一侧。

2. 操作步骤

（1）推背部法：术者用掌根或全掌或大、小鱼际分别推受术者背部督脉、两侧夹脊线、足太阳膀胱经的第1、2侧线，每条线推3～5遍；再以督脉为中心，两手拇指指腹分置脊柱两旁，余指置其两侧，自内向外下方沿背部肋间隙，分推至左右腋中线，自上而下分推背部。

（2）按揉腰背法：术者以单手或双手全掌或掌根按揉受术者腰背部脊柱两侧的腰背肌，自上而下，反复3~5遍。

（3）点揉背部诸穴法：术者以双手拇指点揉受术者肩中俞、肩外俞、天宗等穴，以及督脉和两侧膀胱经上的穴位，每穴30秒。然后可叠掌按压脊柱正中，自上而下2~3遍。

（4）搓背部法：术者搓受术者背部脊柱两侧膀胱经，上下往返操作3~5遍；再搓背部、腰部两侧的肌肉3~5遍。

（5）拨竖脊肌法：术者以双手拇指桡侧端从受术者肩部开始按压竖脊肌外侧，从脊柱两侧由内向外左右拨动竖脊肌至腰骶部3~5遍，拨后轻揉拨动1~2遍。

（6）捏脊法：术者用双手沿受术者膀胱经第1侧线从骶尾部至大椎穴水平进行捏脊，反复操作2~3遍，可采用捏三提一法。

（7）擦腰背法：以全掌或大、小鱼际先直擦腰背部脊柱、华佗夹脊及膀胱经的第1、2侧线，然后横擦腰骶部，以发热为度。

（8）拍打腰背法：以双手空拳或虚掌交替叩击、拍打腰背部1~2分钟，拍击的力度宜由轻到重。

六、臀及下肢后侧保健推拿

其保健推拿作用同下肢前侧、内侧、外侧保健推拿。

1. 体位 受术者俯卧位，术者站其一侧。

2. 操作步骤

（1）按揉臀部法：术者双手重叠按揉受术者臀大肌3~5遍后用拇指点揉环跳穴。

（2）拿捏臀部及下肢后侧法：术者以双手拇指与四指拿捏受术者臀部及下肢后侧，上下往返3~5遍。

（3）点揉臀及下肢后侧诸穴法：术者以拇指点揉受术者环跳、承扶、殷门、委中、承山、太溪、昆仑、涌泉等穴，每穴点揉30秒。

（4）搓臀部及下肢后侧：术者以掌背搓受术者臀部及下肢后侧，上下往返3~5遍。

（5）击打臀部及下肢后侧：术者尽量被动屈曲受术者膝关节后尽量伸膝，再顺势牵拉其下肢5秒钟；然后以双手小鱼际叩击受术者臀部及下肢后侧，上下往返3~5遍。

以上的操作仅为人体各部位保健推拿的基本程序，施用时应根据具体情况对重点部位、重点手法以及手法的力量、速度、幅度进行调整。手法的力量、作用时间可作为一般保健时的参考。一般来说，治病时操作力量应大，且时间亦长；预防保健时操作力量不宜太大，时间也不宜太长。

目 标 检 测

A1 型试题

1. 揉法需带动（　　）
   A. 皮肤　　　　　　　　B. 骨骼　　　　　　　C. 肌肉
   D. 皮下组织　　　　　　E. 操作部位

2. 按法"按而留之"为被施术部位产生（　　）
   A. 痛感　　　　　　　　B. 出血　　　　　　　C. 青紫
   D. 潮红　　　　　　　　E. 胀感

3. 擦法要求（　　）
   A. 单方向摩擦　　　　　B. 斜线摩擦　　　　　C. 直线往返摩擦
   D. 斜线往返摩擦　　　　E. 以上都不对

4. 必须用介质的手法是（　　）
   A. 擦法　　　　　　　　B. 拿法　　　　　　　C. 揉法
   D. 搓法　　　　　　　　E. 按法

5. 擦法需擦至被施术部位产生（　　）
   A. 痛感　　　　　　　　B. 出血　　　　　　　C. 青紫
   D. 潮红　　　　　　　　E. 热感

6. 拿深、握稳、上提、加揉动作的手法是（　　）
   A. 拿法　　　　　　　　B. 抖法　　　　　　　C. 揉法
   D. 摇法　　　　　　　　E. 搓法

7. 以拇指或大鱼际深按于一定部位做拨动的手法为（　　）
   A. 擦法　　　　　　　　B. 按法　　　　　　　C. 拿法
   D. 拨法　　　　　　　　E. 扳法

8. 操作拨法时一定要产生所拨组织的（　　）
   A. 痛感　　　　　　　　B. 胀感　　　　　　　C. 滚动感
   D. 热感　　　　　　　　E. 麻感

9. 叩法操作错误的是（　　）
   A. 手掌小指的尺侧端或空拳着力
   B. 放松腕关节
   C. 重而有节律地击打
   D. 均匀连贯，节奏感强
   E. 产生清脆的响声

10. 搓法需使被施术部位有（　　）
    A. 痛感　　　　　　　　B. 肢体旋转　　　　　C. 青紫
    D. 潮红　　　　　　　　E. 热感

11. 以手握住肢体远端，做连续的小幅度抖动的手法，称为（ ）

    A. 抖法　　　　　　　B. 拿法　　　　　　　C. 揉法

    D. 搓法　　　　　　　E. 摇法

12. 要求操作时关节活动幅度由小至最大限度在生理活动范围内的手法为（ ）

    A. 抖法　　　　　　　B. 拿法　　　　　　　C. 揉法

    D. 搓法　　　　　　　E. 摇法

附：《中级按摩师证》考试练习题

一、《中级按摩师证》理论考试练习题

（一）选择题

1. 保健按摩师要（　　）
    A. 抵制一切不健康的按摩　　　　　B. 遵守生产程序
    C. 遵守制造流程　　　　　　　　　D. 遵守加工规程
2. 保健按摩师应（　　）
    A. 专找有钱的客人　　　　　　　　B. 挑选客人
    C. 专找脾气好的客人　　　　　　　D. 热爱本职工作
3. 具有基本的按摩知识和精益求精的按摩技术是（　　）必备的
    A. 按摩师　　　　　　　　　　　　B. 前厅服务员
    C. 餐厅服务员　　　　　　　　　　D. 调酒师
4. 敬语也称（　　）
    A. 敬仪　　　　　　　　　　　　　B. 敬辞
    C. 敬礼　　　　　　　　　　　　　D. 敬意
5. 递质是指（　　）的物质
    A. 具有增强手法效果，保护皮肤作用
    B. 吸收汗液，祛风散寒
    C. 清利头目，活血散瘀
    D. 提高皮肤温度，防寒
6. 若皮肤干燥，按摩时不宜使用（　　）
    A. 滑石粉　　　　　　　　　　　　B. 软膏
    C. 油剂　　　　　　　　　　　　　D. 酊剂
7. 按摩膏的作用是（　　）
    A. 增强按摩效果　　　　　　　　　B. 滑润皮肤
    C. 防止皮肤皱褶　　　　　　　　　D. 使皮肤干燥
8. 人体共有四种基本组织，即（　　）
    A. 上皮组织、骨组织、血管组织、肌肉组织
    B. 结缔组织、上皮组织、纤维组织、肌肉组织
    C. 神经组织、结缔组织、上皮组织、纤维组织
    D. 神经组织、结缔组织、上皮组织、肌肉组织
9. 感受器→感觉神经→反射中枢→运动神经→效应器，五部分相连形成（　　）
    A. 反射弧　　　　　　　　　　　　B. 神经元

C. 传导束　　　　　　　　　　　D. 腱鞘

10. 神经系统的基本功能是（　　）

A. 协调统一人体各系统器官的功能活动，适应外界环境

B. 协调统一人体全身骨骼肌，使之协调，完成运动全过程

C. 支配部分组织、器官，完成组织、器官的基本功能

D. 活血化瘀，舒筋活络，使机体处于高度统一

11. 腧穴固定标志定位是指（　　）

A. 利用机体某些固定部位及骨节凸起和凹陷、肌肉隆起为标志，标志不受机体活动的影响

B. 利用机体某些固定部位及骨节凸起和凹陷、肌肉隆起为标志，标志受机体活动的影响

C. 利用机体某些活动部位及骨节凸起和凹陷、肌肉隆起为标志，标志受机体的影响

D. 利用机体某些活动部位及骨节凸起和凹陷、肌肉隆起为标志，标志不受机体的影响

12. 腧穴体表标志法中活动标志取穴是利用关节、肌肉、皮肤随活动而出现的孔隙、凹陷、皱纹等为标志，标志（　　）影响

A. 受机体　　　　　　　　　　　B. 不受机体

C. 受机体活动　　　　　　　　　D. 不受机体活动

13. 手指比量法中横指同身寸是指（　　）相并以中指节为准，其宽度为3寸

A. 食指、中指、无名指、小指　　B. 拇指、食指、中指

C. 拇指、食指、中指、无名指　　D. 中指、无名指、小指

14. 按摩健体防病的作用原理为（　　）

A. 平衡阴阳，疏通气血，醒脑提神

B. 增强正气，调整脏腑，平衡阴阳

C. 调整脏腑，补肾抗衰，醒脑提神

D. 平衡阴阳，运气行血

15. 按摩手法要求深透的原理是（　　）

A. 手法作用体表，能透达筋脉、肌肉、骨骼，甚至脏腑

B. 手法作用体表，能透达肌肤

C. 手法作用体表，能透达筋脉

D. 手法作用体表，直接透达脏腑

16. 推法的方向应是（　　）

A. 任意　　　　　　　　　　　　B. 左或右

C. 单方向或弧形　　　　　　　　D. 前或后

17. 拨法的作用是（　　）

A. 疏通经络，强健腰膝　　　　　B. 舒筋活络，清利下焦

C. 调和气血，解痉止痛　　　　　D. 疏散风邪，通络止痛

18. （　　）不是捏法的施术要领
    A. 拇指与余指夹住肢体或肌肤相对用力挤压松开，再挤压放开，再挤压
    B. 相对挤压时动作要连贯柔和，均匀用力
    C. 以双掌夹住肢体或肌肤做相对用力挤压的手法
    D. 以拇指、食指、中指夹住肌肤相对用力挤压、松开，再挤压的手法

19. 拿法用力由轻到重，（　　），连续而有节奏
    A. 持续着力　　　　　　　　　　B. 由重到轻
    C. 以能耐受为度　　　　　　　　D. 深透固定不移

20. 揉法施术时以指掌（　　）施术部位后进行
    A. 按住　　　　　　　　　　　　B. 吸定在
    C. 摩擦　　　　　　　　　　　　D. 环行摩擦

21. 㨰法时，肘关节屈曲 120°～140° 有利于（　　）
    A. 前臂的旋转摆动　　　　　　　B. 发力
    C. 节省体力　　　　　　　　　　D. 手法的轻柔和缓

22. 天枢穴的主治范围包括腹痛、腹胀和（　　）
    A. 咳嗽、气喘　　　　　　　　　B. 泄泻、便秘
    C. 失眠、盗汗　　　　　　　　　D. 腰痛

23. （　　）位于第 2 腰椎棘突下，旁开 1.5 寸处
    A. 肝俞　　　　　　　　　　　　B. 脾俞
    C. 肾俞　　　　　　　　　　　　D. 心俞

24. 输尿管反射区的位置是（　　）
    A. 起自肾脏 1/2 处，终至脚内侧，跟骨内侧
    B. 起自肾脏 1/2 处，终至脚外侧，跟骨外侧
    C. 起自肾脏 1/3 处，终至脚内侧，跟骨外侧
    D. 起自肾脏 1/3 处，终至脚外侧，跟骨外侧

25. 甲状腺反射区的位置是（　　）
    A. 大脚趾第 2 趾骨底部　　　　　B. 大脚趾第 2 趾骨中部
    C. 大脚趾第 1 趾骨下部　　　　　D. 第 1 趾骨上部

（二）判断题

1. 我国第一部按摩专著是《小儿按摩经》。（　　）
2. 常用按摩递质分为水剂、粉剂、油剂、膏剂四种。（　　）
3. 清凉解表、祛风散寒是薄荷水的主要作用。（　　）
4. 按摩膏的作用是增强按摩效果。（　　）
5. 按摩时使用红花油治疗跌打损伤可提高疗效。（　　）
6. 手指比量法包括拇指同身寸、食指同身寸和中指同身寸。（　　）
7. 拨法是以指端、掌根或肘尖着力于体表，下压一定深度，做与肌肉纤维、肌腱、骨骼呈垂直方向的拨动。（　　）

8. 一指禅推法要掌虚，指实，紧推慢移。（　　）

9. 击法时腕关节屈伸，利用屈伸的力量进行击打。（　　）

10. 拔伸法用力应由小到大。（　　）

11. 列缺穴主治头痛，咳喘，咽喉肿痛。（　　）

12. 分推胸部时，术者用力要均匀，手法宜轻柔、缓慢。（　　）

13. 按揉肾俞时，施术者应连续点十次为宜。（　　）

14. 搓命门以后，受术者腹部应有温热感。（　　）

15. 胆反射区的位置在肝反射区左侧。（　　）

参考答案

（一）选择题

1. A，2. D，3. A，4. B，5. A，6. A，7. A，8. D，9. A，10. A，11. A，12. C，13. A，14. B，15. A，16. C，17. A，18. C，19. C，20. B，21. B，22. B，23. C，24. A，25. D

（二）判断题

1. ×，2. ×，3. ×，4. √，5. ×，6. ×，7. ×，8. √，9. ×，10. √，11. √，12. √，13. ×，14. √，15. ×

二、《中级按摩师证》职业道德考试练习题

（一）单项选择题

1. 对"诚实守信"不正确的说法是（　　）

　　A. 诚实守信就是要重承诺，信守诺言，忠实地履行自己应承担的义务

　　B. 诚实守信是市场经济的内在法则

　　C. 诚实守信要敢于讲真话，坚持真理

　　D. 诚实守信与市场经济的根本目的相矛盾

2. 增强职业责任感的要求错误的表述是（　　）

　　A. 要认真履行职业责任，搞好本职工作

　　B. 要熟悉业务，互相配合

　　C. 要正确处理个人、集体和国家之间的关系

　　D. 要只维护自己单位的利益

3. 职业纪律具有的特点表述不正确的是（　　）

　　A. 各行各业的职业纪律其基本要求具有一致性

　　B. 各行各业的职业纪律具有特殊性

　　C. 具有一定的强制性

　　D. 职业纪律不需要自我约束

4. 加强职业道德修养的途径不正确的表述是（　　）

　　A. "慎独"

  B. 只需参加职业道德理论的学习和考试过关即可

  C. 学习先进人物的优秀品质

  D. 积极参加职业道德的社会实践

5. 属于职业道德特征的内容是（   ）

  A. 具有很强的操作性   B. 具有很强的实践性

  C. 具有很强的立法性   D. 具有很强的监督性

6. 正确行使职业权力的首要要求是（   ）

  A. 要树立一定的权威性   B. 要求执行权力的尊严

  C. 要树立正确的职业权力观   D. 要能把握恰当的权力分寸

7. 职业道德行为的特点之一是（   ）

  A. 提高修养，才能成为高尚的人

  B. 对他人和社会影响重大

  C. 不管行为方式如何，只要效果好

  D. 在职业活动环境中才有职业道德

8. 职业道德行为修养过程中不包括（   ）

  A. 自我学习   B. 自我教育

  C. 自我满足   D. 自我反省

9. 遵守职业纪律的首要要求是（   ）

  A. 要自觉遵守，不得有意违反   B. 要熟知职业纪律，避免无知违纪

  C. 要养成良好习惯，不明知故犯   D. 要记住纪律规章，对照检查

10. 职业道德行为评价的类型有（   ）

  A. 自我评价   B. 群众评价

  C. 内心评价   D. 分析评价

（二）多项选择题

1. 爱岗敬业体现在（   ）

  A. 为人民服务的精神

  B. 现代企业精神

  C. 上班时既干本单位的活，又要承揽外单位的活两不误

  D. 弘扬中华民族的传统美德

2. 遵循优质服务、热情周到的职业道德规范，你认为餐厅、客房服务员应该做到（   ）

  A. 仪表端庄   B. 语言文明

  C. 举止得体   D. 待人热情

3. 树立良好的企业形象，应该做到（   ）

  A. 注重产品质量和服务质量   B. 遵守合同，信守承诺

  C. 为追求效益，只注重提高产量   D. 注重团结协作，在同行中和谐发展

4. 精通业务、技艺精湛是生产和服务行业从业人员基本职业道德规范之一，为做到精通业务、技艺精湛，你在工作中应当（   ）

A. 专心致志，精益求精　　　　　B. 一专多能

C. 克己奉公　　　　　　　　　　D. 勤学苦练

5. 职业道德修养的意义在于有利于提高个人的职业道德素质和（　　　）

A. 有利于社会主义政治文明建设

B. 有利于发挥职业道德的社会功能

C. 有利于行业的职业道德建设

D. 有利于中华民族优良道德传统的弘扬

6. 下列关于服务群众正确的表述是（　　　）

A. 从业者服务群众是指服务于广大人民群众，而不是具体个人

B. 服务群众要做到热情周到

C. 服务群众要注重服务质量

D. 国际服务质量标准"十分强调服务质量体系的建立和运作必须以顾客为中心"

7. 诚实守信作为职业道德基本规范，下面表述正确的是（　　　）

A. 诚实守信就是要实事求是，敢于坚持真理

B. 守信就是言必行、行必果，言行统一

C. 诚实守信就是要重承诺，信守诺言，宽以待人

D. 诚实就是老板说干啥就干啥

8. 关于爱岗敬业正确的说法是（　　　）

A. 爱岗与敬业本质上是统一的

B. 爱岗敬业就是要热爱本职工作

C. 爱岗敬业与从业者的岗位流动是矛盾的

D. 爱岗敬业与社会主义市场经济提倡的人才流动、职业转换不矛盾

9. 职业道德与社会公德的关系有（　　　）

A. 互不相关，彼此独立　　　　　B. 互相转换，唇亡齿寒

C. 互相影响，互相渗透　　　　　D. 互为基础，互相促进

10. 职业责任的特点有（　　　）

A. 差异性　　　　　　　　　　　B. 自律性

C. 独立性　　　　　　　　　　　D. 强制性

11. 遵守职业纪律要求做到（　　　）

A. 熟知职业纪律，避免无知违纪

B. 严守职业纪律，不能明知故犯

C. 自觉遵守职业纪律，养成严于律己的习惯

D. 认真履行职业责任，搞好本职工作

12. 职业道德与家庭美德的关系有（　　　）

A. 相对独立，关系不大　　　　　B. 互相影响，互为促进

C. 较为一致，整体融合　　　　　D. 完全一致，没有区别

13. 职业良心的特点有（　　　）

 A. 广泛性   B. 时代性

 C. 内隐性   D. 自育性

14. 《公民道德建设实施纲要》中明确提出的职业道德规范包括（　　　）

 A. 爱岗敬业，诚实守信   B. 团结协作，互帮互助

 C. 办事公道，服务群众   D. 奉献社会

15. 职业道德行为修养的方法有（　　　）

 A. 认真学习职业道德理论   B. 正确选择职业道德行为

 C. 积极参加职业道德实践   D. 不断提高职业道德境界

（三）判断题

1. 公民基本道德规范只包含了社会公德、职业道德的内容。（　　　）

2. 社会主义职业道德规范如"敬业、忠于职守、勤俭节约"等是超越了社会形态和国界的。（　　　）

3. 职业道德行为评价主要是指社会评价和集体评价。（　　　）

4. 职业道德与职业技能没有关系。（　　　）

5. 从业人员良好职业道德品质的养成不仅需要外在的规范和约束，更需要内在的道德自觉和自我培养。（　　　）

6. 现代企业的团队精神属于行业职业道德规范之一。（　　　）

7. 职业道德建设是精神文明建设的重要内容。（　　　）

8. 职业道德就是各项管理制度。（　　　）

9. 职业道德的行业特征是指各行各业都有自己的道德要求。（　　　）

10. 为人民服务是区别其他社会形态职业道德的一般性特征。（　　　）

11. 学习职业道德有利于企业发展和行风建设。（　　　）

12. 学习职业道德虽然要知行统一，但重点应放在"知"上。（　　　）

13. 自我约束控制职业行为的这种自律性是职业道德的显著特征。（　　　）

14. 集体主义是职业道德的指导方法。（　　　）

15. 职业权力是指从业人员在自己职业范围内的职业活动中拥有的支配人、财、物的力量。（　　　）

下篇 中医护理基本内容

第十章

中医护理的基本原则

第一节 预防为主

预防，即采取一定的措施防止疾病的发生与发展。中医学历来重视对疾病的预防，其主要含义，一是未病先防，二是既病防变。

中医学在总结劳动人民与疾病作斗争的经验中，认识到了预防为主的重要性，认为预防是主要的、积极的。相比之下，治疗则是一种被动的措施。凡是高明的医护人员都应该做到见微知著，防病于未然。护理工作在疾病的预防保健方面具有举足轻重的作用，历代各种中医调理法、养生法，如情志调理、五味（饮食）调理、起居调理、药物调理等，都为预防疾病作出了重要贡献。所谓"虚邪贼风，避之有时，恬惔虚无，真气从之，精神内守，病安从来"。这种"治未病"的预防思想至今仍有效地指导着中医学的防、护、治。

一、未病先防

未病先防即在疾病发生之前做好预防工作，有效防止疾病的发生。其护理内容应包括以下几个方面。

1. 调节精神，舒畅情志，锻炼身体 人的精神活动、情志变化与人的生理、病理变化关系密切。长期的或突然强烈的精神刺激，超过人所能调节的生理范围时，可使人的气血逆乱、阴阳失衡而发生疾病，如怒伤肝、喜伤心、思伤脾、悲伤肺、恐伤肾。所以，要想有健康的身体，就要有健康的心态，保持愉快的心情、乐观的态度、豁达的性格，可使气机通畅、气血调和，增强脏腑的功能，对预防疾病有举足轻重的意义。精神调摄的同时，还强调加强体育锻炼，所谓"一身动则一身强"，"养生莫善于习动"。这说明古人早就认识到体育锻炼的重要性。东汉名医华佗模仿虎、鹿、熊、猿、鸟等动物的动作，创造了"五禽戏"，用以强身健体。当今，随着健康意识的不断增强、健康观念的不断更新，人们更加注重锻炼身体，增强体质，通过多种多样的锻炼形式，调畅气机、疏通气血、滑利关节，进而加强人的正气，增强抗病能力。

2. 调节饮食，起居有常，劳逸适度 在日常生活中要遵循生活有规律，饮食有节制，劳逸相结合，这是强身健体的重要原则，也是保证患者早日康复的基本要求。过分的劳逸、不节的饮食、不良的生活习惯，往往导致人体机能失调，是疾病发生的根源所在。如经常饮食过量，则不仅导致消化不良，而且还使气血流通失常，筋脉瘀滞，发生下利、痔疮等病症。而饮食不足，则可致营养缺乏，影响健康。要根据每个患者的具体情况，制定科学的作息制度，安排患者适度的休息和活动，逐渐养成良好的生活习惯，使身体机能保持在良好的状态中，帮助其早日康复。

3. 适应气候变化，避免外邪侵袭 中医学"天人相应"学说强调了"虚邪贼风，避之有时"及"避其毒也"等预防疾病护理内容。由于四时气候有寒热温凉变化，所以人体必须根据自然气候的变化采取相应的措施，以保护身体健康。如冬天防寒保暖，夏天防暑降温，在反常气候或传染病流行时，要避之有时。对体弱多病者，中医用针灸、推拿、中药等方法，根据"冬病夏治，夏病冬治"的原则进行防治，以提高机体防御气候寒热温凉变化的适应力，避免外邪侵袭。

4. 药物预防，人工免疫 中医运用药物调养以强身防病。公元 16 世纪初，人们已用"人痘接种法"预防天花。近年来，人们常用贯众、板蓝根煎剂预防流感、流脑，用茵陈、栀子预防肝炎等，都获得了良好的预防效果。

但是药物预防总是被动的、消极的，主要靠锻炼身体，起居有常，劳逸适度等，以加强机体的抵抗力，才能预防疾病的发生。

二、既病防变

既病防变是指在疾病发生后应早期诊断、早期治疗，防止疾病向纵深方向发展和传变。所谓"变"有两种可能，一种是疾病恶化，另一种是在原来疾病的基础上，又加上其他疾病，使原来的病情变得更加复杂、恶化。要做到"既病防变"首先要求我们具有丰富的医学知识，掌握疾病的发展规律，了解可能发生变故的诱发原因、早期症状及防治措施等，做到对可能发生的变故心中有数，从而可以从起居、饮食、精神、药物等各方面进行预防。其次要严密观察，全面而细致地了解病情，发现有发生变故的可能时，及时采取必要的措施，并报告医生，医护协作，共同进行救治，以防止病变进一步发展。

第二节 护病求本

护病求本是遵循"治病求本"的治疗原则，抓住引发疾病的根本原因，针对本质实施护理，是辨证施护的基本原则之一。如头痛一证，可以由外感、七情、血虚、气虚、痰湿、肝阳上亢、瘀血、外伤等多种因素引起，要做好护理治疗就必须找出其原因所在，然后才能分别采用解表、养血、补气、燥湿化痰、平肝潜阳、活血化瘀等措施进行护理和治疗。

疾病在发生发展过程中有各种错综复杂的因素和各种各样的临床表现，作为医护工作者，必须从诸多复杂因素变化中找出病变的本质并进行有的放矢的护理治疗。同时，应根据病症的标本缓急，灵活掌握运用急则护标，缓则护本的护理原则；根据病症的本质与现象逆从的不同，掌握"正护与反护"的护理原则。

一、急则护标，缓则护本

1. 急则护标 急则护标是指标病甚急，如不先护其标病，就会危及患者生命或影响本病的总体治疗的一种方法。如肝病出现以腹水胀满为主而致的呼吸喘促、二便不通的危急症时，治护均应立足于先解决标症紧急的腹水，腹水消减以后再治肝之本病。一般情况下，临床遇到属标病危急的类似问题时，都采用急则护标的方法。

2. 缓则护本 缓则护本是指从疾病根本上着手采取施护之法，大都用于症状与病势较缓的病症。如气虚引起的月经不调，护理评估时没有发生血脱的危险，此时在护理实施上应针对其根本病因（气虚）进行调护，注重患者对补虚饮食的需求，可经常食用参芪大枣粥，适当增加牛奶、鸡蛋、猪肝等营养丰富的食物摄入，以补气养血，从根本上提高人体正气，增强抗病能力。这正是缓则护本护理原则的体现。

标本缓急的护理原则在护理过程中应普遍遵循，又要灵活掌握。在一定条件下，标和本可互相转化，所以应视病情变化及时调整。若标病、本病兼见，且病势都危急或都不急时，可标本同护。

二、正护与反护

（一）正护

正护又称逆护法，指疾病的临床表现和其本质相一致情况下所施行的护理方法。如热邪所致的热证，其病的现象和本质均为热，在治疗与护理上，选用寒性药治疗及采取寒凉护理法进行护理；而选用热性药治疗及取温热护理法护理寒性病，即"热者寒之"，"寒者热之"的护理法则。高热患者，在护理上应注意房间的良好通风和降温设备，必要时给予物理降温，可在大血管处放冰袋或敷湿冷毛巾等方法散热，在饮食上宜选用清补类的膳食，可多饮清凉饮料、果汁或以西瓜、梨等凉性瓜果蔬菜为辅食。

（二）反护

反护又称从护法，是指疾病的临床表现和其本质不一致情况下采取的护理方法，即顺从疾病假象而护。其实质是在"护病求本"的法则指导下，针对疾病本质而进行护理的方法。反护主要有热因热用、寒因寒用、塞因塞用、通因通用。

1. 热因热用 指用热药、热护法，治疗护理具有假热症状的病症。因其实质是寒证，热证为其假象，又称假热，故治护宜取温热。此法适宜于真寒假热的病症，如内脏虚寒，阴邪太盛者，往往可出现阳气上浮，反见面红的假热症状的戴阳证，这时应用温热护理法，给予温热药物、温热食物及热性饮料，并注意保暖。

2. 寒因寒用 指用寒性药物及寒凉法治疗和护理具有假寒症状的病症。其实质是热证，寒证为其假象，又称假寒，故治护宜取寒凉。如患者出现四肢厥冷、脉沉的假寒证，但有壮热、口渴而喜冷饮、小便短赤的真热证，护理时应清热降温、给予清凉饮料及凉性食物、中药冷服等，假寒症状自能消失。

3. 塞因塞用 指用补塞药、补塞护理方法，治疗具有闭塞不通症状的病症。适用于因虚而闭阻的真虚假实证。如患者脾虚不运出现脘腹胀满，时胀时减，喜按，纳呆，无水湿，食积留滞，舌淡，脉虚无力，就得用健脾益气，以补开塞的方法治疗和护理。给予山药粥、茯苓粥、大枣粥等补中气，并配合针灸、推拿等疗法，加强疗效，以振奋脾气，使脾气健运，则腹胀自消。

4. 通因通用 指用通利的药物、通利的护理方法，治疗具有通泄症状的病症。通泄证的病因本质是实证。如患者食积腹泻，护理时应控制食量，给予山楂、莱菔子粥等消导泻下的护理措施，则腹泻自止。

第三节　扶正祛邪

任何疾病的过程，从邪正关系来说，都不外乎正气与邪气矛盾双方斗争的过程。其中，邪虽然是引起疾病的主要原因，但并非唯一的因素，还须取决于人体自身的抗病能力。因此，不论何种疾病，在其发展过程中，尽管有千变万化的临床表现，但总不外乎邪正斗争的形式。因而在制定护理计划、护理措施的过程中，始终贯穿着"扶正"与"祛邪"两方面。

一、扶正

扶正，就是使用扶助正气的各种治疗与护理手段，如药物、气功、药膳、营养、锻炼、养生等方法增强体质，提高机体的抗病能力，以达到战胜疾病、预防疾病的目的的一种方法。这一原则适用于虚证，应根据病症不同分别采用益气、养血、滋阴、助阳等相应的护理措施。如患者乏力，嘱其减少活动量，多休息，以保持体力；适当安排文娱活动，消除患病期间的紧张、焦虑情绪，有利于扶助正气；在饮食上，多食用一些补气养血、滋阴壮阳的食物，如大枣、花生、海参、桂圆、甲鱼、黑木耳等。

二、祛邪

祛邪，就是消除病邪，达到祛除邪气，恢复正气的目的。祛邪法有解表、攻下、利水、消导、破血、消痰等。由于邪气所在部位不同，祛邪方法也不同，如外感表证者，宜用发汗解表；宿食停滞或食物中毒等，宜用消食导滞或吐法等。

要正确运用扶正祛邪法则，必须细致观察正邪的相互消长和盛衰情况，根据正邪矛盾的主次轻重，分别予以扶正或祛邪。扶正祛邪原则在护理上具体运用时，要注意扶正不留邪与祛邪不伤正。如气虚感冒者，应忌食补益之食品或药品，以防留邪；表证患者在用汗法祛邪时，应以周身汗出表解为度，切忌大汗淋漓而伤正；阳明腑实证患者采用通里攻下法时，应以腑通热退汗止为宜，不可腹泻频数而伤正等。

中医护理就是要在掌握扶正与祛邪法则的基础上，决定各种相应的护理原则和具体操作方法，以取得与治疗相辅相成的效果。

第四节 同病异护，异病同护

临床上一种病可包括几种不同的证，不同的病在其发展过程中也可以出现同一种证，护理时以证为准，确定施护方法，采用"同病异护"或"异病同护"。这种针对疾病发展过程中不同质的矛盾用不同的方法去解决的护理方法，是辨证施护的精神实质。

一、同病异护

一般情况下，相同的病症，应该用相同的护理方法，但由于病因及病理发展阶段的不同，或由于个体反应的差异，同一种病也可以出现不同的证候，而护理方法也不同。同为感冒，有风寒、风热不同。风寒者，根据"寒者热之"的护理原则，应采用避风寒保暖、室温宜偏高、饮热粥或热汤以助汗出、给予生姜红糖水等辛温解表之法；风热者，根据"热者寒之"的护理原则，室温宜低而湿度偏高，使患者感到凉爽舒适，减轻心烦、口干之不适感，饮食宜给绿豆汤、西瓜、藕汁、苦瓜等清热生津辛凉之品。

二、异病同护

一般情况下，异病应该用不同的护理方法，但有时几种不同的病，如具有同一证候，也可以用同一种护理方法，这就是"异病同护"。如脱肛、子宫下垂是不同的疾病，但辨证同属于中气下陷证，护理中都采用升提中气法，注意休息，不宜从事重体力劳动，多做缩肛运动；食用黄芪或党参炖母鸡、薏苡仁粥、茯苓粥以益气健脾，多吃蔬菜水果及芝麻、花生、核桃等富含脂类及纤维的食物，保持大便通畅；针刺百会、关元以补中益气。

第五节 三因制宜

三因制宜是指因时、因地、因人制宜的原则。由于疾病的发生发展是多方面因素决定的，尤其因人体禀赋不同，对疾病影响更大。因此在临床护理中，要学会全面看问题。除了掌握一般护理原则外，还要根据具体情况进行具体分析，掌握每一位患者每一种疾病的特性，能知常达变，灵活运用。由于季节、地域环境及患者性别、年龄、体质等因素，对疾病的发生、发展、转归都存在不同程度的影响，因此在护理的过程中，要根据季节、地域、患者个体情况制定不同的护理原则和措施。

一、因时制宜

四时气候变化，对人体生理病理有一定的影响，而反常的气候更是诱发疾病的重要条件。根据不同季节气候特点来确定保健、养生、用药、护理的原则，称为因时制宜。如春夏季节阳气升发，这时在饮食上、用药及护理方面应注意保护阳气，多食清淡、生津、解暑之品为佳；服解表药后可不加盖衣被，以免开泄太过，损伤津气。秋冬季节由热转凉，气候干燥，自然界以闭藏为主，人体顺势阴精藏于内，阳气不外泄，可多食滋阴潜阳之品，在护理方面尤为重视保暖防风。

二、因地制宜

不同的地理环境与生活习惯，可以直接影响人体的生理与病理变化，因此根据地理环境与生活习惯的特点来确定保健、用药、护理原则，称为因地制宜。南方人长期居住在温暖潮湿的环境中，皮肤较薄，易患暑湿之邪为患的疾病，如痈肿疮疡、湿痹等，应做好预防暑湿病的卫生宣教工作，指导患者多食解暑利湿之品。北方人长期居住在干燥寒冷的环境中，易患燥邪、寒邪为患的疾病，如哮喘、寒痹、冻伤等，在护理上应注意保暖，多食高热量的食物及生津止渴的水果和饮料。

三、因人制宜

根据患者的不同年龄、性别、生活习惯、体质强弱、文化修养以及精神状态的特点，进行辨证护治，称为因人制宜。在药量上，成人用量大于儿童。在同一条件下，不同体质的人患同样疾病，男、女、老、少用量也不尽相同。如老人体质以虚者居多，以补为宜；小儿气血未充，脏腑娇嫩，用药宜轻，不可峻补峻攻；对妇女的护理，还应考虑经、带、胎、产等特殊情况。体质上有强弱和寒热之偏，阳虚、阴虚之体，护理上在安排病室，调节温度、湿度、饮食、起居等方面也有所不同。

三因制宜的三个环节是密切相关而不可分割的，因时因地制宜强调护理不但要考虑到人，还要考虑到天时、地理的关系。因人制宜强调了不应孤立地只看病症，还应重视不同人的不同特征。只有这样，才能有效地服务于患者。三因制宜的原则充分体现了中医护理的整体观念和辨证施护的特点，因此护理人员要灵活掌握，具体问题具体分析，为患者确立正确的护理原则与方法，实施有效的护理。

目 标 检 测

A1 型试题

1. 顺从疾病假象而进行护理的方法为（　　　）
　　A. 正护法　　　　　　　B. 反护法　　　　　　C. 扶正法
　　D. 祛邪法　　　　　　　E. 标本同护法

2. 用护理热性病的方法，护理具有假热症状的方法为（　　　）
　　A. 热因热用　　　　　　B. 寒因寒用　　　　　C. 塞因塞用
　　D. 通因通用　　　　　　E. 急因急用

3. 对"标本缓急"的具体应用以下哪一项是错误的（　　　）
　　A. 先治标后治本　　　　B. 急则治标　　　　　C. 缓则治本
　　D. 标本同治　　　　　　E. 扶正兼祛邪

第十一章

中医护理程序

　　"程序"是指旨在达到一种特定的结果或变化而进行的一系列连续动作或步骤。护理程序是指系统收集患者的资料，评估护理对象的健康状况，提出护理诊断，制定护理计划，付诸实施，最后进行护理效果评价的过程。中医护理程序的内容与西医护理学中"护理评估"、"护理诊断"、"护理计划"存在某些一致性。由于中医护理的特殊性，完全照搬西医模式也是不现实的，因而必须与中医学的基本理论有机、科学和实事求是的结合。

　　由于护理学专业学生在《护理学基础》中已经系统学习了护理程序的相关内容，本节仅就护理程序如何在中医护理中应用，特别是如何根据中医特点进行护理评估，做出护理诊断和制定护理计划进行探讨。

第一节　中医护理评估

　　临床进行护理评估时必须四诊合参，才能全面了解病情，以便作出正确的护理诊断，制定恰当的护理措施。除此以外，在进行中医护理评估时，还应结合西医检查手段，充分发挥中西医结合的优势，以便对病情作出更为全面、准确的护理评估。护理评估为护理程序的第一阶段，但实际上贯穿于护理程序的全过程。

　　病情观察是护理人员的基本功，是全面收集患者资料、及时发现病情变化的关键所在。在中医护理评估中，护士通过望、闻、问、切等四诊收集患者的有关资料，对患者的病情进行全面而周密的观察和了解，以便为护理诊断、制定措施和辨证施护提供依据。也就是说，四诊是进行中医护理评估的主要方法。

一、望诊

　　望诊是运用视觉观察对人体的全身情况、局部表现、排出物以及舌象等进行有目的的观察，以测知健康状况、了解病情的一种方法。

　　望诊的主要内容：①全身情况包括神、色、形、态四个方面。②局部情况包括头面、五官、躯体、四肢、皮肤、二阴等方面。③排出物包括分泌物、排泄物、呕吐物等。④舌象包括舌质和舌苔两部分。

　　临床运用望诊时应注意：①应尽量在自然光线下进行，如无自然光线，也可在日光灯下进行，必要时白天再进行复诊，避免有色光源造成的色差。②诊断时要充分暴露受检部位，以便能清楚地进行观察，避免遗漏。③对某些变化较快的疾病，应注意动态观察，为动态的诊断疾病提供准确的依据。④全身望诊和局部望诊无须严格区别，孤立看待，应将两者有机结合，综合观察。

（一）望神

望神就是观察患者精神的好坏，神志是否清楚，动作是否矫健协调，反应是否灵敏等，一般分为"得神"、"少神"、"失神"、和"假神"四种。

1. 得神 得神又称有神，是精充气足、脏腑功能调和的表现。临床表现为精力充沛，神志清楚，两目灵活，目光明亮，表现自然，言语清晰，呼吸平稳，面色荣润，体态自如，反应灵活，思维敏捷等。提示精气充足，体健神旺，脏腑功能正常，为健康表现，或虽病而精气未衰，病轻易治，预后良好，多见于健康人或病轻之人。

2. 少神 少神又称神气不足，是精气不足，神气欠佳的表现。其临床表现为精神不振，思维迟钝，目光无神，面色少华，暗淡不荣，少气懒言，倦怠乏力，肌肉松软，动作迟缓。提示精气不足，脏腑机能减退，多见于虚证患者或疾病恢复期。

3. 失神 失神又称无神，是精亏气损，脏器功能衰败的表现。其临床表现为目光晦暗，目光呆滞，精神萎靡，反应迟钝，呼吸气微，甚至神志昏迷，循衣摸床，或卒倒而目闭口开，手撒遗尿等。提示正气已伤，病情严重，预后不好，多见于危重患者。

4. 假神 如原不多语，语言低微，时断时续，突然转为言语不休，声音响亮；原来神志模糊，突然转清；原来面色晦暗，忽见两颧发红，如涂油彩等，这是阴阳将绝前的一种假象，因此称为假神。多见于急病、重病、精神极度衰弱的患者。

假神与病情好转应加以区别。假神是突然在某些方面一时反常于原来病态，且与疾病本质不相符合，提示短时间内病情很快恶化，患者多濒临危险的境地，应严密观察。

得神、少神、失神、假神的鉴别见表 11 - 1。

表 11 - 1　　　　　　　得神、少神、失神、假神鉴别表

	得神	少神	失神	假神
两目	灵活明亮	乏神	呆滞	本已失神，突然目光转亮，浮光外露
神志	神志清楚	精神不振	精神萎靡，或神昏谵语	突然神志清醒，想见亲人
语言	清晰	懒言	语言错乱，或牙关紧闭	突然言语不休，声音响亮
面色	面色荣润	面色少华	面色无华	原本面色无华，突然颧红如妆
形体	肌肉丰满	肌肉松弛	倦怠乏力	身体羸瘦
呼吸	均匀	少气	气微或喘促	—
动作反应	行动自如，反应灵敏	动作迟缓，反应迟钝	烦躁不安，四肢抽搐，循衣摸床，撮空理线	—
饮食	能食	不欲食	不能食	原不欲饮食，突然暴饮暴食

(二) 望色

望色是观察皮肤的颜色和光泽。皮肤的色泽也是脏腑气血之外荣。皮肤的颜色变化可以反映疾病的不同性质和不同脏腑的病症；皮肤的光泽即肤色之荣润或枯槁，可以反映脏腑精气的盛衰。因为面部气血充盛，加之面部皮肤薄嫩，色泽变化易显露于外，故观察面部色泽是望色的重点。面部的色泽有"常色"和"病色"的区别。

1. 常色 即正常人的面色，其特点是明润、含蓄。明润即面部皮肤光亮润泽，是有神气的表现，显示人体精充神旺、气血津液充足、脏腑功能正常。含蓄即面色红黄隐隐，见于皮肤之内而不特别显露，是胃气充足、精气内含而不外泄的表现。面色可因种族和职业不同而有所差异，常色也受个体差异、季节气候、生活和工作环境、情绪及运动等因素影响而稍有不同，但只要不失明润含蓄的特征，都属常色的范畴。

2. 病色 人体在疾病状态时面部所表现的异常颜色和光泽，称为病色。病色的特征是色泽枯槁而晦暗，或虽鲜明但暴露，或独呈一色而并无血色相兼。一般说来，患者气色鲜明荣润，说明病变轻浅，脏腑精气未衰，胃气尚能上荣于面，多见于新病、轻病、阳证，其病易治，预后良好；面色晦暗枯槁，说明病变深重，精气已伤，胃气不能上荣于面，多见于久病、重病、阴证，其病难治，预后欠佳。

病色分为青、赤、黄、白、黑五种，五色不仅可以代表不同脏腑的病变，而且可以借以推断疾病的性质。这种根据患者面部五色变化以诊察疾病的方法称为"五色诊"，又称为"五色主病"。

(1) 青色：主寒证、痛证、瘀血、惊风证。青为气血不通，经脉瘀阻所致。如风寒疼痛，里寒腹痛，疼痛剧烈时，可见面色苍白而青；久病有气血瘀滞者，常见面色青暗，口唇青紫；小儿高热，面部青紫，常是惊风的先兆。肝病面青暴露，晦暗枯槁，为肝真脏色见，病多危重。脾病见青色，多数难治。

(2) 赤色：主热证。赤为血液充盈皮肤所致。实热面赤，常满面通红；虚证常午后颧红。

(3) 黄色：主虚证、湿证。黄为脾虚湿蕴的征象。面色淡黄，枯槁无泽，称为萎黄，多是脾胃气虚；面黄而浮胖，多是脾虚有湿；身目俱黄为黄疸，黄色鲜明属湿热；黄色晦暗多为寒湿。脾病面黄暴露，晦暗枯槁，为脾真脏色见，病多危重。肾病见面黄无华，多数难治。

(4) 白色：主虚证、寒证、失血证。白为气血不荣之候。若白而虚浮，则多为阳气不足；淡白而消瘦，则多为荣血亏损；若急病突然面色苍白，则常属阳气暴脱。肺病面白暴露，晦暗枯槁，为肺真脏色见，病多危重。肝病见面白无华，多数难治。

(5) 黑色：主肾虚证、水饮证、血瘀证。黑为阴寒水盛或气血凝滞的病色。若颜面周身黧黑，多为肾阳衰微；眼眶周围晦暗色黑，可见于肾虚血瘀证；面黑而干焦，为肾精久耗，火热内炽；色黑而肌肤甲错，为有瘀血。肾病面黑暴露，晦暗枯槁，为肾真脏色见，病多危重。心病见面黑无华，多数难治。

(三) 望形态

望形态，是观察患者形体的强弱、肥瘦以及活动的状态。

1. 望形体 发育良好，形体壮实，是体质强壮的表现；发育不良，形体消瘦，是体质虚弱的表现；若形体肥胖而肌肉松弛，气短乏力，多属阳气不足，脾虚有痰湿；肌肉瘦削，皮肤干燥，多属阴血不足或虚劳重证。

2. 望姿态 是指观察患者的动静姿态及肢体的异常动作等情况，以测知内在病变的诊察方法。患者的动静姿态和体位动作，都是病理变化的外在反映，与疾病有着密切关系，不同的疾病可表现出不同的动态。总的看来，是根据"阳主动，阴主静"的原则，测知阴阳盛衰和病势顺逆。喜动者，多属阳证。阳证、热证、实证者，卧时常面向外，身体转侧时作，喜仰卧伸足，揭衣弃被，不欲近火，坐卧不宁，烦躁不安。阴证、寒证、虚证者，卧时常面向里，蜷缩成团，不欲转侧，喜加衣被，喜卧少坐。此外，不同的疾病常常迫使患者采取不同的体位和动态，以减轻疾病的痛苦。如以手护腰，弯腰屈背，行动艰难，多为腰腿病；行走之际，突然止步不前，以手护心，多为真心痛；两手护腹，俯身前倾者，多为腹痛之征。因此，观察患者的动静姿态和体位动作不仅可以判断疾病的属性，也有助于疾病的诊断。

（四）望皮肤

皮肤为一身之表，肺合皮毛，脏腑气血通过经络外荣于皮肤。凡感受外邪或内脏有病，皆可通过经络反映于肌表。因此，望皮肤不仅可以诊察皮肤的病变、判断病邪的性质，而且可以诊察脏腑的虚实、气血的盛衰、内脏病变的轻重和预后等。

1. 形色变化 皮肤虚浮肿胀，按有压痕，多属水湿泛滥。皮肤干瘪枯燥，多为津液耗伤，或精血亏损。皮面粗糙如鱼鳞，按之涩手，肌肤甲错者，是血虚夹瘀所致。皮肤面目俱黄，为黄疸。

2. 望斑疹 斑和疹皆为皮肤出现的红色点状样变。斑疹多见于外感热病，因邪热郁于肺胃不能外泄，内逼营分所致。望斑疹应注意观察其色泽与形态的变化。斑疹色红活润泽，稀少浮松，先见于胸腹部，继而延及四肢，斑疹现而热退神清者，为顺症，说明邪气外透，预后良好。斑疹色紫黑晦暗，稠密紧束，先见于四肢，继而出现于胸腹部，斑疹出现后高热不退，甚至昏迷者，为逆症，说明邪毒内陷，预后不良。

（五）望头颈、五官

在望神色形态的基础上，可根据病情及诊断的需要，观察患者的头面、颈项、目、鼻、耳、口、唇等变化，以诊察疾病。

1. 望头颈与头发 望头颈与头发，主要是望头的外形、动态和头发的色泽变化。

（1）望头颈：小儿头形过大或过小，伴有智力发育不全者，多属先天不足，肾精亏损。头形过大也可见于大脑积水的患者。小儿囟门凹陷者，多为津液损伤，脑髓不足，属虚证；囟门突起者，多为痰热内蕴或颅内水液停留，亦可见于脑髓有病，属实证；囟门迟闭者，多属肾精不足。头颈强直或头摇不能自主者，多是风动之象，可因风、火上攻所致。

（2）望头发：头发的生长情况与肾的精气及全身气血的盛衰密切相关，因为肾其华在发，发为血之余。头发稀疏不长，是肾气亏虚。黄而干枯，久病落发，多为精血不足。突然出现片状脱发，多属血虚受风，或因肾虚、血热。

2. 望五官

（1）望目：望目，除观察目神外，还应注意目色、目的形态等方面的变化。目赤红肿，多属风热或肝火；白睛发黄，为黄疸，多由湿热和寒湿所致；眼睑淡白，为血不上荣于目所致；眼泡浮肿，如新卧起之状，多为水肿；眼窝下陷，若吐泻患者出现多为伤津脱液；小儿睡眠露睛，多见于小儿慢脾风患者，多属脾虚；瞳孔散大，多属精气衰竭；若两侧瞳仁扩大，多属濒死之危候；两目上视、斜视、直视，均属肝风内动。

（2）望鼻：望鼻主要是望鼻内分泌物和鼻的外形。鼻流清涕，多属外感风寒；流浊涕，则属风热；久流浊涕而有腥臭味，多是由胆经蕴热所致。鼻翼煽动，多见于肺热，或肺肾精气衰竭。鼻柱溃烂塌陷，可见于麻风或梅毒患者。

（3）望口唇：望口唇应注意口唇的颜色、润燥和形态的变化等。唇色淡白，多属血虚不能上荣；唇色青紫，多属寒凝、血瘀；唇色深红而干，多为热证、实证；唇色淡而晦暗，多为寒证、虚证。口唇糜烂，为脾胃积热上蒸所致；口唇燥裂，多是燥热伤津，多为燥邪和热邪所致。口开不闭，多属虚证；牙关紧闭，多属实证。口腔黏膜近臼齿处见边有红晕的白色小点，为将出麻疹之征。睡时口角流涎，见于小儿称为滞颐，多属脾虚或脾胃有热。

（4）望齿龈：望齿龈应注意色泽、润燥及形态等异常变化。龈色淡白，多属血虚不荣；牙龈红肿者，多属胃火上炎；牙龈出血而红肿者，为胃火伤络；不红微肿者，多属气虚，或虚火伤络。牙齿光燥如石，多是胃热炽盛，津液大伤；干燥如枯骨，多是肾阴枯竭，真水不能上承。

（六）望舌

望舌主要是观察舌质与舌苔的变化，以诊察疾病。舌质是舌的肌肉脉络组织，又称舌体。舌苔是舌面上附着的苔状物，由胃气所生。正常的舌是舌体柔软，活动自如，淡红润泽，不胖不瘦，舌面铺有薄薄的、颗粒均匀、干湿适中的白苔。

舌的一定部位与某一脏腑相联系，并反映着相关脏腑的病理变化。舌尖反映心肺的病变；舌中反映脾胃的病变；舌根反映肾的病变；舌边反映肝胆的病变。

1. 望舌质　包括舌色、舌形和舌态。

（1）舌色

①淡白舌：较正常舌色浅淡，缺少血色，主虚证、寒证和气血两虚。如舌淡白不泽而舌体瘦薄，则多属气血不足；舌淡白少津，多属阳虚津亏；若淡白湿润，舌体胖嫩，多因水液停滞而充斥舌体，多属虚寒证。

②红舌：舌色较正常深，甚至呈鲜红色，为红舌。主热证，有虚热和实热之分。若舌色鲜红起芒刺或兼黄厚苔，甚至舌生芒刺，多属实热证；舌色鲜红少苔或裂纹或舌红无苔，则属虚热证；舌尖红者为心火亢盛；舌边红者，为肝胆火旺。

③绛舌：舌色深红或稍带暗红为绛舌，主病有外感与内伤之分。在外感病若舌绛或有红点、芒刺，为温病热入营血；在内伤杂病若舌绛少苔或无苔，有裂纹，则是阴虚火旺。

④紫舌：舌质色紫，主热证、寒证、瘀血证。舌绛紫干枯少津甚至燥裂起刺，为热盛伤津，气血壅滞；舌淡紫或青紫湿润者，多为寒凝血瘀。舌面或舌边见紫色斑点、斑块，称瘀点或瘀斑，为血瘀证。

⑤青舌：舌色为青色，缺少血色，如牛舌之色。主寒证，瘀血。

（2）舌形

①胖大舌：较正常舌体增大且舌体宽大而厚。有胖嫩肿胀之分。嫩舌多兼虚胖称为胖嫩舌；只胖不嫩伸出则难回缩者称为肿胀舌；舌体肿胀满口而色深红，多属心脾积热；舌肿胀，色青紫而暗，多因中毒致血液壅滞。

②瘦薄舌：舌体瘦小而薄，为瘦薄舌。若舌形瘦弱，舌色淡白，属气血亏虚；瘦薄色红绛而干燥且少苔或无苔，多属阴虚火旺，舌失阴津濡润而成。

③齿痕舌：舌体边缘有牙齿的痕迹，亦称齿印舌，多由舌体胖大而受牙齿压迫所致。故齿痕舌常和胖大舌同见，但也有舌体不胖大而见齿痕者。舌苔淡白而湿润边有齿痕，则为脾虚湿盛。

④裂纹舌：舌面上有各种纵横的沟纹和纹理，为裂纹舌。若舌质红绛有裂纹，多属热盛伤津；舌质淡白而有裂纹，多属血虚。

⑤芒刺舌：舌乳头增生和肥大，高起如刺，为芒刺舌。根据芒刺所产生部位可辨别邪热所在的脏腑。若舌尖生芒刺，多属心火亢盛；舌中生芒刺，多属胃肠热盛，舌边生芒刺，为肝胆热盛。

（3）舌态

①强硬舌：舌体强硬运动不灵活，屈伸不利或不能转动或舌体失于柔和，为强硬舌。若舌强硬而舌红少津，多属于热入心包；若舌强硬而舌淡红或青紫，多为中风征兆。

②痿软舌：舌体软弱不灵，屈伸无力者，为痿软舌。若久病舌淡而痿，多因气血衰弱；久病舌绛而痿，为阴亏已极；新病舌干红而痿，是热灼津液。

③颤动舌：舌体震颤不定，不能自主，为颤动舌。若舌体震动而舌色淡白者，多为心脾两虚，气血不足；舌颤动而舌色红绛并伴高热者，多为热极生风，肝风内动，或见于酒精中毒患者。

④歪斜舌：伸舌时舌体偏向一侧者，为歪斜舌。若病在左舌体偏向右，病在右舌体偏向左，多因风邪中络或风痰阻络，为中风或中风先兆。

⑤短缩舌：舌体紧缩不能伸长，为短缩舌。若舌淡或青而湿润，短缩者，为寒凝经脉；舌胖苔腻，为痰浊内阻；舌红干而短缩，是热盛津伤。

⑥吐弄舌：舌伸出外者为吐舌；舌伸出及收或舌舐口唇上下左右者为弄舌。吐舌、弄舌皆由心脾有热所致。若外感疫疠见吐舌多为疫毒攻心，或正气已绝；弄舌多见于小儿智力发育不全，或动风先兆。

2. 望舌苔　包括苔色、苔质。

（1）苔色

①白苔：即苔色发白，若苔白而薄少称薄白苔，主表证、寒证。苔白薄者，多为表证；苔白厚者，多为寒证。苔白腻者，多为湿浊内停或食积。苔白如积粉，则属热毒内盛之症。

②黄苔：即苔色呈淡黄、深黄、焦黄，主里证、热证。苔淡黄为热证；深黄为热重；焦黄为极热。苔黄腻为湿热或食积。若外感病苔由白转黄，为表邪入里化热之征。黄苔常与红舌、绛舌并见。

③灰苔：即苔色灰暗，甚至全黑。浅黑色的舌苔主里热证、寒湿证。苔灰而干燥，热甚伤津，为外感热病；苔灰而润，为痰饮内停，或为寒湿内阻。若苔黄褐兼黑者，为霉酱苔，多由宿食、湿浊蕴结，郁积日久化热所致。

④黑苔：黑苔较灰苔色深，主里热极证，又主寒盛证。苔黑而燥裂，多为热极津枯；苔黑而润滑，为阴寒内盛。

（2）苔质

①厚薄：舌苔的厚薄以能透过舌苔隐隐见到舌质为薄苔，不能见到舌质为厚苔，苔之厚薄反映邪气盛衰。

②润燥：舌苔的润燥是机体津液盈亏和输布功能的反映。苔润为津液未伤，苔燥为津液已伤或津液输布障碍。

③腐腻：苔质颗粒粗大，疏松而厚，形如豆腐渣堆积舌面，刮之易去为腐苔。若苔质颗粒细腻质密，黏滑不易刮去，如涂油彩，为腻苔。腐苔属阳热亢盛，蒸腾胃中浊气上升而成，常见于食积、痰浊。腻苔属阳气被遏，多由湿浊内盛所致，常见于湿浊、痰饮。

④剥脱：可反映胃气存亡，邪正盛衰。舌面光洁如镜，为光剥苔，或为光滑苔，又叫镜面舌，提示胃阴枯竭，胃气将绝。若舌苔剥落不全，剥脱处光滑无苔，余处斑斑驳驳的残存舌苔，界限明显，为花剥苔；若不规则的大面积脱落，界限清楚，形似地图，又称地图舌，多为胃之气阴两伤。

3. 望舌的临床意义

（1）舌质与舌苔综合诊察：在疾病的发生发展过程中，舌质与舌苔的变化是正邪斗争的反映。一般情况下舌质与舌苔的变化是一致的，主病是两者的综合，实热证多见舌红苔黄；虚寒证多见舌淡苔白；热邪内盛津液耗伤者，则舌干苔燥；寒湿内停者，则舌润苔滑。若见舌质与舌苔变化不一致时，应结合全身症状，进行综合分析，作出正确判断。

（2）舌质与舌苔诊察的临床运用

①判断正气盛衰：舌质红润则胃气血旺盛；舌质淡白则气血虚损；舌苔薄白而润泽则胃气充盛；舌光无苔则胃之气阴不存。

②辨别病位深浅：舌苔薄则疾病初起，病位在表；舌苔厚则病邪入里，病位较深；舌质绛则热入营血，病情危重。

③区分病邪性质：白苔多主寒证；黄苔多主热证；腐腻苔主食积、痰浊；青紫苔或舌有瘀点、瘀斑，主瘀血证；舌偏歪或强硬，为中风。

④推断病势进退：舌苔由白转黄，继而灰黑，表示病情发展；舌苔由润转燥，多是热盛耗伤津液；舌苔由厚转薄、由燥转润，常为病邪渐退，津液复生。

⑤测知病情预后：舌胖瘦适中，活动自如，暗红润泽，舌面有苔，为正气内存，胃气旺盛之象，预后多佳；若舌质干枯，舌苔骤剥，舌强或歪斜等，为正气亏损，胃气衰败，病情危重之象，预后不良。

4. 望舌的注意事项

（1）光线影响：望舌时最好在白天充足的自然光下进行，尽可能使光线直射入口内。晚间望舌不太准确，应注意光源的影响。比如白炽灯下易使舌苔颜色偏黄，日光灯易使舌苔颜色偏紫，必要时白天复检。

（2）伸舌姿势：患者取仰卧位或正坐位，自然地将舌伸出口外，充分暴露舌体，舌尖略向下，舌面平展舒坦，伸舌的时间不宜太长，力度不宜太大，以免影响舌体气血流动，引起舌象的变化。

（3）注意顺序：望舌应按一定的顺序进行，以免遗漏。一般先望舌尖，依次是舌中、舌侧，最后是舌根。先观察舌质的神色形态，后观察舌苔的苔色、苔质。

（4）食物和药物的影响：有些食物和药物可以使舌苔染上颜色，称"染苔"，如乌梅、橄榄等将舌苔染黑；核黄素等可将舌苔染黄；吸烟可将舌苔染灰等。

（七）望排出物

排出物包括分泌物、排泄物等排出体外的病理产物（如痰涎、呕吐物、二便、涕、泪、白带等）。主要应观察排出物的色、质、量及有关变化，这是进行辨证分析的必要参考资料。一般来说，排出物清稀者，多为虚证、寒证；黄稠，量少，黏者，多为实证、热证。寒凝则阳气不运，机能衰退，水湿不化，以致水液澄澈清冷，排出物质地清稀；热邪熏灼，煎熬津液，故排出物见黄浊而稠黏。

1. 望痰　痰是由肺和气道排出的黏液，望痰液应注意观察痰的色、质、量的变化情况。痰白而清稀多为寒痰；痰黄而黏稠多为热痰；痰白清稀多泡沫多为风痰，常伴眩晕；痰白量多而容易咳出多为湿痰；痰少而黏，难以咳出多为燥痰；痰中带血，气味腥臭多为脓血痰，常见于肺痈患者。

2. 望二便　望二便就是观察大便和小便的变化情况。观察二便的情况有助于了解大肠、小肠、膀胱、肺、脾、肾、三焦等脏腑功能活动情况。

（1）望大便：主要应观察其形、色、质、量等方面的改变情况。大便清稀不成形多为便溏，常见于脾气虚弱；大便干燥硬结，排出困难，多见于热结于肠道；大便夹有脓血黏液等，多见于湿热下注大肠，多见于痢疾患者。

（2）望小便：主要应注意观察其色、质、量的变化情况。小便量多色淡，多见于虚寒证；小便短少黄赤，多见于实热证；小便混浊如米泔或膏，多见于脾肾虚弱证；小便带血，呈红色多见于膀胱湿热证；小便中有微小结晶如小砂石，多见于湿热久结于膀胱。

二、闻诊

闻诊是通过听声音和嗅气味来了解病情的一种方法，闻诊是诊察疾病的重要方法之一。

（一）听声音

听声音是通过耳听言语气息的变化，来判断疾病的寒热虚实性质的诊病方法。

1. 语声

（1）语声强弱：语声高亢，响亮有力，声音连续，多言而躁动的，多属实证、热证；语声低微，细弱无力，声音断续，少言而沉静，多属虚证、寒证。语声重浊，多见于外感邪气，或见于湿浊阻滞，气道不畅。声音嘶哑，发不出音，称"失音"，其变化有虚实之分，实者多见于外感致肺失宣肃，声窍受阻；虚者多见于肺肾阴虚，津液不能上承，声窍失养。

（2）语言错乱：语言错乱多属心的病变，受心神支配。神志不清，语无伦次，声高有力为谵语，多见于热扰心神的实证；精神衰疲，语言重复，时断时续，语声低弱为郑声，多属于心气大伤，神无所依的虚证；精神错乱，言语粗暴，狂躁妄动，哭笑无常，多为痰火扰心，常见于狂证；抑郁沉闷，自言自语，多为痰气郁闭心神，常见于癫证。

2. 呼吸

（1）少气：呼吸微弱，声低气怯，气少不足以息，多为气虚所致。

（2）气粗：呼吸有力，声高气粗，多为热邪内蕴所致。

（3）哮与喘：呼吸困难，短促急迫，甚则鼻翼煽动，或张口抬肩不能平卧，称为喘。呼吸急促困难，伴有喉中哮鸣声，称为哮。哮喘有虚实之分，属实者，多因邪气壅肺，肺失宣肃所致；属虚证，多为肺肾亏虚，肾不纳气所致。

3. 咳嗽 咳嗽是肺病最常见的症状，是肺失宣降，肺气上逆所致。闻诊应重点注意咳嗽声音的变化。咳声重浊有力，咳痰不利，多为外感风寒致肺失宣肃，多属实证；咳声低微无力，咳痰无力，多为肺气虚损，无力宣肃，属虚证。咳声不扬，痰稠黄，多为肺热壅盛，肺失宣肃所致。咳声清脆，干咳痰少或无痰，多为燥邪犯肺或阴虚肺燥所致。咳声短促，咳后有回声，反复发作，称为顿咳，因咳嗽时间长，缠绵难愈，又称百日咳，多为风热与痰热互结所致，常见于小儿。咳声如犬吠，吸气困难，为白喉，多为肺肾阴虚，火毒攻喉所致。

4. 呃逆，嗳气 呃逆多为胃气上逆，冲击咽喉所发出声短而频繁的声音。呃声高亢而短，响亮有力，多属实证、热证；呃声低沉而长，气弱无力，多属虚证、寒证。久病呃逆，呃声短促低微，断断续续，是胃气衰败的危重征象。

嗳气多为胃气上逆，从口而出，发出长而缓的声响，多见于饱食后。可由宿食不化、肝胃不和、胃虚气逆等原因引起。

（二）嗅气味

嗅气味是指闻嗅病人身上发出的各种异常气味。

1. 口气 口气臭秽，多属胃热，或消化不良，常见于龋齿、口腔不洁；口气酸臭，多是有宿食；口气腐臭，多是牙疳或有内痈。

2. 各种排泄物与分泌物 有恶臭者多属实热证；略带腥味者多属虚寒证。比如大便臭秽为热，有腥味为寒。小便臊臭，多为湿热。矢气奇臭，多为消化不良，宿食停滞。白带清稀量多，无味，属脾肾虚寒；气味重而黏稠者，多属湿热下注。

三、问诊

问诊是通过询问病人（或家属、陪诊人员等），了解疾病的发生、发展、治疗经过和其他与病情有关的情况，全面收集疾病相关的临床资料，为疾病诊断提供依据。

问诊的内容包括一般情况、主诉、现病史、既往史、家庭史、个人生活史等方面，我们重点讲解问现在病人发病的情况，包括病人的主症和兼症、全身症状。正如陈修园的《医学实在易》中说："一问寒热二问汗，三问头身四问便，五问饮食六问胸，七聋八渴俱当辨，九问旧病十问因，再兼服药参机变，妇女尤必问经期，迟速闭崩皆可见，再添片语告儿科，天花麻疹全占验。"十问歌言简意赅，临床很实用。

（一）问寒热

问寒热是询问患者有无怕冷或发热的感觉。如有寒热，就必须问清怕冷与发热是同时出现，还是单独出现，并问清寒热的轻重，出现的时间，持续长短，以及伴随的症状等。

凡患者感觉怕冷加衣被，近火取暖，仍觉寒冷的，称为恶寒。虽怕冷，但加衣被或近火取暖而有所缓解的，称为畏寒，又称形寒。发热除指体温高于正常外，还包括患者自觉全身或某一局部发热的主观感觉，如"五心烦热"等。

1. 恶寒发热　疾病初起即有恶寒与发热同时并见，多属外感表证，为外邪犯表，邪正交争的表现。恶寒重，发热轻，为表寒证；发热重，恶寒轻，为表热证。发热恶风汗出，为表虚证；恶寒发热无汗，为表实证。

2. 但寒不热　患者只觉怕冷而无发热的症状，畏寒而不发热，多见于里寒证。久病体虚畏寒或肢冷蜷卧，脉沉迟无力者，为里虚寒证，因阳气虚于内，不能温煦肌表所致。新病恶寒，脘腹或局部冷痛，脉沉迟有力，为里实寒证，多由寒邪直接侵袭机体，损伤脏腑或其他局部阳气所致。

3. 但热不寒　患者只有发热而无怕冷的症状，发热不恶寒，但恶热。

（1）壮热：患者高热不退（一般体温在39℃以上），不恶寒，反恶热，称为壮热。多见于风寒入里化热，或外感温热病邪的里实热证。

（2）潮热：发热如潮有定时，即为潮热，临床常见下述三种情况：

①阴虚潮热：每当午后或入夜即发热，且以五心烦热为特征，属于"阴虚生内热"。

②湿温潮热：以午后热甚，身热不扬为特征。多因湿遏脾胃，热伏于内。

③阳明潮热：于日晡阳明经气旺时（一般指午后3~5时）而热甚，是由于胃肠燥热内结的缘故。

（3）低热：指发热日期较长，而热仅较正常体温稍高。临床多见于阴虚潮热、气虚发热。

4. 寒热往来　恶寒与发热交替而作，称为寒热往来。寒热往来，发无定时，是半表半里证的特征，多见于少阳病；若寒战与高热交替，发有定时，一日一次，或者两三日一次者，则为疟疾。

（二）问汗

汗是阳气蒸化津液，出于体表而成。病理性的出汗在外感和内伤病中均可见到。问汗应注意询问汗之有无、多少、性质、出汗时间、出汗部位及其主要兼证，可以判断病邪的性质、人体阴阳气血的盛衰，对诊断疾病有重要意义。

1. 有汗、无汗　出汗与恶寒发热并见，伴有苔薄白，脉浮缓的是表虚证；伴有咽痛，舌边尖红，苔薄黄，脉浮数，为风热表证。发热恶寒而无汗属表寒证；大汗伴有壮热烦渴者属里实热证。若大汗淋漓，伴有脉微肢冷，神疲气弱，则多属阳虚气脱。

2. 汗出时间　汗出不止，活动后更甚则是自汗，多为气虚卫阳不固所致；入睡则汗出，醒后则汗止，称为盗汗，多属阴虚，为阴虚阳亢，蒸发阴津而为汗。

3. 汗出部位 若出汗仅限于头部，多由上焦邪热或中焦湿热郁蒸所致，头汗亦可以见于大病之后，或老年人气喘并额头汗出，多为虚证。若重病后期，突然身汗大出，则是虚阳上越，阴不附阳，阴津随气而脱的危象。若半侧身体出汗，或上或下，或左或右，多为风痰或风湿阻滞经脉，营卫不调，或气血不和所致。若手足心汗出过多，又兼见口燥咽干，便秘尿黄，多为中焦湿热郁蒸所致。

（三）问疼痛

问疼痛应着重询问疼痛的部位、性质及时间等。

1. 疼痛的部位

（1）头痛："头为诸阳之会"，五脏六腑的经气皆上注于头，手足三阳经脉循行在头面部，根据头痛的不同部位，可以判断其病变属于何经脉。一般来说，头项痛属太阳经；头侧痛属少阳经；前额痛属阳明经；头顶痛属厥阴经。

（2）胸胁痛：胸为心肺所居，故心肺的病变均可引起胸部疼痛。痰饮内停，气滞血瘀，心阳不振是胸痛的病机关键；胁为肝胆经脉分布的部位，肝胆经脉受阻或经脉失养，均可导致胁痛。多因肝气郁结、瘀血停着、肝胆湿热、肝血不足所致。

（3）脘腹痛：脘痛亦称胃痛，多因胃寒、胃热、食滞、肝气犯胃等所致；腹部分大腹、小腹、少腹，脐以上为大腹，又称胃脘；脐以下为小腹，属肾、膀胱、大小肠及胞宫；小腹的两侧为少腹，是肝经经脉所过。就其疼痛的不同部位，可以察知所属的不同脏腑的病变。

（4）腰痛："腰为肾之府"，腰痛多见于肾的病变，因风寒湿邪阻塞经脉，或瘀血阻络者，为实证；因肾精不足或阴阳虚损不能温煦、滋养而致者，则为虚证。

（5）四肢痛：四肢痛，或在关节，或在经络，或在肌肉，多由风寒湿邪侵袭，阻碍气血运行，多属于痹证；因脾胃虚损，水谷精气不能运于四肢，疼痛独见于足跟，甚则痛引腰脊者，多属肾虚。

2. 疼痛的性质 因引起疼痛的病因、病机不同，询问疼痛的不同性质特点，有助于分辨疼痛的病因与病机，对诊断疾病有重要意义。

（1）胀痛：痛而具有胀满感觉为胀痛，多是气滞所致疼痛的特点。

（2）刺痛：刺痛即疼痛如针刺、虫咬感觉，多是瘀血疼痛的特点。

（3）隐痛：疼痛不剧，可忍受，但绵绵不休，称为隐痛，多为虚寒证的特点。

（4）重痛：疼痛具有沉重感觉，多因湿邪阻遏气血所致。

（5）冷痛：痛有冷感而喜暖，多因寒邪阻络或为阳气不足，脏腑经络不得温养所致。

（6）灼痛：痛有灼热感而喜凉，多由火邪窜络，或阴虚阳热亢盛所致。

（四）问饮食、口味

问饮食、口味包括食欲、食量、口渴与口味等方面。

1. 食欲与食量 了解患者的食欲状况，进食的多少，对于判断其脾胃功能以及疾病的预后转归有较为重要的临床意义。食欲减退，为脾失健运所致，若久病食少，多为脾胃虚弱；食少伴胸满闷，腹胀苔腻者，多为湿邪困脾；若饥不欲食，则多为胃阴不足。嗜食异物，多是虫积的现象。消渴善饥，兼口渴多饮，尿多消瘦，多为消渴病症；饥不欲食，有饥饿感，但不欲饮食，多为胃阴不足所致。

2. 口渴与饮水　口渴与否，常反映人体津液的盛衰，与绝大多数疾病相关。在病变过程中口不渴，标志着津液未伤，多见于寒证。若口渴，则多提示津液损伤，或因津液内停不能上承。口渴多饮，且喜冷饮，属实热证；口不渴饮，或者喜热饮，多属寒证；口干但不欲饮水，多为阴虚证。渴喜热饮而饮水不多，多为痰湿内阻，痰饮证；大渴引饮，小便量多，则为消渴证。

3. 口味　主要询问患者口中异常味觉与气味。口苦属热证，多见于肝胆湿热；口甜而腻，多属脾胃湿热；口中泛酸，多为肝胃蕴热；口淡乏味，常见于脾虚不运；口淡属虚证，多见于脾胃气虚；口咸属肾虚，肾阴虚、肾阳虚均可引起口咸。

（五）问睡眠

常见的睡眠异常变化主要有失眠与嗜睡两种。

失眠是指经常不易入睡，或睡而易醒不能再睡，或时时惊醒不安，甚至彻夜不眠，又称不寐或不得眠。失眠多由阴血不足，阳热亢盛，扰动心神，或饮食伤胃，胃气上逆，扰乱心神所致。

嗜睡为睡意很浓，不论昼夜，经常不自主入睡，呼之即醒，醒后欲睡，多由痰湿困遏，清阳不升，或脾胃气虚，升清乏力，头脑失养所致。

（六）问二便

大小便为人体的排泄物。询问二便应注意其性状、颜色、气味、时间、量的多少以及排便的次数和伴随症状等。

1. 大便　大便干燥硬结，排出困难，次数减少，称为便秘。新病伴腹痛或发热者，多属实证、热证；久病、老人、孕妇、产后便秘多由阴液亏损、血少，肠失濡养所致，属虚证。大便次数增多，稀软不成形，称为泄泻，多由外感寒湿、湿热、食积等损伤脾胃，脾虚运化失常所致。

2. 小便　尿量增多，最常见于虚寒证，阳虚阴寒内盛，津液未伤所致。尿量减少，可由实热、阴虚、阳虚引起，即津液亏耗，化源不足；又可因水湿内停，气化不利所致。小便点滴而出，甚则点滴不通，称为癃闭。尿频、尿急、小便淋漓不畅或涩痛，称为淋证。不自主的排尿，或不能控制的尿淋漓，称为尿失禁。睡中不自主排尿，称遗尿，常见于小儿肾气未充。

（七）问妇女

1. 月经　询问月经的周期、行经天数、经量、经色、经质及其兼证，并应询问月经的初潮与停经的年龄。

（1）经期：若月经提前八九天以上，为月经先期，多为血热迫血妄行，或气虚不能摄血所致。若周期退后八九天，称为月经后期，多因血虚任脉不充或寒凝、气滞所致。若经期错乱，或前或后为经行前后不定期，多为肝气郁滞所致。

（2）经量：由于个体素质、年龄的不同，经量多少各有差异，均属生理范围。凡经量多色红而稠者为实证、热证；量多色淡为气虚证；量少色淡为精血亏虚证。停经三个月以上（妊娠除外），称闭经，多是化源不足，气血亏耗，或血脉不通，血寒凝滞的反映。

（3）经色、经质：正常经色正红，质地不稀不稠，亦不夹杂血块。色淡质清稀，多为气血虚；色鲜质稠，多为热；紫黑有块多为血瘀。

2. 问带下 带下是妇女阴道内一种乳白色、无臭的分泌物，具有润泽阴道的作用。问诊应注意了解带下量的多少及色、质和气味等。带下量多、色黄、黏稠臭秽，称为黄带，多属湿热；带下色白如涕无臭，称为白带，多为脾虚。若带下清冷，质稀薄，多属肾虚；白带赤白杂见，称为赤带，多属肝经郁热。

（八）问小儿

问小儿病，除一般问诊内容外，应根据小儿的生理特点，注意询问出生前后（包括孕育和产育期）、特殊病史，小儿常见发病原因等情况。如是否患过麻疹、水痘，是否预防接种，以及喂养、发育情况和父母兄妹的健康状况与有无遗传性疾病等；关于起病原因，应重点询问有无受惊、感寒、伤食等，了解易使小儿致病的常见原因。

四、切诊

切诊包括脉诊和按诊，是医生运用指端的触觉，在病人的一定部位进行触、摸、按、压，以诊察疾病的方法。

（一）脉诊

脉诊是用手指切按病人的动脉探查脉象，以了解病情辨别病症的中医临床特有的诊病方法，又称"持脉"、"候脉"、"切脉"。

1. 诊脉的部位与方法

（1）诊脉的部位：关于诊脉的部位，有遍诊法、三部诊法和寸口诊法三种。现在临床运用"寸口诊法"，即按病人的桡动脉的腕后浅表部分。寸口脉分为寸部、关部、尺部三部分。正对腕后高骨（桡骨茎突）为关部，关之前为寸部，关之后为尺部。两手各有寸、关、尺三部，共称六脉。它们分候的脏腑是：右寸候肺，右关候脾，右尺候肾（命门）；左寸候心，左关候肝，左尺候肾。临床上有一定的参考意义。

（2）诊脉的方法：诊脉时应先让病人稍事休息，令气血平静。诊脉时，使病人手掌向上平放，手与心脏在同一水平线上，以使气血通畅，然后医生先用中指按在高骨（桡骨茎突）上定关部，再用食指按寸部，无名指按尺部。三指应呈弓形斜按在同一水平，以指腹接触脉体，以便按寻。三指的疏密，应以病人的高矮适当调整。

小儿寸口脉狭小，不能容三指，可用"一指（拇指）定关法"，而不细分三部。3岁以下的小儿，可用望指纹代替切脉。

切脉时常以轻、中、重三种指力体察脉象。所谓脉象，也就是脉动应指的形象，包括频率、节律、充盈度、显现的部位、通畅的程度和波动的幅度等，轻、中、重三种切脉方法又称"举、按、寻"。根据临床的需要，可用举、按、寻或相反的顺序反复触按，也可分部取一指直压以体会脉象的变化。寸、关、尺三部，每部有浮、中、沉三候，合称三部九候。

2. 正常脉象 正常人脉象又称"平脉"或"常脉"。其基本形象是：三部有脉，一息四至（相当于每分钟 60 ~ 90 次），不浮不沉，不快不慢，和缓有力，节律均匀。平脉的特点是有胃（从容和缓，节律一致），有神（柔和有力），有根（迟脉沉取有力，重按不绝）。

3. 病脉与主病 疾病反映于脉象的变化，即为病脉。病与脉是密切相关的，不同的脉标志着不同的病，但不能单纯凭脉象来诊断疾病，须四诊合参。

（1）浮脉

【脉象】轻取即得，重按稍弱。特点是脉位表浅。

【主病】主表证。浮而有力为表实证，浮而无力为表虚证。

（2）沉脉

【脉象】轻取不明显，重按始得。特点是脉象部位深。

【主病】主里证。有力为里实证，无力为里虚证。

（3）迟脉

【脉象】一息脉来不足四至（每分钟脉搏 60 次以下）。

【主病】主寒证。有力为实寒证，无力为虚寒证。

（4）数脉

【脉象】一息脉来五至以上（每分钟在 90 次以上）。

【主病】主热证。有力为实热证；无力为虚热证。

（5）虚脉

【脉象】三部脉举按皆无力，按之空虚。

【主病】主虚证。多为气血两虚。

（6）实脉

【脉象】来去俱盛，三部脉举按皆有力。

【主病】主实证。

（7）滑脉

【脉象】应指圆滑，往来流利，如盘走珠。

【主病】主痰饮、食滞、实热证。

（8）涩脉

【脉象】细迟而短，往来艰涩，不流利，有如轻刀刮竹。

【主病】主气滞、血瘀、精伤、血少的病症。

（9）洪脉

【脉象】脉来如波涛汹涌，来盛去衰，滔滔满指。

【主病】主实热证。

（10）细脉

【脉象】脉细如线，应指明显。

【主病】主诸虚劳损或湿证。

（11）濡脉

【脉象】浮而细软。

【主病】主诸虚或主湿证。

（12）弦脉

【脉象】端直以长，如按琴弦。

【主病】主肝胆病、诸痛、痰饮、疟疾。

（13）紧脉

【脉象】脉来绷急，左右弹指，状如牵绳转索。

【主病】主寒证、痛证、宿食内阻。

（14）代脉

【脉象】脉来缓慢，而时有一止，止有定数，良久方来。

【主病】主阳气衰微，风证、痛证、惊恐、跌仆损伤等。

（15）结脉

【脉象】脉来迟缓，而时有一止，止无定数。

【主病】主阴盛气结，痰滞血瘀，癥瘕积聚。

（16）促脉

【脉象】脉来急数，而时有一止，止无定数。

【主病】凡气、血、痰、食、肿、痛等诸实热证均可见此脉，但促而有力。若促而无力，则多是虚脱之象。

4. 相兼脉与主病　数种脉象同见的，称为相兼脉或合脉。相兼脉的主病一般可以等于组成该相兼脉的各单一脉主病的总和。例如浮紧脉：浮脉主表证，紧脉主寒证，浮紧脉主表寒证；浮数脉：浮脉主表证，数脉主热证，浮数脉主表热证；沉迟脉：沉脉主里证，迟脉主寒证，沉迟脉主里寒证；沉细脉：沉脉主里证，细脉主虚证，沉细脉主里虚证；沉细数脉：沉脉主里证，细脉主虚证，数脉主热证，沉细数脉主虚热证；弦数滑脉：弦脉主肝胆病症，数脉主热证，滑脉主痰湿证，弦数滑脉主肝胆湿热证，或主肝火夹痰证。余可类推。

（二）按诊

按诊是医生对病人的肌肤、手足、脘腹及其他病变部位施行触摸按压，以了解局部冷热、软硬、压痛、痞块或其他异常变化，是推断疾病的部位和性质的一种诊察方法。

1. 按肌肤　按肌肤，主要是察肌肤的寒热、润燥及肿胀等。

（1）按肌肤的寒热，以辨别邪正的盛衰。凡阳证、热证多见肌肤灼热；阴证、寒证多见肌肤清凉，但手足心灼热较甚者，多属阴虚内热。

（2）察皮肤的润燥可以知道病人有汗无汗和津液是否损伤。如皮肤润滑，多属津液未伤；皮肤枯燥或甲错，多属津液已伤，或有瘀血。

（3）按肌肤肿胀，若肌肤肿胀而发亮，按之凹陷不起为水肿；若皮肤绷紧，按之即起无痕，则多属气胀。

2. 按手足　四肢为诸阳之末，察四肢手足的温凉可了解机体的阴阳盛衰。按手足主要是察寒热。诊手足温凉可判断阳气的盛衰。手足俱冷，多是阳虚寒盛；手足俱热，多为阳盛热炽。按掌心与掌背温凉可测知病属外感内伤，手心热盛，多为内伤；手背热盛，多属外感。

3. 按胸腹 主要是检查胸腹有无压痛及包块。

（1）按胸部：前胸高起如圆桶状，按之气喘者多是肺胀；按之胀痛，兼咳嗽，咳痰不爽，或咯泡沫痰，属痰热互结，或水饮内停。

（2）按腹部：病人感觉脘腹疼痛，按压反觉舒畅，局部柔软的，多属虚证；如按之局部坚硬疼痛加剧，甚至拒按者，则多属实证或瘀血疼痛。病人自述腹部有包块，检查按之有形，痛有定处，则为癥积。如按之可散，痛无定处，聚散不定，称为聚瘕。若腹痛绕脐，左下腹部按之有块累累，当考虑燥屎内结。腹有积聚，按之硬，且可移动聚散的，多为虫积。右侧少腹部按之疼痛，尤以重按后突然放手而疼痛更为剧烈的，多是肠痈初起。

第二节 中医护理诊断

护理诊断是护理程序的第二个阶段。在这一阶段，护士运用评判思维，从整体出发，运用中医理论，将四诊收集的病史、症状、体征等资料进行综合分析，判断疾病的病因、病变部位、性质和正邪衰弱以及各种病变间的关系，从而作出护理诊断或提出护理问题的过程。这一分析和综合评估的过程，在中医护理中主要通过运用辨证的方法进行。

目前，中医护理诊断的类型、组成形式以及陈述方式主要是参照西医护理诊断的模式。但由于中医学有其独特性，通用的西医护理诊断名称并不完全适合在中医护理临床中使用，因而目前一般以中西医结合的方式来描述中医护理诊断或提出健康问题。

一、中医护理诊断的特点

1. 以中医学的基本理论为指导 中医护理学以中医基础理论为指导，在对疾病的认识、观察、护理等方面均充分体现了整体观念和辨证施护的特点。由于人是一个有机的整体，因而在对四诊所收集的各种资料进行全面、辨证的分析、综合后作出护理诊断或提出健康问题时，相对于西医来说，中医更注重整体。对于症状、体征和证候三者，更注重证候。由于生活起居护理、情志护理、饮食护理、用药护理等在中医护理中占有重要的位置，在提出护理诊断或健康问题时，要充分予以考虑，以便于制定护理措施。

2. 运用中医术语描述病情 由于中医学自身的特点，中医护理诊断不适宜运用西医的护理诊断名称。同时，由于护理学在中医临床中的实际状况，相对于西医具有完全不同于医疗诊断的名称体系，中医护理目前还没有脱离中医医疗诊断模式，因而目前描述中医护理诊断的用语，一般均与中医医疗诊断的用语一致，即用中医传统的疾病、证候、症状、体征用语作为护理诊断用语使用。

3. 遵循中西医结合的原则 由于护理工作的特殊性，中医护理临床必须按照中西医结合的工作模式进行，因而中医护理诊断也就不可能脱离中西医结合的模式。所以，在提出中医护理诊断时，也需要参照西医护理诊断的名称，某些中医护理诊断也使用西医护理诊断用语。

4. 符合相因相宜的原则　护理诊断或健康问题的提出应实事求是，可行性和针对性强，不牵强附会，符合中医护理的临床实际和因人制宜、因地制宜、因时制宜的原则，以有利于护理措施和辨证施护的施行。

二、中医护理诊断的陈述方式

中医护理诊断的陈述有二段式陈述和三段式陈述两种，在大部分情况下，使用二段式陈述。

1. 二段式陈述　病情表现为第一部分，原因为第二部分。病情表现主要用症状、体征术语描述，原因多用病因、病机和辨证用语描述。具体陈述方式如下：

（1）症状加原因：如便秘：与热毒炽盛，壅结肠腑有关。

（2）体征加原因：如半身不遂：与风痰阻络，络脉痹阻有关。

2. 三段式陈述　健康问题为第一部分，病情表现为第二部分，原因为第三部分。具体陈述方式如下：

（1）健康问题加症状加原因：如舒适改变：恶心呕吐，与胃失和降有关。

（2）健康问题加体征加原因：如生活自理能力下降：半身不遂，与风痰阻络有关。

三、中医护理诊断的形成过程

形成中医护理诊断的过程就是辨证的过程。辨证以中医学整体观念的理论为指导，将四诊收集的病史、症状、体征等资料进行综合分析，归纳总结，判断发病的病因、病变的部位、疾病的性质和正邪盛衰等情况以及各种病变间的关系，从而为作出护理诊断或提出健康问题打下基础。

辨证以阴阳、表里、寒热、虚实八纲为总纲，以脏腑辨证为基础。除此之外，临床使用的辨证方法还有六经辨证、卫气营血辨证、三焦辨证、病因辨证、气血津液辨证等。在进行护理评估时，可以根据不同的病症采用相应的辨证方法。

第三节　中医护理计划的制定及实施、评价

作出护理诊断以后，要根据病人现存的或潜在的健康问题，制定要达到的预期目标和具体的护理措施，也就是制定护理计划。护理计划应遵循辨证施护的原则，并根据每个病人的不同情况制定，不可以千篇一律。在临床上，护理人员根据护理计划对病人实施程序化的整体护理。

一、中医护理计划的制定

护理计划是根据现存的或潜在的护理问题，确定预期目标，制定具体适宜的措施，有针对性地解决提出的护理问题，以便完成护理最终目标。这是护理程序的辨证施护阶段，也是护理程序的核心。

（一）中医护理计划的基本形式

每个医疗机构的护理计划书写格式不尽相同，一般来说，中医护理计划由护理诊断或健康问题、预期目标和护理措施三部分组成。

（二）制定中医护理计划的基本要求

中医护理计划的制定应遵循以下原则：

1. 充分体现整体观念。中医护理计划要体现中医学整体观念的特性，重视生活起居护理、情志护理和饮食调护。

2. 用辨证施护的观念指导护理措施的制定。中医护理计划要以辨证施护原则为指导，体现因人制宜、因地制宜、因时制宜和同病异护、异病同护的特点。

3. 体现急则护标，缓则护本和标本兼护的原则。

4. 能够充分使用中医护理技能。在护理措施中使用针灸、推拿和其他中医护理常用疗法。

5. 护理措施采用中西医结合的方法。不应因体现中医护理特色而排斥西医护理的方法。

二、中医护理计划的实施和评价

执行护理计划的过程也就是辨证施护的过程。在辨证施护中，护士应按照护理计划制定的预期目标和护理措施对病人进行系统化的整体护理。与此同时，应不断观察病情的发展、变化，通过各种反馈信息对施护效果进行评价。评价的根据是解决护理问题的程度。评价的目的是了解经过一系列有计划的实施措施后，病人健康问题是否得到解决。评价的方法是先由自我评价，即用四诊的方法再次收集病人的有关疾病和健康资料，对其进行辨证分析以得出结论，从而改变和作出新的护理诊断，提出新的护理问题，再据此对护理计划进行不断的充实和修改，然后继续实施新的护理计划和观察护理效果，直至达到预期的目的。

目 标 检 测

A1 型试题

1. 裂纹舌提示（　　）
   A. 中毒　　　　　　　　B. 水湿停滞　　　　　　C. 心脾两虚
   D. 阴液亏虚　　　　　　E. 热郁

2. 望姿态时，见患者喘促抬肩，喉中痰鸣，难以平卧，多为（　　　）
   A. 肝风内动　　　　　　B. 中风　　　　　　　　C. 痹证
   D. 外感风寒　　　　　　E. 哮喘

3. 正常的脉象称为（　　）
   A. 正脉　　　　　　　　B. 平脉　　　　　　　　C. 和脉
   D. 缓脉　　　　　　　　E. 有根脉

A2 型试题

1. 某病人出现神志昏迷、面色晦暗、循衣摸床属于（ ）

A. 假神　　　　　　　　B. 失神　　　　　　　　C. 少神

D. 神志错乱　　　　　　E. 失神

2. 少年刘某，两天前冒雨淋湿，症见恶寒发热无汗，咳嗽吐痰清稀，头身疼痛，其脉象可见（ ）

A. 浮缓　　　　　　　　B. 浮紧　　　　　　　　C. 沉紧

D. 沉细　　　　　　　　E. 浮数

A3 型试题

患者，女，40 岁。3 个月来胸胁疼痛如刺，痛处不移，曾有胸胁外伤史。

1. 分诊护士最恰当的处理是（ ）

A. 优先普通外科急诊　　　　　　　　B. 优先内科急诊

C. 急诊按序就诊　　　　　　　　　　D. 回家继续观察

2. 分诊护士首先对患者进行的检查是（ ）

A. 胸部按诊　　　　　　　　　　　　B. 切诊

C. 问诊　　　　　　　　　　　　　　D. 闻诊

3. 若患者同时伴有舌质淡暗，脉沉涩，辨证应该为（ ）

A. 气血两虚证　　　　　　　　　　　B. 气虚证

C. 气虚血瘀证　　　　　　　　　　　D. 气滞血瘀证

A4 型试题

患者，男，63 岁。确诊慢性阻塞性肺病近 10 年，因呼吸困难一直需要家人护理和照顾起居。今晨起大便时突然气急显著加重，伴胸痛，送来急诊。

1. 分诊护士最恰当的处理是（ ）

A. 优先普通外科急诊　　　　　　　　B. 优先内科急诊

C. 急诊按序就诊　　　　　　　　　　D. 回家继续观察

E. 进一步询问病史

2. 采集病史时首先应特别注意询问（ ）

A. 胸痛部位、性质和伴随症状　　　　B. 既往有无心脏病史

C. 吸烟史　　　　　　　　　　　　　D. 有无发热

E. 近期服药情况

3. 中医检查，发现患者面色发青，舌质暗，边有瘀斑，苔少，脉弦，辨证为（ ）

A. 气滞血瘀证　　　　　　B. 血瘀证　　　　　　C. 气虚证

D. 气虚血瘀证　　　　　　E. 气虚证

4. 进一步中医检查，发现患者同时伴有乏力，汗出，动则为甚，舌边有瘀斑，苔少，脉弦细，辨证为（ ）

A. 气滞血瘀证　　　　　　B. 血瘀证　　　　　　C. 气虚证

D. 气虚血瘀证　　　　　　E. 气虚证

第十二章

中医护理方法

在整体观念指导下的辨证施护是中医护理的突出特点，除了针对患者疾病具体的医药护理之外，中医护理学还特别注重对患者的日常生活起居、精神、饮食、康复环境等各个方面的全面护理。这些护理措施是否得当直接影响疾病的痊愈，因此要做好住院患者的一般护理工作。

第一节　生活起居护理

生活起居护理是指患者在患病期间，护理人员针对患者的病情分别给予环境的特殊安排和生活的合理照料。其目的在于促进机体的阴阳平衡，恢复和保养正气，增强机体抵御外邪的能力，为疾病的治疗和康复创造良好的条件。

一、生活起居护理的基本原则

（一）顺应自然

中医学非常重视"天人相应"，认为人与自然界是一个统一的整体，自然界的各种变化都会影响人的生命活动，使之发生相应的变化。因此，顺应四时阴阳变化的自然规律，是患者生活起居不可违背的基本法则之一。

1. 按季节气候护理　自然界有春、夏、秋、冬四季变化，人的生理活动也会相应改变。善于养生者，就要使机体与四季变化相适应，保持人与自然环境的协调统一，以祛病延年。若违背自然界的变化规律，就等于伤害了生命的根本，对于维护和恢复健康是极为不利的。所以，患者起居应适应四时气候变化，要遵循"春夏养阳，秋冬养阴"的原则。在春夏季节的护理中，要注意保护患者的阳气不要过分消耗；秋冬时节则应注意防寒，积蓄阴精。

2. 依昼夜晨昏护理　一天之中人体的生理活动也随着昼夜晨昏而变化，随着阴阳之气的消长，人体也有着朝盛夕衰的规律，从而使疾病出现"旦慧"、"夜甚"的现象。除此之外，气候、地域和居处等环境的改变，也会引起人体生理、病理方面的变化，因此必须根据四时阴阳的变化规律来进行生活起居护理，以顺应自然。

（二）平衡阴阳

生命活动从根本上来说，需要阴阳两个方面保持对立统一的协调关系。只有阴气平和，阳气秘固，即阴阳协调，人的生命活动才能正常。而患病的最根本原因则是阴阳失去了平衡，因此治疗和护理疾病，首要的是协调阴阳，确保机体自身、机体与自然界的阴阳保持动态的平衡。护理工作中，应从平衡阴阳这一角度，根据患者阴阳偏盛偏衰的病理变化情况去制定护理措施，进行生活起居护理。在患者的日常起居、生活习惯、饮食调护、生活和治疗环境等各方面贯彻平衡阴阳的思想，以达到"阴平阳秘，精神乃治"。

（三）起居有常

起居有常是指起卧作息和日常生活中的各方面要有一定的规律，并合乎自然界和人体的生理常度。我国历代医家十分强调人的日常生活要有规律。只有生活规律，起居有常，才能保持良好的身体状况。如不能遵循正常、科学的生活规律，轻则引起人体正气虚弱，重则可引发诸多疾病。同样，患者的日常活动也要遵照客观规律制定合理的作息制度，这是保证患者经过治疗能顺利康复的重要条件之一。

（四）劳逸适度

劳逸适度是指应合理地安排包括体力活动、脑力活动和性活动的各种日常活动，并坚持适中有度的原则，不宜太快和不及，否则就会造成人体阴阳失衡的状态，从而导致疾病。

（五）慎避外邪

任何疾病的发生过程都是正气与邪气矛盾双方斗争的过程。患病之人正气虚弱，更易于感受风、寒、暑、湿、燥、火六淫和疫疠之气等外邪的侵袭，因此"虚邪贼风，避之有时"是中医护理的一个基本原则。应指导患者根据四季气候寒凉温热的变化而采取相应措施，避免外界不良气候环境等因素的影响。在反常气候或遇到传染病流行时，要注意避之有时，或及时采取其他措施提高机体防御变化的适应力，以避免外邪的侵袭。

（六）形神共养

中医学认为，在生活起居护理中，不仅要注意形体的保养，而且还要注意精神的摄养。形是神的物质基础，神是形的外在表现，形神之间有着密切的关系，二者不可偏废。要做到形神共养，相辅相成，以达到形体强健，精力充沛，形与神俱的状态。

所谓养形主要是指对人的五脏六腑、气血津液、四肢百骸、五官九窍的摄养和护理，应以适当的休息和活动、良好的医疗条件、物质条件等来实现；所谓养神，主要是指对人的精神调养，应以各种方式来调节患者的情志活动，在精神上为其提供愉快的氛围，以达到怡情快志、心平气和的状态，从而使其能保持最佳的精神状态，有利于疾病的康复。

二、生活起居护理的基本方法

（一）保持良好的康复环境

良好的康复环境有利于疾病的治疗和康复。护理人员应为患者创造一个安静、整洁、舒适，有利于治疗和休息的环境。

1. 病室应安静整洁 安静、整洁的环境，不但能使患者心情愉快，身体舒适，还能使其睡眠充足，食欲旺盛，有利于恢复健康。反之，嘈杂的环境不利于患者休息，可使其出现心悸、心慌、坐卧不安，甚至四肢发抖、全身冷汗等症状，不利于身体的康复。如真心痛患者，常可因突然听到声响引起心痛发作；心悸者，可因骤听高声喊叫或突然开门而惊恐万分；失眠者，稍有声响就难以入睡。所以，给患者创造一个安静的养病环境是十分必要的。为此，出入病室的人员应做到"四轻"，即说话轻、走路轻、操作轻、关门轻。对真心痛和癫痫等患者，尽量安排在单人房间。

2. 病室宜经常通风　由于病室内常会有大小便、呕吐物、痰涕、汗液等秽浊气味，因此要经常通风换气，才能使患者神清气爽，肺气宣通，气血通畅，食欲增进，早日康复。每日通风的次数和持续的时间应根据季节和室内的空气状况而定，但每天至少通风 1~2次。夏季天气炎热，易感暑热，一般宜在上午 8~10 点钟通风换气，保持凉爽；冬季气候寒冷，可短时间轮流开窗通风换气。通风时要避免对流风直接吹到患者身上，对身体虚弱或已感寒邪的患者，要在通风时穿好衣服或盖好被子，避免寒邪侵犯；对刚服用解表发汗药的患者，暂时不宜开窗通风，待汗出热退后，先给患者穿衣盖被或使用遮挡屏风后，再行通风，注意勿使患者汗出当风，以免重感风寒之邪而加重病情。

3. 病室温度、湿度要适宜　病室温度一般以 18℃~20℃为宜，在适宜的室温中，患者可感到轻松、舒适、安宁，并降低身体消耗。若室温过高，患者会感到烦躁难受，易中热邪；室温过低，患者又会感到寒冷，易感寒邪。临床护理时，应根据每个患者的具体情况给予不同的调护。如感受风寒或年老、体弱、阳虚的患者，可安排在向阳的房间，室温宜高；感受暑热、青壮年、阴虚或湿热的患者，常怕热喜凉，可安排在阴面房间，室温宜低。

病室相对湿度以 50%~60%为宜。若湿度过高，易使汗液蒸发受阻，患者感到胸中满闷，困倦乏力，特别是风寒湿痹，脾虚湿盛的患者，可出现病情加重的现象；湿度过低，患者易感口干唇燥，咽喉干痛，特别是阴虚肺热的患者，会出现呛咳不止。因此，对感受燥邪等而致病的阴虚患者，室内湿度宜偏高，可在地面洒水或应用加湿器等；对感受湿邪等而致病的阳虚患者，室内湿度宜偏低，可经常开窗通风，降低湿度。

4. 病室光线要适宜　自然的光照会给患者视觉上带来舒适、欢快和明朗的感觉，有利于疾病的康复。临床上，应根据时间和患者病情的不同，及时调节室内光线。如患者午休时，应拉上窗帘，使光线偏暗，以保证午休质量；感受风寒及阳虚里寒的患者，室内光线宜充足；感受暑热之邪的热证、阴虚证、肝阳上亢、肝风内动的患者，室内光线宜稍暗；有眼疾的患者，室内宜用深色窗帘，避免对眼睛的刺激；长期卧床的患者，尽量安排到靠窗户的位置，以得到更多的阳光，有利于患者早期康复。

（二）遵循科学的生活规律

1. 制定合理的作息制度　患者需要静心休养，培养正气，以达到早日康复的目的，要因时、因地、因人、因病制定不同的作息时间。作息时间多因季节而异：如春季万物生发的季节，应晚睡早起；夏季是万物繁茂的季节，阳气旺盛，应晚睡早起，中午暑热最盛之时应适时休息；秋季是万物成熟的季节，阳气始敛，阴气渐长，应早卧早起；冬季是万物收藏的季节，阴寒盛极，阳气闭藏，应早睡晚起。因此，医院的作息制度也应寒暑而有所不同，春夏季生活起居护理、查房、服药、治疗、检查等，均可顺时提前 1 个小时，并延长午休；秋冬恢复到正常作息时间。

2. 保证充足的休息和睡眠　患者应有充足的休息，避免过多的工作和活动，重症患者应卧床休息，一般每日睡眠时间不应少于 8～10 小时。若睡眠不足，易耗伤正气，故有"服药千朝，不如独眠一宿"之说。所以在护理时，要督促患者按时起居，养成有规律的睡眠习惯，每日睡眠时间既不可过长，也不要过短。过长会导致精神倦怠，气血郁滞；过短则因为睡眠不足而耗伤正气。对失眠的患者可助其按摩四肢，夜间临睡前用热水泡洗双足，或给予养心安神药或催眠药物。

3. 进行适当的活动和锻炼　"久坐伤肉，久卧伤气"。因此，在病情允许的情况下，卧床患者要适当翻身更换体位，凡能下地活动的患者每天都要坚持适度的活动，以促进气血流畅，使筋骨坚实，神清气爽，抗御外邪的能力增强，机体功能尽快恢复。患者的活动要遵循相因、相宜的原则，根据不同的病症、病期、体质、个人爱好以及客观环境等进行散步、打太极拳等活动，但要避免急于求成而进行过量的运动，以防耗气伤津而加重病情。

4. 节制性生活　在治疗疾病的过程中，患者必须节制房事，以防耗损肾精，加重病情，某些病情较重的患者，应禁房事。

（三）顺应四时阴阳变化

1. 依气候变化进行护理　中医学认为，外感六淫是致病的重要因素，而患病之人由于正气虚弱，更易受到外邪的侵袭，因此要注意气候变化对患者的影响。除病室内应有适宜的温度外，还要注意随时给患者增减衣服。患者的衣着应宽松舒适，透气吸汗，外出活动时更要避免着凉或中暑。

2. 依季节变化进行护理　在对患者进行护理时要做到：春防风，夏防暑，长夏防湿，秋防燥，冬防寒。在春季护理中，要防止体内阳气过分消耗，对慢性阳虚的患者，抓紧春季时间用食物或药物补益阳气，以防止风邪侵袭；夏季白天当阴居避暑，夜间不贪凉夜露，以防多汗伤津或感受寒凉之邪，并应适当饮用生津止渴的降温饮料。此时体内阳气若无过多损耗，有所贮备，则到秋冬就能抵御寒邪侵扰，预防秋冬发生腹泻、咳喘等。在秋冬时节，护理上应注意防寒保暖，保护患者机体阴津积蓄，才能预防春夏阳亢之时对阴津的耗散。一般除冬季外，可以在晨起阳光温煦不强烈时行日光浴，通过皮肤与寒凉空气经常接触，可以提高卫气的防御能力，有利于疾病康复。另外，有些疾病易在季节交替时复发或加重，此时应加强对患者生活起居方面的调护。

3. 依昼夜晨昏变化进行护理　一日之中有昼夜晨昏的变化，而人体的生理活动也会随之改变。随着昼夜晨昏阶段的不同，人体阳气在一天中的变化有一定的规律，即呈现朝盛夕衰的变化。患病后机体阴阳失去平衡，自身调节能力减弱，对昼夜的变化反应更加敏感。夜半阳气潜伏于内，邪气活动更加猖獗，病情容易恶化。所以，对一些危重的患者应加强夜间观察，以防止出现意外情况。

第二节　情志护理

　　情志护理是指护理工作中，要注意观察、了解患者的精神情志变化，掌握其心理状况，设法预防和消除不良情绪的影响，使患者处于最佳的心理状态，以利于疾病的康复。

　　在正常情况下，七情仅是精神活动的外在表现，并不能成为致病因素。然而长期或突然遭受某种精神刺激，则可能使人体阴阳失调，气血紊乱，脏腑经络功能失常而发生疾病，如"怒伤肝、喜伤心、忧伤肺、思伤脾、恐伤肾"，这时七情即成为一种致病因素。同时，人的精神状况好坏，对疾病的发展和治疗也有着很大的影响。因此，临床上应加强对患者的情志护理，设法避免和消除他们的紧张、恐惧、忧虑、烦恼、愤怒等不良情志，使其树立战胜疾病的信心和勇气。

一、情志护理的基本原则

（一）诚挚体贴，无微不至

　　患者的情志状况和行为不同于正常人，常常会产生寂寞、苦闷、忧愁、悲哀、焦虑等不良情绪。护理人员应"视人犹己"，满腔热情地对待患者，关心、同情和体谅患者，动态了解患者细微的情志变化，主动与其分忧。同时，护理人员态度要和蔼，语言要亲切，动作要轻盈，衣着要整洁。病室内尽量保持安静、舒适，使患者从思想上产生安全感，以乐观的情绪、良好的精神状态去战胜疾病。

（二）有的放矢，因人施护

　　患者由于年龄、体质、性格、性别的不同，加之家庭背景、生活阅历、文化程度、从事的职业和所患疾病等都有所差异，即使面对同样的情志刺激，也会有不同的情绪反应。因此，在护理过程中，要因人而异，既要耐心，又要细致。一方面要坚持正面指导，以情动人；另一方面，又要因人而异，有的放矢，以减轻患者的心理压力，使身体尽快康复。

　　1. 年龄差异　儿童脏腑娇嫩，气血未充，大脑发育不完善，易因惊恐致病；成年人血气方刚，又处在各种复杂的环境中，易为恼怒、忧思致病；老年人常有孤独感，易因忧郁、悲伤、思虑而致病。

　　2. 性格差异　一般而言，性格开朗乐观之人，心胸宽广，遇事能心平气和而自安，故一般较配合治疗和护理；性格抑郁之人，心胸狭窄，感情脆弱，情绪常波动，缺乏战胜疾病的信心。因此，要耐心安慰和开导，使其消除顾虑，积极配合治疗。对情绪激动的患者，应注意交谈的态度与语气，待其情绪稳定后，再进行劝导和安慰。

　　3. 体质差异　患者体质有阴阳禀赋之不同，对情志刺激的反应也有很大差异。偏阳体质的人，性格多外向，喜动好强，易急躁，爱慕虚荣，自尊心强，自制力较差，可通过培养钓鱼等爱好以消除烦躁情绪；偏阴体质的人，性格多内向，喜静少动，或胆小易惊，多忧愁悲伤，郁郁寡欢，可选择下棋等活动，扩大社交领域，增进人际关系。

4. 性别差异 男性属阳，以气为主，情感粗犷，刚强豪放，易为狂喜大怒而致病；女性属阴，以血为先，情感细腻而脆弱，一般比男性更易于为情志所困，常因忧郁、悲伤而致病。

（三）清静养神，清心寡欲

七情六欲是人之常情，然而七情过激，可使人体气血紊乱，导致疾病的发生或加重。我国历代医家均认为神气清净，可健康长寿。而患病之人对情志刺激尤为敏感，精神调摄就显得更为重要。要采取多种措施，保持患者情绪稳定，避免不良刺激，危重患者应尽量谢绝探视。对于功成名就的患者，劝其不要过分计较钱财，追求虚名，暂时先放下工作，安心养病。疾病恢复期的患者，尤其是高血压或脑出血患者，常因即将出院而过度兴奋，使病情加重，因此保持平和的心境很重要。

（四）怡情畅志，乐观愉快

保持乐观愉快的情绪，能使人体气血调和，脏腑功能正常，有益于健康。对于患者而言，不管其病情如何，乐观的心情均可以促使病情的好转，反之则可使病情加重。所以，护理人员要帮助患者尽快适应角色转换。患者间可现身说法相互鼓励，同时营造一种轻松的气氛环境，如适时播放轻音乐、相声等，使患者能保持乐观的情绪和愉悦的心情。

二、情志护理的基本方法

（一）说理开导

通过正面的说理开导，使患者认识到情志对人体健康的影响，从而使患者自觉调畅情志，增强战胜疾病的信心，积极配合治疗，使机体早日康复。

但说理开导也要因人而异，做到有的放矢。可采取耐心细致、实事求是的方法为患者分析病情，启发其通过自我分析来解除或缓解心理压力，调整情绪，从而达到治愈情志疾患的目的。进行说理开导，护理人员必须要得到患者的信赖，态度要真诚、热情。对患者要有同情心和责任感，对患者的隐私要注意保密。这样才能通过说理开导，动之以情，晓之以理，从而达到改变患者精神及身体状况的目的。

（二）移情异性

移情就是将注意力转移。在护理工作中，主要是指将患者的注意力从疾病转移到其他方面；异性是指改易心志，包括排除或改变患者的不良习惯或使不良情绪适度宣泄，使患者能恢复正常习惯和心态，以利于疾病的康复。有些患者，其注意力集中在疾病上，整天围绕着疾病胡思乱想，陷入苦闷烦恼和忧愁之中。对这类患者，护理人员应采用言语诱导的方法转移其注意力，解除思想顾虑，忘却病痛，克服紧张、烦闷之感，自我解脱，达到心态平衡。护理过程中应根据患者自身的素质、爱好、环境与条件等决定具体的方法。

（三）以情胜情

以情胜情是以五行相克的理论为依据，用一种情志抑制另一种情志，达到淡化，甚至消除不良情绪，以恢复正常精神状态的一种护理方法。根据五行相克的规律，七情的生克制化关系为：怒胜思，思胜恐，恐胜喜，喜胜悲，悲胜怒。所以在临床护理时，对于过怒所致疾病，可以苦楚之言感之。如在患者嗔怒之际，晓之以理，尽可能宽慰劝解患者，若能令其感动，则气可随之而泄。对于突然或过度喜悦所造成的精神散乱，施恐怖以治之。如对患者骤然施予平素畏惧的事物，则有以水折火之效。对于过度思虑所得疾病，以怒而激之等，如夺其所爱，使患者气结得以尽情宣泄。

上述五行模式的以情胜情法，正是中医学中独特的情志治疗护理方法。灵活运用好这些方法，将有效地提高情志护理的质量。

（四）顺情从意

顺情从意是指顺从患者的意志、情绪，尽可能满足患者的心身需要。患者在患病过程中，情绪多有反常，对此尽可能顺其情，从其意，以利于心身健康。

对于患者心理上的欲望，在护理中应注意分析对待，若是合理的，条件又允许的，应尽力满足其所求或所恶。如创造条件以改变环境，或对其想法表示同情、理解和支持等。但对那些不切实际的想法和欲望，自然不能一味地迁就和纵容，应当善意地、诚恳地采用说服教育等方法处理。如对新入院的患者，应热情地为其介绍病室的环境和相关的制度，耐心解答患者的问题，主动为患者讲述有关的医学知识；对喜欢清静的患者，尽量将其安排在单人房间。

第三节 饮食护理

饮食护理是指在治疗疾病的过程中，根据辨证施护的原则，利用食物自身的特性，对患者进行营养和膳食方面的护理和指导。

食物与中药同源，也同中药一样，具有四气、五味和升降浮沉的特性，因而许多食物具有防病治病的作用。利用饮食调护配合治疗，是中医学的一大特色。在疾病过程中，饮食调护得当，可以提高疗效，缩短疗程。如生山楂、红茶、燕麦可降低血脂；谷皮、麦麸可预防脚气病等。另外，有的食物还具有直接治疗疾病的作用，如鳗鱼治疗肺痨；猪胰治疗消渴；蜂蜜治疗肠燥便秘；鳗鱼、赤小豆利水消肿等。反之，若饮食不当，则可加重病情，使病程延长，甚至产生后遗症。如痛风患者常因大量饮酒，进食肥甘腥发厚味易使病情加重；肾病患者常因进食咸味过多，导致疾病复发；疮疡患者常因食用鱼腥"发物"，而使病情复发或加重。因此，饮食调护对疾病的康复具有举足轻重的作用，尤其在慢性疾病或重病恢复期，饮食调护得当，能起到提高和巩固疗效的作用。

一、食物的性味和功效

食物同中药一样，具有寒、凉、温、热四性，辛、甘、酸、苦、咸五味和升、降、浮、沉的作用趋向，只是其性能不如药物强烈。在饮食调护中，必须根据患者的体质、疾病的性质不同，选择不同性味的食物进行调护，对治疗疾病有一定意义。

1. 热性食物 热性食物具有温中祛寒、益火助阳的功效，适用于阴寒内盛的实寒证。热性食物多辛香燥烈，容易助火伤津，凡热证及阴虚者应忌用，如白酒、生姜、葱、蒜、花椒等。

2. 温性食物　温性食物具有温中、补气、通阳、散寒、暖胃等功效，适用于阳气虚弱的虚寒证或实寒证较轻者。这类食物比热性食物平和，但仍有一定的助火、伤津、耗液趋向，凡热证及阴虚有热者应慎用或忌用，如羊肉、狗肉、鸡肉、桂圆等。

3. 寒性食物　寒性食物具有清热、泻火、解毒等功效，适用于发热较高，热毒深重的里实热证。寒性食物易损伤阳气，故阳气不足、脾胃虚弱患者应慎用，如苦瓜、莴苣、茶叶、绿豆等。

4. 凉性食物　凉性食物具有清热、养阴等功效，适用于发热、痢疾、痈肿以及目赤肿痛、咽喉肿痛等里热证。凉性食物较寒性食物平和，但久服仍能损伤阳气，故阴虚、脾气虚弱患者应慎用，如李子、芒果、柠檬、梨等。

5. 平性食物　平性食物没有明显的寒凉或温热之偏性，不至于积热或生寒，故为人们日常所习用，也是患者饮食调养的基本食物。但因其味有辛、甘、酸、苦、咸之别，因而其功效也有所不同，应根据患者的病情和体质灵活选用，如大豆、玉米、豆浆、猪肉、鸡蛋、花生等。

6. 补益类食物　补益类食物具有益气、养血、壮阳、滋阴的功效。根据其寒凉温热的不同，分为温补、清补和平补三类。

（1）清补类食物：具有寒凉性质，如鸭、鹅、甲鱼、薏苡仁、黑芝麻、绿豆、豆芽、梨、甘蔗、莲子、白菜、银耳、冰糖等，常用于虚热证的调护，具有清虚热，泻虚火的功效。素体阳虚者应慎用。

（2）温补类食物：具有温热性质，如羊肉、狗肉、鸡、鸽子、鲤鱼、粳米、核桃、桂圆、荔枝、红糖等，常用于寒性病症的调护，具有温中、助阳、散寒的功效。热证和阴虚火旺者慎用或禁用。

（3）平补类食物：所谓"平"，是指这类食物没有明显的寒、凉、温、热之偏性，其性较平和，如猪肉、鸡蛋、墨鱼、蚕蛹、蚕豆、扁豆、山药、莲肉、黑木耳、花生、胡萝卜、黄花菜等。适用于各类患者，尤其是疾病的恢复期，具有补益、和中的功效。

7. 发类食物　易于诱发旧病，尤其是诱发皮肤疾病，或加重新病的食物称为发类食物。如禽畜类中的猪头、鸡头，水产品类的虾、蟹等，外科疮疡及各种皮肤病尤当注意。

二、饮食调护的基本原则

饮食调护并非无限度地补充营养，而是需要遵循一定的原则和法度，以达到恢复元气，改善机体功能，治疗疾病的目的。

（一）饮食有节，定时定量

1. 定时　指进食宜有较为固定的时间。有规律的进食，可以保证消化、吸收功能有节律地进行，脾胃不受损伤。反之，食无定时，打乱了肠胃消化的正常规律，则会使脾胃功能失调，消化能力减弱，食欲逐渐减退，损害健康。

2. 定量　指进食宜饥饱适中，恰到好处。过饥则机体营养来源不足，无以保证营养供给，使机体逐渐衰弱，影响健康；过饱则会加重肠胃负担，使食物停滞于肠胃，不能及时消化，影响营养的吸收和输布。同时，脾胃功能因承受过重负担而容易受到损伤，严重者可能发生下利、痔疮等病症。

因此，在护理过程中，应根据病情指导患者按时、定量进餐，养成良好的饮食习惯，切忌暴饮暴食，以免伤及脾胃。

（二）调和四气，谨和五味

1. 调和四气 饮食物的"四气"是指寒、热、温、凉四种不同性质。饮食过寒或过热会导致人体阴阳失调，发生某些病变。如多食生冷、寒凉之物，可损伤脾胃阳气，使寒湿内生，发生腹痛、泄泻等；多食油煎、温热之物，可耗伤脾胃阴液，使肠胃积热，出现口渴、口臭、嘈杂易饥、便秘等。因此，饮食必须注意寒热适当，不可凭自己的喜恶而偏嗜过寒过热之品。

2. 谨和五味 "五味"，一是泛指所有食物，二是指食物的性味。所以"谨和五味"的含义包括两方面：一为多种食物搭配，五谷、五畜、五菜、五果等。不同食物所含的营养成分各有不同，只有做到各种食物的合理搭配，才能使人体得到均衡的营养，满足各种生理活动的需要。在临床护理中，在患者病情允许的情况下，应尽可能使饮食多样化，根据病情的需要，兼而取之，合理搭配，才能使患者尽快恢复健康。二为食物的辛、甘、酸、苦、咸五味要调和，不可过酸、过辣等。五行学说认为，五味与五脏有密切的关系，即酸入肝，苦入心，甘入脾，辛入肺，咸入肾。五脏阴精的产生来源于饮食的五味，但五脏又可因饮食五味的太过而受到损害，如能把五味调和适当，机体就会得到充分的营养；反之，如果长期偏食某种性味，就会导致机体阴阳失衡而发生疾病。

（三）辨证施食，相因制宜

1. 因人制宜 因人制宜是指饮食调护应根据不同的年龄、体质、个性等方面的差异，分别予以不同的调摄。

（1）体胖者多痰湿，饮食宜清淡化痰之品，如青菜、水果等，忌食肥甘厚腻，以免助湿生痰。体瘦者多阴虚内热，宜食滋阴生津、养血补血的食物，忌食辛辣动火之品，以免伤阴。

（2）孕、产妇在妊娠期，由于胎儿生长发育的需要，机体的阴血相对不足，忌食辛热、温燥之物，以免助阳生火，扰动胎气，即所谓"产前宜凉"。哺乳期由于胎儿的娩出，气血受到不同程度的损伤，机体多虚多瘀，此时宜食有营养、易消化、补而不腻之物，如小米粥、大枣、骨头汤、蛋类等，忌食寒凉、辛燥、酸性食物，即所谓"产后宜热"。

（3）儿童身体娇嫩，为稚阴稚阳之体，宜食性味平和，易于消化，又能健脾开胃的食物，而且食物品种宜多样化，粗细结合、荤素搭配，不可偏嗜，以免过胖或过瘦，忌食滋腻、峻补之品。

（4）老年或大病初愈之人，脾胃功能虚弱，运化无力，宜食清淡、温热、熟软之品，忌食生冷、黏硬、不易消化之物。且因体质虚弱，不宜大剂量强补，而应少量多次进补，防止偏补太过，因补滞邪。肠燥便秘者，宜多食含油脂的植物种仁或多纤维的菜根之类。

2. 因时制宜 由于春、夏、秋、冬四时气候的变化对人体的生理、病理有很大的影响，因此应当在不同的季节合理选择调配不同的饮食，以帮助患者增强体质，恢复健康。

（1）春季三月，风和日暖，阳气生发，食宜清温平淡，如麦、枣、猪肉、花生、芝麻等，少食生冷、黏腻之物。

（2）夏季三月，酷热难耐，应进食清淡、解渴、生津、消暑之品，如西瓜、冬瓜、绿豆汤、乌梅小豆汤、藿香茶、冰糖煎水代茶饮等，切忌过食寒凉、厚味之品。平素阳虚体质，常服用参茸、附子之品，也应注意节制。

（3）秋季三月，炎暑渐消，气候干燥，饮食应以滋阴润肺为主，可适当食用一些柔润食物，如芝麻、蜂蜜、菠萝、乳品、甘蔗、糯米等，以益胃生津。尽可能少食葱、姜、辣椒等辛辣之品。进补时也应注意在平补的基础上再配以生津养液之品。

（4）冬季三月，万物凋谢，朔风凛冽，宜食用具有滋阴潜阳作用且热量较高的食物，如谷类、羊肉、狗肉、龟鳖、木耳等，而且宜热饮热食，以保护阳气。由于冬季以养精、藏精为主，此时进补可扶正固本，有助于体内阴精的潜藏，以增强抗病能力，为有效预防开春的时行瘟病打下较好的基础。

（四）饮食清洁，习惯良好

新鲜清洁的食物可以补充肢体所需要的营养，而腐烂变质的食物易使人出现腹痛、泄泻、呕吐等中毒症状，严重者可出现昏迷或死亡。一般的食物均应烹熟后再食用，对瓜果、蔬菜要清洗干净，以防农药中毒。护理中一定要求患者注意饮食卫生，尤其在夏令季节，要把住"病从口入"这一关，防止因饮食不洁而加重病情。同时，保持良好的进食习惯，对身体也很重要。

1. 进食宜缓　进食时应该从容和缓，细嚼慢咽，这样既有利于各种消化液的分泌，又能稳定情绪，避免急食暴食，保护肠胃。

2. 进食宜专　进食时应尽量将头脑中的各种琐事抛开，把注意力集中到饮食上来，这样有利于消化吸收；反之，边吃边看电视或书报，则纳食不香，影响消化吸收。

3. 进食宜乐　进食前后应保持良好的环境和愉快的心情。进食的环境宜宁静和整洁，气氛宜轻松和愉快，同时可适当配以轻松舒缓的音乐。

进食后也应提醒患者保持良好的习惯。如漱口可保持口腔清洁，防止口臭、龋齿等疾病。对于一些脾胃功能较弱的患者，可指导其按摩腹部，以促进胃肠的消化功能。同时，对病情允许的患者，食后可做一些从容和缓的活动，不宜立即卧床休息。

三、饮食调护的常用方法

食物的品种很多，除某些干鲜果蔬可以直接食用外，大部分食品均需经过加工和烹调后才宜食用，从而形成了种类繁多的食品制作方法和丰富多彩的饮食种类。在中医临床中，主要使用以"汤羹"类为主结合其他种类来进行饮食调护。

1. 汤羹　以水和食物一同煎煮或蒸炖而成。可根据食物的滋味、性能加入适当的作料，食用时除饮汤外，同时吃其中的食物。汤羹有汤和羹之分，较稠厚的为羹，较清稀的为汤。所用食物主要是有滋补作用的肉、蛋、鱼、海味、蔬菜、水果等，以补益为主要用途。

2. 粥食　以米、麦、豆等粮食单独或同时加入其他食物煮成，为半流质食品。粥食是常用的饮食之一，尤其适用于脾胃虚弱者。

3. 主食 以米、面等富含淀粉的食物为主要原料做成的各种米饭、糕点、小吃等食物。

4. 膏滋 以补益性食物加水煎煮，取汁液浓缩至一定的稠度，然后加入蜂蜜、白糖或冰糖，制成半固体状，一般以补益为主要用途。

5. 散剂 将干果、谷物等食物晒干或烘干，研磨成细粉末。用时以沸水调食或用开水送服。

6. 菜肴 是指具有治疗作用的各类荤素菜肴的总称，种类繁多，制法各异。有蒸、煮、煎、炒、炸、烧、爆、炖、煨、渍、腌、凉拌等多种。根据其性味和制法的差别有不同的作用。

7. 饮料 指酒、乳、茶、果汁、菜汁等。依各类饮料的性味和调制方法的不同而具有不同的作用。

四、饮食宜忌

食物有寒热温凉之性，辛、甘、酸、苦、咸五味，疾病有寒热虚实之辨，阴阳表里之别，故一定要根据疾病证候类型来指导患者选择不同属性的食物，以达到"虚则补之"，"实则泻之"，"寒者热之"，"热者寒之"的配合治疗目的。正如《金匮要略》所说："所食之味，有与病相宜，有与病为害，若得宜则补体，为害则成疾。"所以，护理疾病强调饮食宜忌也非常重要。

（一）心系病症

心系病症包括心悸、胸痹、失眠等，尤以心悸为主。

血脂正常者，一般营养食物均适宜；血脂增高者，以清淡素食为主，可少进瘦肉、鱼类之品，忌食动物脂肪、内脏等肥腻之品以及烟酒、浓茶、咖啡等刺激品。

（二）肺系病症

肺系病症包括咳嗽、哮喘、肺痈、悬饮、矽肺等，以咳嗽、咳痰为主症。

宜食清淡素食、水果，忌食辛辣、烟酒、油腻、甜黏之品。咳嗽痰黄，肺热盛者，宜食萝卜、橘子、梨、枇杷等清热化痰之品；痰中带血者，宜食荸荠、藕汁、西瓜等清热润肺、止血之品；痰白清稀，肺寒者，忌食生冷瓜果；肺阴虚者，宜食百合、银耳、甲鱼等滋阴补肺之品；哮喘患者，忌食鱼、虾、香菜等发物。

（三）脾胃系病症

脾胃系病症包括胃脘痛、呕吐、噎膈、泄泻、便秘等，均属脾胃运化功能失常所致，并与大小肠有密切联系。

宜食营养丰富，软、烂、热、易于消化的食物，忌食生冷、煎炸、硬固之品。脾胃虚寒者，宜食姜、椒之类；胃热者，宜进食凉性水果；胃酸过多，宜食碱性食物；胃酸缺乏者，饭后宜食适量的醋或山楂片；腹泻者，宜少食油、半流质食物或软饭，忌食茼蒿、茄子、生冷瓜果等寒凉滑润之品。

（四）肝胆系病症

肝胆系病症包括黄疸、鼓胀、眩晕、中风、癫痫、郁证等。

宜食新鲜蔬菜及营养丰富的瘦肉、鸡、鱼类，忌食辛辣、烟酒等刺激品，少进食动物脂肪。肝胆疾病急性期以素食为主，缓解期或恢复期可进荤食；肝硬化腹水，宜食低盐或无盐饮食；肝性脑病时，应控制动物蛋白类的食物。

（五）肾系病症

肾系病症包括水肿、淋证、消渴、癃闭、阳痿、遗精等。

宜食清淡、营养丰富的食物以及多种动物性补养类食物，忌食盐、碱性过多和酸辣太过的刺激之品。水肿者，宜食冬瓜、葫芦、赤小豆、荠菜、薏苡仁、鲫鱼等利尿消肿之品；肾虚者，宜食猪、牛、羊、鸡、狗肉、蛋类等补养品；水肿宜给予低盐或无盐食品；尿浊应忌食脂肪、蛋白类食物。

此外，外感热证，饮食宜清淡，如米粥、清汤面、新鲜蔬菜、水果等；高热伤津时，可多饮水，食鲜梨汁、荸荠汁、藕汁、西瓜汁等，忌食油腻、煎炸、辛辣之品，以防伤阴动火，损伤脾胃。

第四节 病症恢复期护理

病症恢复期是指正气渐复，邪气已衰，脏腑功能逐渐恢复，病情好转，趋于痊愈的时期。这个时期应注意合理调护，以使病邪彻底清除，脏腑功能完全恢复。若调护不当，易使病邪复燃，脏腑功能失常而致病情复发。因此，在疾病恢复期应注意避免外邪，防止过劳，合理饮食，调摄情志，以促进身体早日康复。

一、防止因外邪复发

大病初愈之人，往往正气不足，卫气也必然较弱，若调护不当，常易感受六淫、疫疠而引起疾病复发。故此时应注意扶助正气，固护卫气，避免邪气，以利于疾病的恢复。

（一）扶正助卫

人体卫气布于体表，是抵御六淫之邪侵入的主要力量。在疾病恢复期，患者正气尚虚，卫气不固，邪气往往乘虚而入，故应注意加强护理，以增强正气，提高机体的抵抗力。

1. 调节饮食 卫气来源于脾胃化生的水谷精微，所以调节饮食，加强营养，补益脾胃，是补充卫气的主要手段。

2. 自然调护 可利用自然调护，以日光浴背部或全身，借日光调节人体之阳气。除冬季外，一般以晨起阳光温煦不强烈时为日光浴最佳时间。另外，还可以通过皮肤与寒凉空气的经常接触，使卫气得到锻炼，提高卫气的功能。

（二）谨避外邪

在疾病恢复期，患者正气未复，身体的抵抗力、适应力都较弱，如护理不当，常易外感风寒等邪气而延误疾病的痊愈。因此，患者应根据气候的变化情况，及时增减衣被，居室保持适当的湿度、温度，以防风邪夹杂他邪引起感染。

二、防止因食复发

"民以食为天"，食物是机体的营养来源，为正常的生理活动提供物质基础。但大病初愈，脾胃虚弱，如饮食不当而导致疾病复发者，即谓之食复。

（一）合理调养

疾病初愈者饮食最基本要求有三点：

1. 食物洁净卫生 若食用腐败变质的食物，往往损伤脾胃而致疾病复发，或变生他病。

2. 食物易消化 病后初愈者，脾胃功能较差，饮食宜清淡而富有营养，且少量递进，若进食过量油腻厚味或贪多强食，易胃弱不化，影响疾病的恢复。

3. 辨证饮食 不但用药应辨证施治，在饮食方面，也因人、因证的不同而给予合理的饮食，以促进疾病的康复。如寒性病症，饮食宜温热；热性病症，饮食宜清凉等等。总之，由于病后初愈之人阴阳失调的特点，在饮食调补时，应防止偏补太过与因补滞邪。

（二）注意忌口

在疾病恢复期，病邪余焰未熄，凡易引起病症复发的食物，皆应注意"忌口"。如热病忌温燥辛辣之品；寒证忌生冷寒凉伤阳之物；水肿者忌盐；瘾疹者忌鱼虾腥发之物等。

三、防止因过劳复发

疾病恢复期的患者，因精神刺激、形体劳倦或房事不节等引起病症的复发，称为劳复。

（一）防形体劳倦

"劳则耗气"，疾病恢复期患者，原本气血未复，正气未充，易于劳倦，若再劳累过度，会更加损伤人体的正气，影响疾病的痊愈。故病后初愈者应量力而为，进行必要的形体活动，使气血流畅，有助于彻底康复，但应以"小劳不倦"为原则。

（二）防脑力过劳

脑力过劳是指思虑太过。"思发于脾而成于心"，思虑太过，不仅耗伤精血，影响心神，还会损伤脾气，影响脾胃的运化腐熟功能，不利于疾病的恢复。因此，医护人员应注意及时掌握患者的思想动态，诚挚地开导患者，消除他们的各种思想顾虑，使其心情愉悦，安心调养，可促进身体早日康复。否则，可使病情加重或恶化。

（三）防房事太过

房事太过是指性生活不节制。性生活过度，主要耗伤精血，损及肾脏。肾主藏精，为先天之本，肾阴、肾阳是人体阴液和阳气的根本。"久病及肾"，大病、久病之后，常易致肾虚，若不节制房事，则肾精更加亏耗，机体阴阳更加失调，影响疾病的痊愈。故疾病恢复期的患者，要注意节制房事，以免病情复发。

四、防止因情复发

精神情志对人体的身心有很大的影响。心情舒畅，精神愉快，则气血调畅，脏腑功能正常；若七情内伤，可直接使气机逆乱，气血失调，影响脏腑的功能活动。故在疾病恢复期应注意调畅情志，防止不良情绪的刺激，以免因情复病。

（一）心情要舒畅

恢复期患者易产生急躁或忧思情绪，均能导致病情加重。而良好的心情，可使人精神焕发，气血调畅，有利于病症的恢复。因此，在疾病恢复期，护理人员要多开导患者，促使他们保持心情舒畅，树立乐观的情绪，主动避免不良刺激，学会调节生活。老年患者易感孤独，应经常有人陪伴，并与其谈心聊天，使其精神舒畅，气机调达，以利于疾病的康复。

（二）避免情志异常波动

在恢复期，患者如果出现情志异常波动，可使病情加重，或迅速恶化。因此，此期应注意调摄精神情志，尽量避免大喜、过悲、暴怒等过激情志的刺激，以免使脏腑气血更加失调，病情加重。

第五节　康复护理

"康复"一词中医多指身心功能、生活、工作能力的恢复。

中医康复护理是运用中医整体观念和辨证施护理论，利用传统康复护理的方法，配合康复医疗手段、传统康复训练和养生方法，对残疾者、慢性病者、老年病者及急性病恢复期者，通过积极的康复护理措施，使其身体功能和精神情志尽可能恢复到原来的健康状态。

一、康复护理的基本原则

中医康复护理原则是在康复病症的诊断基础上，综合患者各种临床特点，提出康复护理原则，是整个康复计划的重要环节。

（一）预防为主

病症后期，正气不足，卫气不固，常因感受六淫等外邪而引起疾病复发。另外，饮食不当，精神刺激或形体劳倦、房事不节等也会引起疾病复发。故康复护理的全过程应贯彻"预防为主"的原则。在这个时期应注意加强对患者的合理调养和护理，以使病邪彻底清除，脏腑功能完全恢复。

（二）整体护理

人体是有机的整体，人体与自然环境、社会环境也是相互统一的。气候变化可影响人体阴阳调节，因此康复护理必须顺应四时气候变化的自然规律；其次患者所处的社会环境，如家庭、社交圈、婚姻状况、经济条件、工作状况等都会影响疾病的康复，因此康复护理还应适应社会环境；最后由于人体内部也是一个整体，康复护理中不应只注意有病损和功能障碍的器官和肢体，还应着眼于患者的全面康复，即从生理（身体上）、心理（精神上）、职业和社会生活的各方面进行全面、整体的康复护理。

（三）综合护理

综合护理又称"杂合以护"，是指应用多种康复护理方法对不同病症的患者进行综合施护。疾病的形成与多方面因素有关，在采用综合护理原则时，还应遵循标本缓急的护理原则，根据病情轻重、缓急、新旧等不同情况，分别采用急则护其标，缓则护其本的康复护理方法，并遵循一定的康复护理程序分期进行。动静结合、形神兼养是中医康复护理普遍的综合护理方法，而发挥患者自我保护的积极性，如进行健身运动康复，也能有效促进患者的康复。

（四）因人、因证、因病而异

中医康复护理必须根据不同个体，不同疾病，以及不同疾病的不同阶段可能出现的证候，实施不同的护理措施。

1. 因人施护　康复护理的对象不同，其身体素质、行为习惯、病情轻重、残疾程度、文化水平、经济条件等也有所不同。因此，对康复治疗的信心、对医院环境的适应能力及对待疾病的认识和态度也就不同，护理人员应当据此采取不同的护理措施。

2. 因证施护　康复护理时应根据康复护理对象所患病症的不同采取不同的护理措施。如对待情志不舒，心情忧郁患者，可以实施娱乐康复护理措施，如听音乐、看电视、做游戏等；但是对于有抽搐发作史，癫痫患者，这些活动则不适宜，而应使这些患者的病室安静，舒适无噪音。对患风湿痹证的患者，则应根据病情调节病室温度、湿度；而对肥胖证、消渴患者则应在活动量方面适当增加；对心悸、怔忡患者，就应尽量控制活动量，以免病情恶化。

3. 因病程施护　在同一疾病的不同康复期，也应采取不同的护理措施，以适应病程中不同阶段的护理要求。如对患真心痛的老年患者，在发病期应密切观察病情变化，防止病情恶化；当疼痛发作时，要让患者卧床休息，在生活护理方面给予周到的照顾；在发病后病情稳定时，应注意患者的情志变化，消除恐惧心理，正确对待疾病，还要注意生活起居、饮食等方面的护理。

二、康复护理的方法

（一）运动康复法

运动康复法是通过运动肢体、自我按摩以练形，呼吸吐纳、调整鼻息以练气，宁静思想、排除杂念以练意的康复法。

1. 动静结合　中医学强调动静结合，根据病情轻重、体质强弱、个人爱好适当安排休息与活动。康复期应以休息为主，有助于保持体力，加快脏腑功能恢复。而适当运动对人体有着运行气血，协调脏腑，疏通经络，强健筋骨，凝神定志，激发潜能的作用，可达到防止疾病，早日康复的目的。

2. 运动健身 在康复护理的过程中，应根据患者的病情轻重、体质强弱、个人爱好等选择适当的运动种类。一般肥胖患者、心脏病和老年患者，可选择步行、慢跑、打乒乓球等；体弱者，可选择打太极拳、五禽戏、八段锦等；高血压、眩晕、失眠者，宜选择散步、钓鱼、气功、打太极拳等。运动的时候也应有一定的规律，宜在早晨起床后和晚饭后40分钟选择空气清新的地方，坚持锻炼1小时左右，并要坚持不懈。而且在患者运动时，护理人员要密切观察病情变化，防止运动后出现虚脱，或跌倒受伤等。心脏病患者，不宜在运动前后1小时内进餐，运动后也不宜马上洗热水澡，以免诱发心悸、怔忡等症状。

（二）娱乐康复法

娱乐康复法是利用各种形式的娱乐活动，调节患者的情志，锻炼患者的形体，促使其身心康复的方法。

娱乐康复法可分为两种：一是让患者观赏各种文娱表演，娱耳目，乐心意，以调畅精神情志，并通过调神以全形。二是让患者亲自参与各类娱乐活动，诸如吹拉弹唱，琴棋书画等，以此养心怡神，锻炼体魄，促进气血的运行。

常用的娱乐康复法有舞蹈、书画、垂钓、琴棋、音乐疗法等。进行娱乐康复活动时，应根据患者的病情、体质、性格、喜爱等选择不同的娱乐方法。对于较重的高血压病、冠心病、胃下垂、糖尿病等患者，不宜进行跳舞等运动量大的娱乐活动。不管进行何种娱乐疗法都要适可而止，不可过于劳形伤神。

（三）推拿康复法

推拿康复法是医护人员根据病情需要，在患者体表一定部位或腧穴施以不同的手法，给予一定的刺激，通过经络的感传作用，达到营卫气血和脏腑阴阳调和，以促进身心康复的一种方法。推拿康复法可用于内、外、妇、儿、五官等临床各科，是一种较好的康复护理方法。常用的推拿手法有推法、拿法、按法、揉法和摩法等，临床可根据患者病情、病位等的不同情况而分别选用。

（四）自然疗养因子康复法

自然疗养因子康复法是采用自然疗养因子进行医疗保健，促进患者身心健康的方法。自然界中有增强体质、防止疾病、改善心理素质作用的物理化学因子，称为自然疗养因子。

人是自然界的生物之一，各种自然疗养因子在不同程度上影响着人体的生理和病理过程。人类要维持正常的生命活动，避免病邪的侵害，消除疾病的影响，不仅需要积极地去适应自然环境的变化，而且还应选择利用一切有利的自然环境，以帮助人类祛病延年。

自然疗养因子康复法包括泉水疗法、气候疗法、日光疗法、泥沙疗法、森林疗法等。随着医学模式及疾病谱的转变，利用自然疗养因子防病治病，已成为当今医学的显著特点和发展趋势，蕴藏着无限的生命力。

第六节 用药护理

中医用药护理是护理工作的一项重要内容。中药治疗是中医最常用的治病手段和方法。护理人员能否正确掌握给药途径和方法，直接影响药效的发挥及治疗的效果。因此，在中医护理工作中，除了掌握中医学的基本知识外，还应当熟练掌握中医的用药方法及药后护理，有利于全方位提高药物的疗效。

一、中药汤剂的煎煮

汤剂是我国应用最早、最广泛的中药剂型之一，其制作是将药物饮片放入容器内加热煎煮，而煎煮的好坏及服用方法涉及中药疗效的发挥与用药安全。

历代医家非常重视汤剂的煎煮方法，如徐灵胎在《医学源流论》中提出："煎药之法，最宜深讲，药之效不效，全在乎此。"

（一）煎药容器

煎药用具的选择、使用历来很受人们重视，正确使用可保持药物有效成分。

煎药的器具很多，但以陶瓷器具中的带盖砂锅为好。因砂锅导热均匀，化学性质比较稳定，不易与药物成分发生化学反应，所煎药物质量好，并有保暖、价廉易得等优点。

此外，搪瓷器具、铝锅、玻璃烧杯也可作为煎药器具，但忌用铜、锡、铁等金属器具。原因是：一方面，铜、锡、铁等金属本身就可以入药，用之恐与病情不符；另一方面，这些金属元素性质比较活跃，容易与某些药物成分发生化学反应，轻则降低药效，重则会产生毒副作用。尤其是铁在煎煮过程中，易与药材中所含的鞣质、苷类等成分发生化学反应，生成一种不溶于水的鞣酸铁及其他成分，使药液混浊，或呈黑色或绿色，药味腥涩，或降低了有效成分的浸出和疗效，甚至会改变药物性能。

（二）煎药用水

1. 水质 煎药用水，古代医家十分讲究，李时珍在《本草纲目》中记载的煎药用水多达42种，如雨水、雪水、江河水、井水、清泉水等等。现在一般认为除处方有特殊规定用水外，一般以水质纯净为原则，如自来水、河水、湖水、井水、泉水等都可以作为煎药用水。浑浊、污染严重的水以及反复煎煮或存放较久的水，则不能作为煎药用水。

2. 水量 煎药的用水量与药物的疗效密切相关。若加水过少，则药物的有效成分不易煎出；加水过多，则煎煮时间延长，容易破坏药物成分。按理论计算，加水量应为饮片吸水量、煎煮过程中的蒸发量及煎煮后所需药液量的综合。实际操作时，加水量很难做到精确，但至少应根据饮片质地的疏密、吸水性能的高低及煎煮时间长短，确定加水的多少。一般用水量为将饮片适当加压后，液面高出饮片约2cm为宜，第二煎为第一煎加水量的1/3～1/2。若质地坚硬、黏稠或需久煎的药物，加水量可稍多；质地疏松，或有效成分易于挥发，或需短时间煎煮的药物，则加水量可略少，液面刚刚淹没药物即可。

煎药估计好加水量后，一次加足为宜，不要煎一次药当中加数次水，更不能把药煎干再添水重煎。药物煎煳就不能服用。

（三）煎前浸泡

煎药之前宜先用冷水把药材泡透。因为中药材绝大多数是干品，而且多含有淀粉、蛋白质等成分，如不预先用冷水泡透，直接用快火煎煮，药物表面的淀粉糊化，蛋白质凝固，很快就能将药物表面的毛细管堵塞，阻碍水分渗入内部，有效成分的渗出自然受到影响。

药物浸泡时间应根据入药部位的不同而有所区别。一般来说，以花、叶、草类为主的，宜浸泡20~30分钟；以根茎、种子、果实类为主的，宜浸泡60分钟；复方汤剂，煎前浸泡30~60分钟为宜。总之，浸泡以浸透为原则。夏季气温高，浸泡时间宜短，以防腐败变质；冬季气温低，浸泡时间宜长。

（四）煎药火候与时间

1. 火候 指火力的大小和火势的急缓。一般药物先武火后文火，即未煮沸前用大火，煮沸后用小火保持微沸的状态，以免药汁溢出或水分迅速蒸发，影响有效成分的煎出。煎药时不宜频频打开锅盖，以防有效成分挥发。另外，忌用沸水煎药，因为某些药物遇沸水后，其表面蛋白质会立即凝固，影响有效成分的煎出。

2. 煎药时间 药物的性质和质地不同，煎药时间也不同。一般而言，对于解表类、清热类和芳香类药物，宜武火迅速煮沸数分钟后改用文火煎10~15分钟即可，以免药性挥发，减低药效，甚至改变药性；厚味滋补药，煎煮时间可稍长，煮沸后，再用文火煮40~60分钟，以使药物的有效成分尽量煎出，充分发挥药力；有毒性药物，如附子、川乌、草乌等，应文火煎煮60~90分钟以上，以降低毒性，以舌尝不发麻后，再与其他药物同煎。中药汤剂一般煎两次，第一煎煮沸后宜再煎20~30分钟，第二煎煮沸后宜再煎10~15分钟，以使有效成分充分煎出。

（五）煎药次数

一般汤剂多采用每日1剂，每剂药物一般煎煮2次，个别补益滋腻的药物也可以煎3次或更多，以充分利用药材，避免浪费。因药渣中含有效成分更多，所以每次滤出药汁时应绞渣取汁。

（六）特殊药物的煎法

一般药物可同时入煎，但部分药物因为性味、质地、性能、临床用途、煎煮时间不同等，入药煎煮的方法也不同。常用的特殊煎法有如下几种：

1. 先煎 贝壳类、矿物质类药物，因质地坚硬，有效成分难以煎出，故应打碎先煎，待煮沸20~30分钟后，再下其他药物同煎。如石决明、龟甲、龙骨、牡蛎、磁石、生石膏等。另外，毒性大的药物，如附子、川乌、草乌等，久煎后能降低毒性，为了服用安全，也必须先煎。对泥沙多的药物或质轻量大的植物药宜先煎取汁澄清，以其药汁煎其他药。

2. 后下 气味芳香，借挥发油取药的药物，宜在一般药物即将煎好时再下，煎4~5分钟即可，以防有效成分挥发，如薄荷、木香、砂仁、豆蔻等。

3. 包煎 为防止煎后药液混浊及减少对消化道、咽喉的不良刺激，粉末状及细小的植物种子，或带有绒毛的药物，可用薄布或纱布包好，再放入锅内与其他药同煎，如旋覆花、赤石脂、滑石、车前子、蒲黄等。

4. 另煎 人参、西洋参、羚羊角、鹿茸等贵重药物，为了其有效成分不被其他药渣吸附而造成浪费，应单独煎煮。

5. 烊化 阿胶、鹿角胶、饴糖等胶质、黏性大而且易溶的药物，若与其他药物同煎，则易黏锅煮焦，或黏附他药，影响有效成分的溶解。应另行溶化后，与其他药汁兑服。

6. 泡服 含有挥发油、容易出味、用量又少的药物，可用开水或煮好的一部分药液趁热浸泡，如番泻叶、胖大海、藏红花等。

7. 冲服 散剂、丹剂、小丸、自然汁及某些贵重、不耐高热而又难溶于水的药物，不需煎煮，用汤液或开水冲服即可，如三七粉、琥珀、牛黄、麝香、紫雪丹等。

二、中药的一般服法

服药方法、服药剂量、服药温度和服药时间恰当与否，对疗效有着显著的影响，应根据患者的具体情况、药物的不同剂型和质地，采用不同的服法。

（一）服药方法

1. 一般丸剂、片剂、胶囊、滴丸等直接用白开水送服。祛风寒可用姜汤送服；祛风湿药宜用黄酒送服，以助药力。

2. 散剂、膏剂宜先用白开水调稀再服用，以避免散剂引起呛咳，或膏剂黏阻咽喉。

3. 丹剂、细丸以及某些贵重细料药物，不必煎煮，可用白开水或药汤冲服或含服。

4. 番泻叶、胖大海等容易出味的药物，可用沸水浸泡后代茶饮。

5. 呕吐患者在服药前可先服少量姜汁，亦可先嚼少许姜片或橘皮，预防呕吐。汤药宜浓煎，少量多次服用。

6. 婴幼儿、危重患者，可将药物调化后喂服。对于神志不清、昏迷、破伤风、张口困难或口腔疾病不能进食者，可用鼻饲法，即将药液或中成药调稀经鼻胃管注入胃中。

（二）服药剂量

剂量是指一日或一次给予患者的药物量。药物剂量的大小与其疗效有直接关系。一般来说，多数中药药性平和，安全剂量的幅度较大，但对某些性质猛烈或毒副作用较强的药物，应严格控制用量，确保用药安全。

1. 根据药性确定用量 凡有毒、峻猛的药物用量宜小，应从小剂量开始，根据病情逐渐增加，但不可过量，以防中毒或产生副作用。质地沉重的矿物类、贝壳类药物，用量宜大；质地轻浮的花、叶类，以及芳香走散之品，用量宜小。

2. 根据病情、体质、年龄确定用量 一般重病、急病用量宜大；轻病、慢病用量宜小。素体强壮者用量宜大；年老体弱或妇女产后体虚及儿童用量宜小。

另外，同样药物，单用剂量宜大；复方剂量宜小。入汤剂量大；入丸、散剂宜小。夏季用辛温祛寒药物用量宜小；冬季用苦寒降火药物用量宜小等，即所谓"用热远热，用寒远寒"之意。

（三）服药温度

1. 温服　即将煎好的汤剂放温后服用。中成药则用温开水、酒、药汁等液体送服。

一般汤剂宜温服，因温服可减轻某些药物的不良反应，如瓜蒌、乳香、没药等对胃肠道有刺激作用，能引起恶心、呕吐等，温服后能缓解上述不良反应。

需要注意的是，汤剂放凉后，要温服时，应先加热煮沸，使汤剂中沉淀的有效成分重新溶解后放温服用。不宜只加到温热不凉就服用，因为汤剂放冷后许多有效成分因溶解度小而析出沉淀，如果只服用上面的清液，而舍去沉淀部分，必然影响疗效。加热至沸则沉淀的有效成分又可溶解，放温后服用，基本上与刚煎时药效相近。

2. 热服　将煎好的汤剂趁热服下或将中成药用热开水送服。解表药必须热服以助药力发汗；寒证用热药应热服，属"寒者热之"之法；真热假寒证用寒药，亦应热服，以避免患者服药格拒，属"寒药热服"，"治热以寒，温而行之"之法。另外，不论是汤剂还是中成药，凡属理气、活血、补益之剂宜热服。

3. 冷服　将煎好的汤剂放凉后服用或将中成药用凉开水送服。热证用寒药宜冷服，属"热者寒之"；真寒假热用热药，宜冷服，属"热药凉服"，"治寒以热，凉而行之"之法。另外，不论是汤剂还是中成药，一般止血、收敛、清热、解毒、祛暑之剂，均宜冷服。

（四）服药时间

适时服药是合理用药的重要方面，具体服药时间应顺应阴阳消长的规律和人体生物节律情况以及病情的需要、药物的特性和胃肠道的状况来确定。服药时间适当与否，将直接影响药物效果的发挥。

1. 饭前服药　饭前胃中空虚，可避免药物与食物混合，迅速进入肠道，充分发挥药效。驱虫药、攻下药、补益药、制酸药及部分治疗胃肠道疾病的药物，宜在饭前服用。

2. 饭后服药　饭后胃中存有较多的食物，此时服药可减少对胃肠道的刺激，故对胃肠道有刺激的药物都应饭后服用。如消导药、抗风湿药等。另外，不论饭前或饭后服药，均应与进食时间间隔约 1 小时左右，以免影响药物疗效。

3. 睡前服药　为顺应人体生理节律，充分发挥药效，有些药宜睡前服。如安神药、涩精止遗药和缓下药等。安神药睡前服用是因为药物起效后可起到安眠的效果；涩精止遗药则由于所治疗的遗精、遗尿病症多于夜间发生；缓下药需要长时间才能在胃肠道发挥作用，睡前服药后，晨起发挥泻下效果。

4. 定时服药　平喘药、截疟药和调经药需要定时服用。平喘药和截疟药所治疗的喘咳和疟疾发作多有规律，故宜于发作前 2~3 小时服用，以便在疾病发作时起效。主治月经不调的药物，尤其是治疗痛经的药物，宜在月经前 3~7 天服用，不仅可使痛经缓解，而且有利于月经周期的调节。

另外，饮食也能对中药的吸收产生多种影响。凡食性与药性相应时，能增强药物的作用；食性与药物相反时，会降低药物的作用，甚或出现毒副作用。故应充分利用食物的作用来提高药物疗效，减少妨碍吸收或毒副作用等因素。

三、常用中药的服用方法

中医用药"八法"是清代程钟龄在归类总结历代医家治法的基础上提出的，即汗、吐、下、和、温、清、补、消八种治法。每一种治法都是在辨明证候，审明病因、病机之后，有针对性地采取的治疗方法。在临床用药中，有单独一法运用的，如汗法多用解表类药，吐法多用涌吐类药，下法用泻下类药等等，也有随病情变化而互相配合使用的。

（一）解表药的服用方法

解表类药是指具有发散表邪，解除表证作用的药物。本类药物多辛，而辛味药能发散走表，具有开泄腠理，发汗解表，解除表邪的功效。解表药分为辛温解表药和辛凉解表药两类。主要适用于外感表证、疹出不透、疮疡初期以及咳喘、水肿或其他疾病兼有表证者。

解表发汗药均属轻清香散之品，故不宜久煎，以免有效成分挥发而降低疗效。一般加水浸透后，先武火煮沸后用文火再煮5～10分钟，即可趁热取汁饮服。辛温解表药宜热服，服后饮热汤或热粥200～300ml，以助药力，并资汗源。如汗出病仍不解者，可用葱白、鲜苏叶煮水热服，助其辛散走表之功；辛凉解表药宜温服，如咽喉疼痛，清晨空腹饮淡盐水，或取薄荷3g煎汤代茶饮；治疗风湿表证的药物宜热服，风湿表证往往汗出难解，应连续多次服药，以达周身微汗，才能收效；用于疹出不透或疮疡初起的药物应温服，服药后应密切观察热毒宣透的情况。此外，服用解表药时应注意，发汗力较强的解表药，用量不宜过大，以免发汗太过，损及津液；表虚自汗、阴虚盗汗以及疮疡日久、淋病、失血者，虽有表证也应慎用；还应注意因时、因地适当增减药量，如春夏腠理疏松，用量宜轻；冬季腠理致密，用量宜重；北方严寒地区，用量宜重；南方炎热地区，用量宜轻等等。

护理方法 服药后应静卧盖被并进热饮，以助药力。并应根据季节、患者年龄、体质等辨证施护。解表发汗不以汗出为目的，汗出主要是标志腠理开，营卫气，肺气畅，血脉通，能祛邪外出。所以应以遍身微汗为宜，不可大汗淋漓。因汗为心之液，汗出过多易耗伤津液，甚至气随津脱。一般情况下，汗出热退即可停药，不必尽剂。若经上述方法仍无汗出，即使体温不降，也不可用冷敷法降温或给予冷饮，以防止邪气不能外达而"闭门留寇"。服用解表发汗药时，应禁用或慎用解热镇痛的西药，以防汗出过多而伤阴。大汗不止时，暂时不要掀被更衣，注意避风寒。可以干毛巾垫于胸前后背，待汗出停止后再更衣换被。病室温度应保持在20℃～22℃，防止复感风寒。饮食以平补膳食为主，宜食用清淡易消化的半流质饮食或软食，禁忌生冷、油腻、辛辣或酸性饮食。

（二）泻下药的服用方法

凡以通利大便，排除肠内积滞和体内积水为主要功效的药物，即为泻下类药物。泻下药能通利大便，以消除肠道内宿食、燥屎及有害物质；并能清热泻火，使体内热毒通过泻下而得到解除；还能逐水消肿，使水湿停饮从大便排除。故本类药物主要适用于大便秘结，肠胃积滞，实热内结，水饮停蓄等里实证。若表证未解，里实已成，则应衡量表里轻重，采用先表后里，或表里双解之法；老年体虚，新产血亏，病后伤津等，虽有里实证，应根据虚实缓急，或先予攻下，兼顾其虚，或攻补兼施，虚实兼顾。

泻下类药宜空腹温开水送下。峻下药大多苦寒有毒，攻伐作用强，易伤正气，故应中病即止，不可过服。对有毒的泻下药，应炮制规范，控制剂量，避免中毒，确保用药安全。

护理方法 服药后应密切观察大便次数。如腹中雷鸣，有矢气而大便仍不解者，可用手指探肛门，了解是否有硬结粪块阻塞而不得下。同时，可用开塞露注入肛门，增加润滑，使燥结大便容易排出，必要时也可用手指挖出阻塞的粪块。另外，还应认真观察患者的脉象、血压、神志等生命体征的变化及腹痛的性质，如腹痛剧烈，腹泻不止，大汗淋漓，或腹泻不多，但呕吐频频，气短心慌等，可能是中毒现象，应及时报告医生进行处理，以防意外。服用逐水药时应记录 24 小时的出入量，每天测量腹围、腰围，以了解胸、腹水消退情况。服药期间，饮食宜清淡，易消化，忌油腻、辛辣、坚硬饮食，忌饮酒，宜多食水果和蔬菜。年老体弱、病后体虚，或产妇津血不足而致大便干结难下者，慎用泻下药，必要时可使用泻下作用缓和的润下药。

（三）温里药的服用方法

凡以温里祛寒为主要功效的药物，即为温里药，也称祛寒药。温里药性味辛热，具有温中祛寒，温肾回阳的功效。适用于两个方面的病症：一为寒邪内侵，脾胃阳气被困；一为阳气虚弱，或久病伤阳，阴寒内盛。使用温里药时，应根据寒邪所犯部位及正气强弱的不同等，选择合适的药物和配伍。如外寒内侵兼有表证者，配解表药；寒凝气滞者，配理气药；寒湿内蕴者，配健脾化湿药；脾肾阳虚者，配温补脾肾药；亡阳气脱者，宜配大补元气药等。

本类药宜文火久煎，热服或温服。而且本类药多辛热燥烈，易耗伤津液，故凡阳盛阴虚、血热出血，或真热假寒之证，均应禁用。温热之品，易伤胎元，某些药物对于孕妇应慎用或忌用。根据"用温远温，用热远热"的理论，夏季也应慎用本类药物。

护理方法 对患者应积极采取各种防寒保暖的措施，病室温度可稍高，尤其在冬季要提高室温。夏季尽可能不要应用空调，以免空调中冷风再次入侵，可用小到中档的电风扇降低室温，并随时增减患者的衣被。开窗通风时，不宜让风直接吹到患者。对于寒痹经脉者，关节部位要注意保暖，生活中尽可能用温热水，并可在服药同时，指导患者或家属按摩患肢或局部疼痛处，每天 2～3 次，每次 20 分钟左右，也可以配用理疗方法治疗。居室要保持干燥，在夏季可用姜汁涂患处，以温经通络，并可适当加服温经活血类的药酒。疼痛缓解期可适当进行肢体功能锻炼，活动筋骨。对于里寒证，脾胃阳气被困者，要观察患者腹痛、呕吐、泄泻的次数、性质及伴随症状，在排除外科急腹症的基础上，可采取艾灸中脘、关元、足三里等穴，以缓解症状；呕吐甚者，可加服姜汁以止吐。饮食上宜进温补类食物，并应温热服，以加强温中散寒的作用。忌食寒性和不易消化的饮食。应经常与患者沟通，帮助其解除烦恼，劝说患者把情绪调节到最佳状态，以利于阳气的恢复。

（四）清热药的服用方法

凡以清泄里热为主要功效的药物统称清热药。清热药多寒凉，具有清热泻火、解毒、凉血、清虚热等功效，主要适用于里热证。由于发病因素和部位不同，以及患者体质情况的差异等，里热证可分实热、湿热、热毒、血热和虚热等证型。根据清热药的性能和作用，清热药一般分为清热泻火、清热燥湿、清热解毒、清热凉血和清退虚热药五类。

清热之剂，一般沸后文火煮 10~15 分钟即可取汁服用，宜饭后 30 分钟凉服或微温服。清热药大多药性寒凉，久服易伤及脾胃阳气，影响脾胃功能，故平素脏腑虚弱者慎用。

护理方法 病室应保持通风凉爽，炎热季节应有降温设备，并应根据患者的发热程度调节病室温度。服药期间饮食宜清淡，多食西红柿、黄瓜、丝瓜、苦瓜、豆腐等，不宜食油炸煎炒之品。烦热口渴时，多饮清凉饮料，如西瓜汁、绿豆百合汤或芦根煎水代茶饮等，以助清热生津之力。热邪内迫营血，出现各种出血时，除用凉血剂外，可服藕汁、荸荠汁，或用芦根 100g 煎汤代茶，有凉血止血，清热生津的作用。热病后期，低热消瘦乏力，可配用骨皮 9g，红枣 50g 煎服。若外感暑邪，或高温作业中暑的患者，应鼓励其多食西瓜或给予清盐薄荷水（清盐 3g，水 500ml，水沸后加薄荷 3g）凉服，或菊花、薄荷叶各 12g，用沸水泡后代茶，或用绿豆适量煎水饮用。胸闷腹胀时，用橘皮泡茶，有健脾理气宽胸之功效。热毒内盛，口舌生疮，咽喉肿痛者，以金银花 9g 或薄荷 3g 加 100ml 沸水浸泡，冷却后频频漱口或内服，漱后用西瓜霜或冰硼散等吹喉，使药粉喷涂在溃疡处。另外，服药期间注意观察患者的神志、体温、皮肤斑疹、汗出等情况，尤其注意大便情况，如服药后大便每天 4~6 次，可酌情减量；若有便秘者，应报告医生调整药量或药物。

（五）消导药的服用方法

消导即消食导滞之意。凡以消化饮食积滞为主要功能的药物，称为消导药。消导药具有消食导滞，促进消化的功效，部分消导药还有健脾益气的作用。本类药物主要适用于宿食不消所致的脘腹胀闷，不思饮食，嗳气吞酸，恶心呕吐，大便失常，以及脾胃虚弱所致的消化不良，脘腹胀满等。

消导药气味清淡，取其气者，为理气宣散之品，煎煮时间宜稍短，沸后煎煮 10 分钟左右即可；药味厚重，取其质者，如消食祛积、软坚之品，煎煮时间可稍长，沸后煎煮 20~30 分钟。本类药物宜饭后温服，使药物与食物混合，以充分发挥药效。

应用消导药时，须根据不同的病情，配伍相应的药物。如宿食停滞化热者，宜配清热药；大便秘结者，配泻下药；积滞中阻，气机不畅者，配行气药；湿浊阻滞而饮食不消者，配泻下药；脾胃有寒者，配温中散寒药；脾胃虚弱，饮食不消者，则应以补气健脾为主，适当辅以消导药物。消导药作用虽缓和，但部分药物也有耗气之弊，对气虚食滞者，当以调养脾胃为主，不宜久服，以免耗伤正气。

护理方法 饮食以平补易于消化的半流质或软食为主，如稀饭、面条、山楂糕等。忌食生冷硬物、肥甘厚味，或芋头、红薯等胀气之品。可指导患者用陈皮 6g，麦芽 9g，沸水泡后代茶，亦可用山楂、麦芽、神曲煎汤代茶。饭后可作适当的运动，以促进饮食物的消化与吸收。寒性食滞者，配用桂皮、茴香、姜、蒜、葱等作调料入菜。热性食滞者可用导泻法，饮食以甘平清淡为主，并观察腹痛及大便形状等变化。

（六）补益药的服用方法

凡具有补养作用，补益人体的气血阴阳，以消除虚弱证候的药物，称为补益药，又称补虚药或补养药。补益药主要适用于大病之后正气虚衰，或病邪未尽正气已衰的病症。故应用时应处理好补虚与祛邪的关系，分清主次，恰当地与祛邪药物配伍应用。

虚证有气虚、阳虚、血虚、阴虚之分，根据补虚药的不同功能，可分为补气药、补血药、补阴药、补阳药四类。在临床应用时，可以根据虚证的不同类型而选用不同的补益药。然而，人体的气血阴阳相互依存，阳虚多兼气虚，气虚又可导致阳虚；阴虚每兼血虚，血虚又可导致阴虚。因此，补气药和补阳药，补血药和补阴药往往配伍应用。更有气血两亏或阴阳俱虚者，则必须气血兼顾或阴阳双补。

补益药大多质重味厚，宜多加水，浸泡时间应长，一般煮沸后再文火煎煮60分钟左右，趁热过滤，然后取汁频频服用。人参、西洋参或阿胶、鹿角胶等贵重药品必须另煎，或药汁溶化，饭前服用。补益药物多滋腻，在服药时当照顾脾胃，即适当与健脾开胃药物同用，以免妨碍消化吸收，影响疗效。

虚证的病程一般较长，补益药宜制成蜜丸、煎膏、片剂、口服液、颗粒剂或酒剂等，以便保存和长期服用。

补养虚弱衰老之证应循序渐进，从小剂量开始，不可大量峻补，以防壅滞之弊。而且，这类患者的脾胃运化功能差，调护时应注意掌握"三分治疗，七分疗养"和"药补不如食补"的原则。另外，补益药原为虚证而设，凡身体健康，无虚弱表现者，不可滥用，以免导致机体阴阳平衡失调。

护理方法 患者阳气亏虚时，大多形寒怕冷，易外感风寒及其他时令之邪，所以室温偏暖为宜；患者阴虚血热时，多喜凉爽，室温可稍低，并要通风。同时，要告知患者注意生活起居，避免重体力劳动，保持充足的睡眠和休息，节制房事以避免肾精亏虚。在病情允许的情况下，指导患者适时地进行太极拳、保健功等身体锻炼，以不疲劳为度，有强身益气的作用。

精神情绪好坏对食欲及病情影响非常明显，所以要加强对患者的情志护理，仔细观察患者的情绪变化，及时采取疏导、解释、安慰等方法，使患者心情舒畅，增加食欲，以利于药物吸收，达到机体康复的目的。

饮食方面，气虚者宜给予温补又易消化吸收的食物，同时注意观察患者的食欲及大便情况。食欲不振，便溏者，可食锅巴粥、山药红枣粥等；血虚者，在补血的同时宜食益气之品，如桂圆大枣粥、杞子胡桃糯米糕等，以增强药效；阴虚者，宜进清补滋阴之品，如甲鱼、海参、银耳、黑木耳等，必要时可使用填精补肾等血肉有情之品，如胎盘、骨髓等。阴虚盗汗者，可用地骨皮12g，红枣4枚煎汤，每日1剂，或用地骨皮9g，枸杞子9g，百合5g煮粥服用；阳虚者，应注意防寒保暖，采用温补饮食调理，如羊肉、鸽肉、狗肉，亦可酌加姜、葱、胡椒等调味。阳虚自汗者，可用煅龙骨或煅牡蛎粉扑撒身躯止汗。久泻、脱肛、阴挺等为脾气下陷，以温补饮食为主，若久泻不止者，另服莲子肉粉、山药粉或石榴皮煎煮服用。滑精或带下量多者，常食淮山药、芡实粉等辅助治疗。

（七）安神药的服用方法

凡以安神定志为主要功效的药物，称为安神药。主要适用于心神不安、心悸、怔忡、失眠多梦、烦躁易怒，以及惊风、癫痫、狂妄等病症。本类药物按其性质分为两类：一类为重镇安神药，多为质重的矿物类或介壳类药，取其重则能镇、重可去怯的作用，多用于实证；一类为养心安神药，属于植物种子类，取其质润性补，养心滋肝的作用，适用于虚证。

重镇安神药多由矿物类药物组成，宜做丸、散剂服用。入汤剂时，应打碎先煎，且不宜久服，以免有碍脾胃运化。素体脾胃不健者，应注意配伍补脾和胃的药物。部分药物具有毒性，更须慎用，不宜过量，以防中毒。本类药宜晚上睡前服用，以免影响白天的工作、学习和生活。

应用本类药物应根据不同的病因、病机进行选择，并作相应的配伍。如阴虚血少者，应与养血滋阴药物配伍；肝阳上亢者，应与平肝潜阳药配伍；心火炽盛者，当与清心泻火药配伍；至于惊风、癫痫、狂妄等病症，多以平肝息风或化痰开窍药为主，本类药物只作辅助之品。

护理方法 在护理中应着重了解患者情志的变化，有针对性地对患者进行情志调护，尽量解除患者紧张、恐惧、忧虑、烦恼、愤怒等不良心境，避免一切不良刺激。嘱其要注意调摄情志，保持心情舒畅，精神愉快，以使气机调畅，气血平和，正气旺盛，有时可达到药物所不能达到的治疗效果。

同时，必须保持病室与环境的安静。《素问·痹论》说："静则神藏，躁则消亡。"《素问·生气通天论》亦指出："起居如惊，神气乃浮。"安静的环境不但能使患者心情愉快，身体舒适，还能使患者睡眠充足，饮食增加，有利于恢复健康。

适当的体育锻炼不仅能使气血流畅，体质改善，而且使人提神爽志，身心舒畅，精力充沛，焦虑减少，有利于疾病的康复。但锻炼活动时要有足够而又安全的运动量，运动量要从小到大，持之以恒，这样才能取得良好的治疗效果。

（八）涌吐药的服用方法

凡以涌吐痰涎、宿食、毒物为主要作用的药物，称为涌吐药。主要用于误食毒物，停留胃中，未被吸收；或宿食停滞不化，尚未入肠；或痰涎壅盛，阻于胸膈或咽喉；或痰浊上蒙清窍所致的癫痫、发狂等病症。

一般服用涌吐药以小剂量渐增的方法，以防中毒或涌吐太过。服药后宜多饮温开水，以助药力；也可用手指或压舌板探喉以助吐。

护理方法 涌吐药作用强烈，大都具有毒性，用之不当能产生不良后果。故涌吐药只适用于气壮邪实之证，对气血两虚、年老、孕妇、产后、哮喘或有咯血病史者，禁用涌吐法。对误食毒物，或食滞停留胃中的危重患者，用涌吐法是临时举措，不宜多次使用。

涌吐不可太过，以胸膈、脘腹稍宽为度，以防损伤正气。如呕吐不止，当忌食解救。张子和曾提出解救方法："吐至昏眩，慎勿惊疑……如发头眩，可饮冰立解，如无冰时，新汲水亦可。"又指出："如藜芦吐者，不止，以葱白汤解之；以石药吐者，不止，以甘草、贯众解之；诸草木吐者，可以麝香解之。"

应用涌吐之法之后，应当休息，不宜马上进食，待肠胃功能恢复再饮流质或易消化的食物，以养胃气。并注意少食多餐，即使食欲增加，也不宜过饱，以防阻塞壅滞。

（九）和解药的服用方法

凡具有解除半表半里之邪、调和肝脾、调和寒热等功效的药物，称为和解药。伤寒少阳证、肝脾不和证、寒热互结证、肠胃不和证等，皆可用和解药物治疗。

和解法作用较缓和，应用广泛，服用此类药物时应根据患者的寒热症状，适当调节服药的温度。

护理方法 服药期间加强神志方面的调护，以解除其郁闷情绪。尤其对月经或更年期前后的妇女，护理时更要注意语气、语态，以免导致患者情志不畅。

服和解药时，应观察患者恶寒与发热的轻重及汗出的情况。如恶寒时，应增加衣被保暖；汗出，要减少衣被，并及时更换汗湿的衣被，还应注意遮挡，以免汗出当风。

肝胃或脾胃不和时，应注意饮食调理，忌食生冷水果、油腻厚味、不易消化或食滞胀气之品，如红薯、土豆、大豆、蚕豆、糯米等，可配服橘饼、陈皮饼或橘皮、姜、葱、蒜等调味品。

（十）活血化瘀药的服用方法

凡以通利血脉，促进血行，消散瘀血为主要作用的药物，称为活血化瘀药，又称活血祛瘀药。其中作用强烈者，又称为破血药。本类药物多偏辛温，性善走散，故有行血散瘀，消肿定痛，通经利痹等作用。适用于血行不畅，瘀血阻滞所引起的多种病症，如血瘀经闭，产后瘀阻，癥瘕痞块，跌打损伤之瘀血肿痛，关节痹痛等。

活血化瘀药性味多辛、苦，善于走散通行，易耗血动血，有的还可以催产堕胎，故出血而无瘀血征象者、血虚而无瘀滞的经闭者、孕妇或妇女月经过多均应慎用或忌用。破血逐瘀及活血疗伤类药物，特别是虫类药物，入药以丸散为佳，或配合散剂外用，可提高消肿止痛之功。虫类药物，如虻虫、斑蝥等大多有毒，内服时应严格掌握剂量，中病即止；用于治疗癌肿时，可长期间断用药，并定期检查肝肾功能，防止受到损伤。部分活血止痛类药物宜酒制或醋制以增强疗效。

本类药物宜饭后服用，或适当配伍消食健胃药，以助药物吸收。

护理方法 护理重点是注意观察患者疼痛的程度，了解肿块的大小及软硬度变化。对瘀血疼痛较重的患者，应做好精神安慰工作。饮食上以温通类食物为佳，忌食滋腻之品。

（十一）祛湿药的服用方法

祛湿类药物包括祛风湿药、芳香化湿药和利水渗湿药三种。凡能祛除肌肉、经络、筋骨风湿之邪，以解除风湿痹痛为主要作用的药物，称为祛风湿药。本类药物多为辛温燥热之品，具有祛风除湿、散寒止痛，或兼疏经活络之功，有的尚有强筋骨作用。适用于风寒湿痹，关节肿痛，屈伸不利，筋脉挛急，麻木不仁，半身不遂，下肢痿弱等病症。凡气味芳香，以化湿运脾、除浊辟秽为主要作用的药物，称为芳香化湿药。本类药物芳香温燥，具有宣化湿浊，舒畅气机，健脾醒胃等功效，主要适用于湿浊内阻中焦，脾胃运化失常所致的脘腹痞满、呕恶纳呆、大便溏薄、身重肢倦、舌苔白腻等病症。凡以通利水道，渗利水湿为主要功效的药物，称为利水渗湿药。本类药物以利水渗湿为主要功效，能使体内水湿之邪从小便排泄。主要适用于小便不利、水肿、腹水、痰饮、泄泻、淋证、黄疸、湿温等病症。

祛湿药物因功效不同，煎服法也各异。应用祛风湿药要根据病症的性质、部位等辨证用药。此外，痹证多属慢性疾病，为服用方便，可制成酒剂、丸剂、散剂、片剂或膏剂长期服用。芳香化湿药多气味芳香易挥发，故入汤剂不宜久煎，宜武火迅速煮沸后，改用文火煎 10~15 分钟即可，以免降低疗效，甚至改变药性。一般祛湿药，大都辛散温燥，久服能伤阴耗血，故阴亏血虚和阴虚火旺患者应慎用。

护理方法 祛风湿药物多对胃肠道有刺激性，宜饭后服用。应用芳香化湿药物时，应注意观察舌苔的变化，舌苔渐退为病愈之征。利水渗湿药能使小便通畅，尿量增多，服药后要观察小便排出是否通畅及水肿消退情况等。长期服用抗风湿药酒时，要严密观察病情，以防药物蓄积中毒。如发现患者有唇舌麻木、头晕、心悸等症状时，多为中毒反应，应立即停药。

病室要注意通风，保持室内干燥，室温适宜，阳光充足，防止复感湿邪而加重病情。饮食护理因病而异，但均忌生冷油腻之物。用利水渗湿药时饮食宜清淡，可多食白菜、芹菜、马齿苋等有利尿作用的食物，以助湿邪从小便而解。

（十二）理气药的服用方法

凡以调理舒畅气机为主要功效的药物，称为理气药。理气药大多辛温芳香，具有行气消肿，理脾和胃，疏肝解郁，降气平喘等作用。主要适用于气滞证和气逆证。

理气药依据其药性不同，应采用不同的煎服方法。理气药大多性味辛温芳香，不宜久煎，以散剂冲服或丸剂为宜。使用本类药物时，还应针对病情适当调配。如用作通阳宣痹时，可加入少量白酒以助药力；调理肝气的药物，可醋炙以引药入肝，加强止痛之功。凡服理气药物应中病即止，不宜过剂。而且本类药物大多辛温香燥，易耗气伤阴，故阴虚、气虚患者宜慎用。

护理方法 理气药物主要适用于气滞证和气逆证；而气机的病变多由于饮食不节，寒温失调，情志抑郁，忧思过度等所致。故护理时应注意调理患者的饮食，不要过饱、过饥或饮食偏嗜等。宜用温通类膳食，以助药力，忌食生冷瓜果，以免影响药效的发挥，或损伤肠胃。另外，要注意调摄精神情志，保持心情舒畅、精神愉快，以使气机调畅。

（十三）化痰止咳平喘药的服用方法

凡以消除痰浊为主要作用的药物，称为化痰药；以减轻或制止咳嗽喘息为主要作用的药物，称为止咳平喘药。由于化痰药多能止咳平喘，止咳平喘药多兼有化痰作用，故统称为化痰止咳平喘药。化痰药多用于痰多咳嗽，或痰饮气喘，咳痰不爽，以及与痰有关的癫痫、惊厥、瘿瘤、瘰疬、阴疽流注、中风昏迷、肢体麻木、半身不遂等病症。止咳平喘药多用于咳嗽气喘、呼吸困难等病症。

此类药物，如半夏、天南星、白芥子、皂荚等大多辛温有毒，内服剂量不宜过大，阴虚有热者忌用。攻下逐痰药物作用峻猛，非痰积而体壮者，不可轻投。咳嗽而有咯血者，不宜用强烈而有刺激性的化痰药，以防加重出血。麻疹初期，或外感病而有发斑疹趋势的，虽有咳嗽症状，忌用温性而有收涩作用的化痰止咳药，以免影响斑疹透发。祛痰药属于行消之品，不宜久用，应中病即止。

祛痰药宜饭后温服，平喘药宜在哮喘发作前 1~2 小时服用。治疗咽喉痰疾时，宜多次频服，缓缓咽下，使药液与病变部位充分接触，以便迅速反射性引起支气管分泌物增加，从而稀释痰液，便于排痰。

护理方法　服用化痰止咳平喘药后，护理重点是观察咳嗽的变化及痰液的量、色、质、味及咳嗽是否通畅。痰多无力咳出的患者，可给予翻身拍背，必要时把痰吸出；痰稠者，可指导患者吸入水蒸气或雾化吸入，使痰易于咯出；出现咳喘加重时，应报告医生及时处理。

另外，患者宜多饮温水，以补充过多的水分消耗，并应进清淡易消化食物，少食油腻，禁食生冷及过甜、过咸及辛辣等刺激性食品；咳喘频繁，烦躁不安者，应给予安慰，稳定情绪，或转移其注意力，以减轻咳嗽。

（十四）平肝息风药的服用方法

凡以平肝阳、息肝风为主要作用的药物，称为平肝息风药。本类药物主要用于肝阳上亢和肝风内动，以及惊痫抽搐者；其中部分虫药还可以用于顽固性风湿痹痛，肌肉麻木等。

本类药物多为介壳类、昆虫类及矿物类。介壳类及矿物类多宜打碎先煎；虫类息风药物多为有毒之品，药性峻猛，服用不宜过量，剂型以散剂为佳，且宜饭后服用，以防损伤胃气。

护理方法　破伤风等痉厥患者不能服药者，可用鼻饲方法给药。对惊痫、痉厥患者，注意观察血压、脉搏、神志、瞳孔等变化，出现异常时，应立即通知医生，并进行妥善处理。注意生活护理，如眩晕患者服药后要静卧调养，保证充足的睡眠。同时，要注意加强精神调护，不要过于恼怒、忧思，否则易诱发或加重病情。

（十五）止血药的服用方法

凡以制止人体内外出血为主要作用的药物，称为止血药。止血药具有收敛止血、凉血止血、化瘀止血和温经止血等作用。主要适用于吐血、咯血、衄血、尿血、便血、崩漏下血及创伤出血等病症。如果出血过多，或暴溢而出，单用止血药，往往缓不济急，应急用补气以固脱，即所谓"有形之血不能速生，无形之气所当急固"。

服用凉血止血及收敛止血药应中病即止，多服、久用易凉遏恋邪留瘀，故使用止血药，应以止血而不留瘀，止血而无复出为原则。前人认为，止血药炒成炭用，其止血效果较好。

护理方法　出血的原因复杂，有寒热虚实之分，又有轻重缓急之别。护理应依据出血的病因病机而施以不同的护理方法。应注意观察出血的部位、数量、颜色、次数，定时测量记录血压、脉搏、呼吸等，如有变化要及时上报医生。大出血时，要及时采取急救措施。

饮食应富含营养，易于消化，禁用辛辣刺激性食物、饮料和烟酒。呕血患者，应禁食 8～24 小时。精神调护重点是解除患者紧张情绪和恐惧心理，使其保持安静，放松身心，以利于治疗和恢复。

（十六）驱虫药的服用方法

凡能驱除或杀灭体内寄生虫的药物，称为驱虫药。本类药物主要用于蛔虫、蛲虫、绦虫、钩虫、姜片虫等肠内寄生虫病。此外，部分驱虫药尚可用于躯体内部其他部位的寄生虫感染，如血吸虫、阴道滴虫等。临床使用时，必须根据患者体质的强弱，寄生虫的种类，病情的缓急等分别选用。

驱虫类药物一般宜在空腹或睡眠前服用，忌食油腻，使药物充分作用于虫体而确保疗效。无泻下作用的驱虫药应加服泻下药，以促进虫体的排出。本类药物多系攻伐之品，易伤脾胃，中病即止，不宜过服；一次不应，可间隔一段时间再服。部分驱虫药峻猛或具有毒性，应用时要注意用量、用法，以免中毒；孕妇、年老体弱者当慎用。另外，当发热或腹痛剧烈时，暂时不宜驱虫，待症状缓解后再用驱虫药。

护理方法　服用驱虫药后，注意观察虫体排出情况，特别是驱绦虫时，应确保虫体全部排出。驱虫后要注意调理脾胃功能，可给予清淡易消化食物。平时注意讲究卫生，饭前便后要洗手，不喝生水，蔬菜瓜果应洗净食用等等。

（十七）收涩药的服用方法

凡以收敛固涩为主要作用的药物，称为收涩药，又称固涩药。本类药物多有酸、涩之味，具有敛汗、止泻、固精、缩尿、止带、止血、止嗽等作用，适用于旧病体虚、正气不固所致的各种滑脱病症，如自汗盗汗、久虚咳喘、遗精滑精、尿频遗尿、久泻久痢、失血崩带等。

收涩药物有敛邪之弊，凡表邪未解、热病汗出、湿热泻痢带下、瘀血漏下及热淋尿频等，均不宜使用，以免"闭门留寇"。

护理方法　膳食宜平补，忌食生冷寒凉之品。生活起居如常，不妄作劳，以免加重病情。注意调摄精神情志，保持心情舒畅，不要过于恼怒、忧思，以免伤精耗神。

（十八）开窍药的服用方法

凡具有辛香走窜之性，以开窍醒神为主要作用的药物，称为开窍药。主要用于热陷心包或痰浊阻遏所致的神昏谵语以及中风、惊痫等病症。

开窍药物只可用于闭证引起的神昏谵语，不能用于脱证。开窍属急救之法，故本类药物只能暂用，不可久服，久服易耗散正气。另外，开窍药物气味芳香，易于挥发，一般只入丸散，不入煎剂，用时宜温开水化服，神昏者可用鼻饲法给药。

护理方法　服用开窍药物应密切注意患者体温、脉搏、呼吸、血压等变化情况。昏迷患者要保持其呼吸道通畅，鼻饲给药后应注意口腔护理。

四、常用中药中毒的解救与护理

中草药的应用在我国已有悠久的历史，具有性能平和，治疗范围广泛，效果好的优点。但也有些中药由于作用峻猛，毒性较强，或因炮制、煎煮不当，以及用量过大等等，可引起中毒，甚至死亡。因此，在使用中应慎重对待，以减少或杜绝中毒事故的发生，更好地发挥中药防治、调护疾病的作用。如果一旦发生中毒症状应进行紧急解救，对症处理和护理，使患者转危为安。

（一）中药中毒的原因

中药中毒的原因主要有以下几个方面：

1. 剂量过大或服用时间过长　有毒中药，如砒霜、马钱子、雷公藤、川乌、草乌等药性峻烈，治疗量与中毒量十分接近，故易发生剂量过大而中毒的情况；有些药物，如黄丹、铅丹、朱砂、关木通等虽然用量适宜，但长期服用也可造成中毒。

2. 炮制或制剂不当　有些毒性药物，如附子、乌头、半夏、天南星等经适当炮制可减轻或消除毒性，若未经炮制或炮制不得法，内服就容易引起中毒；有些毒物，如附子、川乌、草乌通过长时间煎煮也可以减弱其毒性，若煎煮时间过短，虽经适当炮制也可能导致中毒。

3. 配伍不当　有些毒性不大的药物可因配伍不当而增加其原有毒性，甚至一些单用无害的药物也可因配伍不当而产生毒性。

4. 药不对证　药物与毒物之间没有严格的界限，同一种药物既能治病，也可致病。由此可见，药物原为补偏救弊而设，切不可随便服用。

其他如误服伪品（如误以华山参、商陆根当人参使用，独角莲当天麻使用等）、自行服药、个体差异或煎药器具不妥等，也是引起中毒的原因。

（二）中药中毒的解救与护理

中草药中毒与其他毒物中毒一样，具有来势急、病情变化快的特点，因此一旦发生中毒，必须采取合理措施，积极进行解救与护理。

1. 尽快清除毒物　因为中药大多经口服给药，一旦出现中毒症状，迅速清除胃肠道内的毒物十分重要。

（1）催吐：毒物入口在 4 小时以内神志清醒能配合的患者，可用压舌板、手指等刺激咽喉，以引起呕吐，反复几次。必要时可给予皮下注射阿扑吗啡（每公斤体重 0.06mg）以催吐。

（2）洗胃：洗胃是清除胃中残留毒物最有效的方法，除腐蚀性药物中毒外，对毒物入口未超过 6 小时，都应及时、彻底地给予洗胃。但合并休克的中毒患者则应先纠正休克，再行洗胃。洗胃液一般选用 1:1000 ~ 1:2000 的高锰酸钾溶液，亦可用温开水或小苏打水等，也可根据毒性的性质选用相应的洗胃液。如马钱子等生物碱中毒时，可以选用碳酸氢钠溶液；罂粟壳中毒可选用 3% 过氧化氢溶液等。

（3）导泻法：有中毒中药在肠道内未完全吸收之前，可口服泻下药，使有毒中药由大便排出，如 50% 硫酸镁 40 ~ 50ml 口服，或玄明粉 15 ~ 30g 温水冲服等。直至毒物完全从体内排出。

（4）灌肠法：如口服有毒中药时间已超过 6 小时或服泻下药 2 小时后，还未泄泻者，可采用清洁灌肠法以清除肠道内的有毒物质，减少吸收。常用灌肠液有：生理盐水、0.1% ~ 0.2% 肥皂水、硫酸镁溶液或甘油溶液等。

（5）其他：对少数毒物由呼吸道或皮肤吸收中毒，应尽快远离污染环境，脱去被污染衣服，清洗皮肤，以免继续吸收。

另外，临床常用静脉输液的方法，以使体内的毒物稀释，促进毒物的排出。

2. 解毒　针对不同的毒物选用不同的药物或食物，能解除或降低其毒性。《本草纲目》记载，黄连、黑豆、绿豆、甘草、生姜、芫荽等药物均有较好的解毒作用。如生姜、甘草各 15g，金银花 12g，可解乌头毒。

3. 加速已吸收毒物的排除

（1）增加肾脏排泄量：由于绝大多数毒物均由肾脏排出，因此增加肾脏排泄量也适合大多数中药中毒的患者。在维持足够血容量和具有良好肾功能的情况下，可饮用渗透性利尿剂，如甘露醇、速尿等，加速毒物的排泄。亦可通过改变尿液酸碱度，使其有利于毒物排出，如用乳酸钠使尿液碱化，输入大量维生素 C 可以使尿液酸化。

（2）透析：也可采用血液透析或腹膜透析方法解除或降低毒性。

4. 支持疗法与对症处理，补充水分，纠正电解质、酸碱平衡　若患者表现出烦躁不安、惊厥等，可以给予镇静剂，如异丙嗪、苯巴比妥等；若患者出现痰阻可行吸痰法，以保持呼吸道通畅；若患者出现呼吸困难，可采取半坐卧位或坐位，严重时，可给予氧气吸入；呼吸衰竭时，可应用呼吸兴奋剂；呼吸停止可应用呼吸机或行人工呼吸等；若患者出现心律不齐时，可给予强心剂治疗，并进行心电监护；若患者血压下降时，应及时给予升压药治疗；若患者出现电解质紊乱或酸碱中毒时，应补充水分，纠正电解质和酸碱平衡等等。

5. 严密观察病情，做好记录，预防并发症　良好的护理和严密观察病情变化，对急性中药中毒患者的抢救效果影响很大。可以对患者实行心、脑、肺、肾的监护；定时测量及了解脉搏、体温、血压的变化；密切观察患者的神志、呼吸、面色、瞳孔、呕吐、腹痛、腹泻、便血、皮温、饮食、情志、二便等情况，并及时做好记录；做好危重病情交班；一旦发生异常改变，要及时通知医生并配合抢救。

积极、准确、及时做好各项抢救工作，做好口腔护理、褥疮防治、情志调护、生活起居和饮食护理等。

6. 做好卫生宣传，预防中药中毒　中药中毒是可以预防的。

（1）对中药可能发生的不良反应要有清楚的认识，用药前应将用药的注意事项向患者交代清楚。

（2）针对患者体质情况及疾病部位浅深、病程久暂等恰当选择药物，对毒性剧烈的药物必须严格控制剂量，且中病即止，不可过服。

（3）严格掌握炮制工艺，按规程进行漂洗、煎煮、炒制等，将其毒性控制在最小限度。注意个体差异，及时增减用量。药材部门应严格进行药品鉴定，防止使用伪品，严格进行剧毒中药的管理。

（4）非经医生允许或指导，患者不能自行服药。纠正中药不会中毒的错误观念，如药方中缺药，不能随便用有毒副作用的中药代替。运用复方制剂时要注意是否有配伍不妥的情况，以免因配伍不当产生毒性。另外，应当了解有些中药的主要有效成分不溶于水，所以只能入丸散剂，不入煎剂。

目 标 检 测

A1 型试题

1. 秋季起居方面应遵循（   ）
    A. 早卧早起　　　　　　B. 早卧晚起　　　　　　C. 晚卧早起
    D. 晚卧晚起　　　　　　E. 以上均不对
2. 七情过极，可采用以情胜情法，若喜伤心，应（   ）
    A. 以思胜之　　　　　　B. 以怒胜之　　　　　　C. 以悲胜之
    D. 以惊胜之　　　　　　E. 以恐胜之
3. 肝病患者，应忌食下列哪味食物（   ）
    A. 酸　　　　　　　　　B. 苦　　　　　　　　　C. 甘
    D. 辛　　　　　　　　　E. 咸
4. 以花、叶、草类为主的汤剂，煎煮前需浸泡（   ）
    A. 5～10 分钟　　　　　B. 10～15 分钟　　　　　C. 15～20 分钟
    D. 20～30 分钟　　　　 E. 30～60 分钟
5. 抗风湿药宜何时服用（   ）
    A. 饭前　　　　　　　　B. 饭后　　　　　　　　C. 清晨
    D. 空腹　　　　　　　　E. 睡前
6. 真热假寒证服药时，宜（   ）
    A. 热药热服　　　　　　B. 热药冷服　　　　　　C. 寒药热服
    D. 寒药冷服　　　　　　E. 不拘时间频服
7. 毒蕈、马钱子中毒时，可选用的洗胃液是（   ）
    A. 高锰酸钾　　　　　　B. 过氧化氢　　　　　　C. 碳酸氢钠
    D. 生理盐水　　　　　　E. 绿豆汤

第十三章

辨 证 施 护

　　辨证施护是中医学理论在临床护理工作中的具体体现。辨证施护的过程就是根据辨证的结果进行护理诊断和提出护理问题的过程，即是从整体出发，将四诊收集的病史、症状、体征等资料，进行分析、综合、归纳，找出疾病的病因、病位、性质、病机、正邪盛衰等情况，判断疾病属何种证候，从而制定相应的护理措施。

　　在长期的医疗及护理实践中，中医护理学形成了一套比较完整的辨证理论及辨证施护的体系，如八纲辨证、脏腑辨证、六经辨证、病因与气血津液辨证、三焦辨证等。这些辨证方法各有特点，是相互独立，又是相互联系的。其中，八纲辨证是各种辨证的总纲，脏腑辨证又是其他辨证的基础。

第一节　八纲辨证施护

　　八纲，即阴、阳、表、里、寒、热、虚、实。八纲辨证是根据四诊所收集的资料进行分析、综合，从而归纳为阴阳、表里、寒热、虚实四对纲领，分成阴证、阳证、表证、里证、寒证、热证、虚证、实证八类基本证候。其中，阴阳是八纲的总纲。

一、表里证候的辨证施护

　　表里是辨别疾病病位深浅与内外的一对纲领。

（一）表证

　　表证是指六淫邪气从皮毛、口鼻侵入机体时产生的证候，多见于外感病的初起阶段。具有起病急，病程短，病位浅的特点。

　　【临床表现】恶寒（或恶风），发热，脉浮，苔薄白为主要表现。

　　【护理原则】辛散解表。

　　【护理措施】

　　1. 密切观察患者体温、呼吸、舌象等变化，防止表证内传，入里化热。

　　2. 表证以汗为法，汗出不及时则病邪不去，汗出太过则伤阴耗阳，所以在发汗中，要掌握发汗的程度，同时根据情况或温覆加衣被，或避风，或饮热稀粥，以助汗力，汗湿衣被应及时更换。

3. 表证采用的解表药多属轻清辛散之品，故不宜久煎，宜加水浸泡后武火急煎，沸后 5~10 分钟即可。温服，服后静卧覆被并饮适量热粥以取汗，以微微汗出为宜，以免伤及正气。

4. 根据季节气候及病因的不同采用不同的护理方式。冬季寒证应保持室内温暖湿润；夏季热证应注意通风避暑。

5. 饮食宜清淡、细软、易于消化，多饮开水，少食辛辣，忌肥甘、油腻生冷之物，以免恋邪伤正。表寒证可用姜、葱、蒜、胡椒等作调味品，以辅助药力散寒祛邪；表热证患者可适量饮用清凉饮料或食用水果。

6. 加强体育锻炼，增强机体抵抗力，即所谓"正气存内，邪不可干"。

【辨证施护】

1. 表虚证

主症：表证兼见自汗，恶风，脉浮缓等症状。

护理要点：经常用干毛巾擦汗，及时更换衣被，忌汗出当风，复感外邪；服药后可给予热粥，以助药力，辅助胃气，祛邪外出。

2. 表实证

主症：表证兼见无汗，周身不适，头身疼痛，脉浮紧等症状。

护理要点：可重用发汗药物，多饮热开水，以助发汗，使病邪从表而解。发汗应以遍身微汗为宜，热退药止。

（二）里证

里证是泛指病变部位在内，由脏腑、气血、骨髓受病所反映的证候。多见于外感病的中、后期阶段或内伤疾病之中。里证的成因大致有三种情况：一是由于外邪袭表，表邪不解，病邪传里，侵犯脏腑而致；二是外邪直接入里，侵犯脏腑等部位而发病；三是情志内伤，劳倦过度，饮食不节等因素直接损伤脏腑，或脏腑气机失调，气血津液损伤而致。

【临床表现】 里证的范围极为广泛，临床表现多种多样，起病可急可缓，病情较重，病程较长，概括起来以脏腑症状为主，常表现为壮热不恶寒，或但寒不热，烦躁谵妄，腹痛，便秘或腹泻，呕吐，小便短赤，舌红苔黄或白厚腻，脉沉等。

【护理措施】 里证病因复杂，病位广泛，病情较重，故治法较多。护理原则以"和里"概括，临床应根据具体病情进行辨证施护。

1. 里证多由表证传变而来，所以应注意对表证的治疗、调护，防止发生传变。在护理过程中应密切观察患者的体温、呼吸、舌象、脉象等变化，发生异常应及时报告医生，以免贻误病情。

2. 里证病程较长，容易使患者产生烦躁情绪，因此护理中要注意情志调护，使患者安心休息，静心养病。

3. 饮食宜根据病情采用温补类或清补类食物。

4. 配合针灸、推拿、气功等调护方法。

【辨证施护】

1. 里寒证

主症：以畏寒肢冷，喜温暖，腹痛便溏，脉迟为主症。

护理要点：宜用温热之剂；注意保暖，以防风寒侵袭；饮食宜采用温补类膳食，如姜、蒜、葱、胡椒等，以助阳祛寒；忌食生冷、瓜果等寒凉之物。

2. 里热证

主症：以高热，烦躁，面红，口渴，便干，尿短赤，舌红，苔黄，脉数为主症。

护理要点：宜用清热之剂；注意通风降温，可使用物理降温法；饮食宜采用清补类膳食，可多饮清凉饮料；神志不清者防止褥疮或其他意外事故发生。

（三）表证与里证的关系

1. 表里同病　表证和里证同时在一个患者身上出现的，称为表里同病。如患者既有发热、恶寒、鼻塞等表证，又有腹痛、腹胀、大便秘结、小便黄赤等里证，即为表里同病。一般多见于表证未解，邪已入里；或旧病未愈，又感外邪；或病邪同时侵犯表里等。护理时按照表证与里证的护理要点进行调护。

2. 表里转化　在一定条件下，表证和里证还可以互相转化，即所谓的"由表及里"和"由里出表"。二者的相互转化是有条件的，主要取决于正邪斗争的情况。机体抵抗力低下，或邪气过盛，或护理不当，或误治、失治等因素均可导致病邪由表及里。若机体正气存内，或治疗及时、护理得当，则邪气外出，即由里出表。病邪由表及里，表示病势加重；由里出表，表示病势减轻。护理时应密切观察病情的变化，及时为诊断、治疗、护理提供信息。

附：半表半里证

病邪既不在表，又未入里，邪正相搏于表里之间引起的一类证候，在六经辨证中称为少阳病。

临床表现：寒热往来，胸胁胀满，口苦咽干，心烦，欲呕，不思饮食，目眩，舌尖红，苔黄白相兼，脉弦。

护理要点：采取和解少阳的治疗护理方法，代表方为小柴胡汤。病室环境应整洁，空气清新，光线柔和；观察患者发热与寒热往来变化的特点；饮食宜清淡、细软、易于消化，多饮开水，少食辛辣、油腻之物；予以心理疏导，以消除郁闷等不良情绪。

二、寒热证候的辨证施护

寒热是辨别疾病性质的一对纲领。由于寒热反映了疾病过程中机体阴阳的偏盛偏衰，所以辨寒热就是辨阴阳之盛衰。所谓"阳胜则热，阴胜则寒"，"阳虚则寒，阴虚则热"。

（一）寒证

寒证是感受寒邪，或阳虚阴盛所产生的一类证候。多因外感寒邪，或过食生冷，或内伤久病，阳气不足，阴寒内盛所致。

【临床表现】 面色苍白，恶寒喜暖，手足厥冷，口淡不渴，小便清长，大便溏泻，舌淡，苔白润滑，脉沉迟或沉紧。

【护理原则】温经散寒。

【护理措施】

1. 针对患者恶寒喜暖等表现，护理中要注意保暖，如加覆衣被，饮温热之品，保持室内温暖等。

2. 饮食方面，采用温补膳食，如姜、蒜、葱、胡椒等，忌食生冷之品。

3. 可利用针灸、热敷、推拿、按摩等方法以促进血液循环，祛除寒邪。

4. 温里药多为辛热燥烈之品，应用时并注意避免损伤阴液。药物应温服，若遇寒极拒药时，可加反佐之品以引药下行。

【辨证施护】

1. 实寒证

主症：以恶寒肢冷，疼痛剧烈，口淡不渴，苔白润，脉迟有力为主症。

护理要点：以温里散寒，温经通络药物为主，可适当配合局部热敷，宜进温热饮食，注意防寒保暖。

2. 虚寒证

主症：以畏寒肢冷，喜温喜按，气短乏力，神疲懒言，脉虚弱为主症。

护理要点：以温补散寒药物为主，如姜、豆蔻之类，尤其注意防寒保暖，提高室温，加厚衣被，以防寒邪外袭。饮食宜温热，可选用吴茱萸粥，或以温黄酒少量，饭前服。

（二）热证

热证是感受热邪，或阳盛阴虚所产生的一类证候。多因外感火热之邪，或寒湿郁而化热，或七情过激，五志化火，或过食辛燥，积蓄为热，导致阳热亢盛。亦可因房劳过度，伤及肾阴致阴虚阳亢。

【临床表现】面红目赤，发热喜凉，手足烦热，烦躁不宁，口渴冷饮，小便短赤，大便秘结，舌红，苔黄燥，脉数或细数。

【护理原则】滋阴，清热。

【护理措施】

1. 清泄里热，宜用寒凉的清热药。针对热病患者畏热、喜凉、汗出的表现，应保持室内凉爽通风，及时擦汗，但也应防汗出太过，寒凉外邪乘虚而入。

2. 饮食多用清凉之品，以凉性瓜果、蔬菜、饮品为宜，热病多耗气伤津，所以应注意休息，并适当地补充水液，必要时采用静脉补液以防虚脱。

3. 其他如针灸、推拿、药浴及泻下等法可帮助降温。

4. 严密观察发热程度及汗出、神志等状况，及时处理突发情况。

5. 服药时宜凉服或微温服，清热药多为寒凉之品，易伤人体阳气，所以应中病即止，不可过服、久服。

【辨证施护】

1. 实热证

主症：以高热，烦躁，面红，口渴喜饮，便干，尿赤，舌红，苔黄，脉数有力为主症。

护理要点：对体温过高者，除多饮清凉饮料外，还应注意补液及物理降温。密切观察体温、脉搏的变化。服用清热泻火药宜温服，并少量多次饮下，以免呕吐。高热可配合针刺合谷、曲池穴或十宣放血以退热。

2. 虚热证

主症：以低热，五心烦热，潮热盗汗，颧红，舌红少津，脉细数为主症。

护理要点：调护以养阴退热为主，可用沙参、山药、粳米等煮粥服用，或以沙参、麦冬煎水代茶饮。注意情志调护，安心静养，辅以功能锻炼，增强体质。

（三）寒证与热证的关系

寒证与热证虽然有阴阳盛衰的本质区别，但又是相互联系的，二者既可以在患者身上同时出现，变现为寒热错杂或互相转化的证候，又可以在疾病的危重阶段出现假象，所以临床表现也就错综复杂，必须详辨。

1. 寒热错杂 寒证与热证交错在一起同时出现，称为寒热错杂。临床表现有上热下寒、上寒下热、表寒里热、表热里寒等。

2. 寒热转化 患者先出现寒证，后出现热证，热证出现而寒证消失，为寒证转化为热证；若患者先出现热证，后出现寒证，寒证出现后热证消失，为热证转化为寒证。

3. 寒热真假 在疾病的发展过程中，尤其是病情的危重阶段，有时候出现疾病症状与本质不符的情况，称为假象，即真寒假热、真热假寒的证候。

（1）真热假寒：是内有真热而外见假寒的证候。如有四肢厥冷，脉沉迟等，似属寒证，但反见身恶热，不喜加衣被，脉数有力，口渴喜冷饮，谵语，咽干口臭，小便短赤，大便秘结等热象，说明内热炽盛，阳气郁闭于内，格阴于外，亦称阳盛格阴证。

护理要点：参照热证的护理要点进行护理。服药时如出现入口即吐，宜采用冷服或加引导药，如少佐苦寒、咸寒之品，以免格拒不纳。

（2）真寒假热：是内有真寒外见假热的证候。如有身热，口渴，面红，脉大等似属热象，但反见身热而欲加衣被，面红而四肢冷，口渴而喜热饮，脉大而重按无力，小便清长，大便稀溏，舌淡苔白等寒象。说明阴寒内盛格阳于外，亦称阴盛格阳证。

护理要点：参照寒证的护理要点进行护理。

三、虚实证候的辨证施护

虚实是用以概括和辨别正邪盛衰的一对纲领。虚实主要反映病变过程中人体正气的强弱和致病邪气的盛衰。一般而言，邪气盛则实，精气夺则虚。

（一）虚证

虚证是指人体正气虚弱而产生的不足、衰退的一系列病症的统称。多见于素体虚弱，后天失调和疾病耗损所导致的阴阳气血亏虚。因阴阳气血亏虚的程度不同，临床又有血虚证、气虚证、阴虚证、阳虚证之分。

【临床表现】随气血阴阳的虚损而各有其特点。

【护理原则】虚则补之。

【护理措施】

1. 虚则补之，护理时应明确虚之所在，采用相应的处理，如补气、补血、补阴、补阳或气血双补、阴阳并补；生活起居合理安排，调节情志。

2. 根据脏腑、气血、阴阳虚衰的具体情况，采用不同的饮食护理，如药粥、药膳、药酒等。

3. 虚证一般病程较长，需长期用药，但切忌大量峻补，防止出现阴阳的偏盛。

4. 可配合针灸、推拿等，以增强疗效。

【辨证施护】

1. 血虚证　血虚证是指血液不足，脏腑、筋脉、组织、器官失其濡养所表现的证候。

主症：面色淡白或萎黄，口唇指甲淡白，头目眩晕，四肢麻木，月经量少、色淡甚则闭经，舌淡苔白，脉沉细等。

护理要点：以服用补血药物为主，但不宜单用补血药，应适当配伍补气药，以达到益气养血的目的。饮食可用当归、黄芪、大枣煮粥服用，平时多饮用红糖水。尽量减少剧烈运动。

2. 气虚证　气虚证是指机体元气不足，脏腑机能减退所表现的证候。

主症：面色㿠白，少气懒言，语声低微，神疲倦怠，畏风自汗，舌淡，苔白，脉虚弱。

护理要点：以补气为主，饮食上可参照血虚证的调护。要注意避风寒，适寒温，尽量减少伤风感冒。生活起居要有规律，做到动静结合，劳逸适度，根据自己体力的情况可适当选择户外活动，如散步、气功锻炼、打太极拳等。吸烟、嗜酒有损正气，应当戒除。

3. 阴虚证　阴虚证是指机体阴液亏损，阴不制阳，虚热内生所表现的证候。

主症：两颧红赤，五心烦热，潮热盗汗，虚烦不寐，咽干口燥，尿黄便干，舌红少苔或无苔，脉细数。

护理要点：以滋阴为主。少食辛辣、厚味、油腻之品。由于过分的情志刺激可导致气阴耗伤，因此应保持情绪稳定，心情舒畅乐观。

4. 阳虚证　阳虚证是指机体阳气不足，温煦推动作用减弱，脏腑机能衰退所表现的证候。

主症：面色苍白，形寒肢冷，口淡不渴，小便清长，大便溏泻，舌淡，苔白润滑，脉沉迟无力。

护理要点：以温阳散寒为主。可食用由肉桂、生姜等制成的药粥。注意防寒保暖，尽量避免风邪外袭。

（二）实证

实证是指邪气亢盛，正气未衰所产生的一系列亢盛有余病症的统称。多因外感六淫之邪侵犯人体，或由脏腑机能失调，导致气机阻滞，以及形成痰、饮、水、湿、瘀血、宿食等有形的病理产物壅聚停积于体内所致。由于病邪的性质及所在部位的不同，其表现也不一样。

【临床表现】一般常见的临床表现有呼吸气粗，痰涎壅盛，脘腹胀满，疼痛拒按，神识昏迷或谵语，小便短赤或不利，大便秘结或下痢，舌红绛，苔焦黄燥或有芒刺、裂纹，脉沉实有力等。

【护理原则】实者泻之。

【护理措施】

1. 注意用药的时间和用量，实证用药多为消导峻猛之剂，为防止用药太过伤及正气，应邪去药止。

2. 少食过于辛热或过于寒凉、油腻之品。

3. 根据患者的病情调节室内环境，做好心理抚慰工作。

4. 实证病情进展多迅速，要做好监护工作，密切观察患者出现的变化，以防止病情恶化。

（三）虚证与实证的关系

疾病的变化是一个极其复杂的过程，由于体质、治疗、护理等各种因素的影响，导致虚证和实证之间发生虚实夹杂和虚实转化等现象。

1. 虚实夹杂 患者在同一时期内出现了正虚与邪实两方面的病变，称为虚实夹杂。虚实夹杂的证候，有的是以实证为主夹有虚证的；有的是以虚证为主夹有实证的；还有虚实并重的情况。如鼓胀患者，既可以见到腹部膨隆，青筋暴露，二便不利等实象，又有形体消瘦，气虚无力，脉沉细等虚象。

护理要点：应辨明虚实的证候，结合虚实的具体调护方法进行护理。

2. 虚实转化 是指疾病在发展过程中，由于正邪相争，在一定的条件下，虚证和实证发生的互相转化。即实证转化为虚证，虚证转化为实证。如患者原来为高热、口渴、汗出、脉洪大的实证，由于治疗不当，病程日久迁延不愈，致使正气耗伤，因而就会出现面色淡白，形体消瘦，气短懒言，倦怠无力，舌少苔或无苔，脉沉细无力的虚证，这就是实证转化为虚证。虚证转化为实证，多是由于人体正气不足，既不能正常运化水谷精微，又不能祛除邪气和保证气血的正常运行，因而出现了一些食积、痰饮、气滞、二便不通等实证。此过程中，正虚是一直存在的，并非所有的虚证都完全转化为实证，仍表现为虚实夹杂的证候。因此，在临床上虚证转化为实证这种现象较为少见。

护理要点：在护理这类患者时，应判明虚实，采用相应的护理方法。

四、阴阳证候的辨证施护

阴阳是概括证候类别的一对纲领。它既可以概括整个病情，又可以用于症状的分析。阴阳又是八纲的总纲，概括了其他的三对纲领，即表、热、实属阳；里、寒、虚属阴。一切病症，尽管错综复杂，但归结起来不外乎阴证和阳证两大类。

（一）阴证、阳证

阴证是里证、虚证、寒证的归纳，常以虚寒证作为代表。其病属寒、属虚，机体多呈衰退的表现。

阳证是表证、实证、热证的归纳，常以实热证作为代表。其病属热、属实，机体多呈亢盛的表现。

【临床表现】

阴证　精神萎靡，面色苍白，畏寒肢冷，气短声低，口不渴，小便清长，大便稀溏，舌淡胖嫩，苔白，脉迟弱等。

阳证　身热面赤，精神烦躁，气粗声高，口渴喜冷饮，呼吸气粗，小便短赤，大便秘结，舌红绛，苔黄，脉洪滑实等。

【护理措施】阴阳之间由于存在阴阳互制、阴阳互补的关系，所以在治疗调护上不能将二者截然分开。总的原则为调整阴阳，纠正疾病过程中机体阴阳的偏盛偏衰，损其有余而补其不足，恢复和重建机体阴阳的相对平衡。在此基础上注意生活起居、饮食、情志，从而进行合理的调护。

（二）亡阴证、亡阳证

亡阴证是指体内的阴液大量消耗而表现为阴液衰竭的一种危重证候。

亡阳证是指体内阳气严重耗损而表现为阳气虚脱的一种危重证候。

【临床表现】

亡阴证　汗热而黏，呼吸短促，身热，面红肢温，烦躁不安，渴喜冷饮，舌红而干，脉细数无力。

亡阳症　冷汗淋漓，面色苍白，精神淡漠，身蜷畏寒，四肢厥逆，气息微弱，口不渴或渴喜热饮，舌淡，脉细微欲绝。

【护理措施】

亡阴证　以滋养阴液为主，需要大量补液。密切观察神志、面色、血压等变化。对于症状较轻，能自行进食的患者，可服用以滋阴药物为主制成的药粥。对于症状较重者，则要进行静脉输液的抢救措施。

亡阳证　以回阳救逆为主。要密切注意神志、面色、四肢厥逆、二便、脉搏、血压等的变化。如服药汗止，肢体渐温，脉渐有力，为阳气来复，病情好转；反之，如汗出不止，厥逆加重，烦躁不安，脉细无根等，为病情恶化，应及时与医生取得联系，采取紧急救助措施。

由于阴阳互根互用，因而亡阴可以迅速导致亡阳，亡阳之后也可以立即出现亡阴，最终阴阳离决而致死亡。因此，对于亡阴证与亡阳证要高度重视，在临床上应分清亡阴、亡阳的主次矛盾，一旦发现，应迅速明辨并积极抢救。

第二节　脏腑辨证施护

脏腑辨证是运用脏腑学说的理论，根据脏腑的生理功能、病理变化，对四诊收集的病情资料进行分析归纳，从而判断疾病所在的脏腑，病症的性质，以及邪正盛衰状况的一种辨证方法。脏腑辨证不仅是临床诊治的前提，也是临床诊治的基础。因此，脏腑辨证是整个辨证施护体系中重要的组成部分。

人体是一个有机整体，各个脏腑之间在生理上是相互联系，在病理上是相互影响的。

因此，在辨证时不能只局限于某一脏腑的病理变化，而要从整体出发，着眼于大局，注意各个脏腑之间的联系，以及各个脏腑与各个组织器官之间的相互关联和影响，才能作出正确的诊断，从而制定相应的护理措施。

一、心与小肠病证候的辨证施护

心主血脉，藏神，开窍于舌，其华在面，在体合脉，与小肠相表里。心的病变主要反映在心脏本身及其运行血脉功能的失常和神志活动的异常，临床以心悸、怔忡、心痛、心烦、失眠、多梦、健忘、神昏、发狂等为主要表现。心的病症有虚有实。虚证多由久病耗伤正气，或先天禀赋不足，或思虑劳神太过，或年高体弱等，导致心气、心阳受损，心阴心血亏虚；实证多由痰浊内阻，火热扰心，瘀血阻滞等引起。

【护理措施】

1. 心病患者在急性发作时，应加强监护，观察神志、舌苔、脉象、血压等体征变化，做好急救措施的准备。

2. 平时保持居住环境安静，避免突发噪声。

3. 保持患者心情舒畅，精神愉快，情绪稳定，避免情志过于激动。

4. 饮食宜清淡，不宜过食肥甘厚腻，营养合理，保持大便通畅，忌辛辣、浓茶、烟酒等。

5. 劳逸结合，保证充分休息及睡眠，从事适当活动。

【辨证施护】

1. 心气虚、心阳虚、心阳暴脱 心气虚证是指心气不足，心功能减退所表现的证候；心阳虚证是指心阳虚衰，鼓动无力，虚寒内生所表现的证候。

临床表现：心悸，怔忡，气短，活动时加重，自汗，脉细弱或结代为其共有的症状。若兼见面色无华，神疲乏力，舌淡苔白等为心气虚；若兼见形寒肢冷，面色苍白，心胸憋闷或疼痛，舌淡胖嫩或紫暗为心阳虚。若突然冷汗淋漓，四肢厥逆，呼吸微弱，口唇青紫，神志昏迷，脉微细欲绝，则是心阳暴脱的危象。

护理要点：治疗心气虚以补益心气为主，心阳虚以振奋心阳为主，心阳暴脱则需回阳救逆，用药多为桂枝、附子、人参等。饮食多食温热助阳之物，如羊肉、狗肉等，忌食生冷。室内应温暖，外出要注意保暖。配合针灸、推拿、拔罐疗法以增强疗效；活动适量，勿过度。

2. 心血虚、心阴虚 心血虚证是指心血亏虚，心失濡养所表现的证候；心阴虚证是指心阴亏损，虚热内扰所表现的证候。多由久病耗伤阴血，或失血过多，或阴血生成不足，或情志不遂，耗伤心血、心阴所致。

临床表现：心悸，失眠，健忘，多梦为其共有的症状。若兼见面色淡白或萎黄，头目眩晕，口唇、指甲淡白，脉细弱为心血虚；若兼见两颧红赤，五心烦热，潮热盗汗，舌红少苔或无苔，脉细数为心阴虚。

护理要点：心血虚以补益心血为主，用归脾丸类；心阴虚以滋阴降火养心为主，用天王补心丹。血虚多食赤小豆、红枣、动物内脏等；心阴虚多食果汁、龟、鳖等食物以滋阴潜阳。

3. 心火亢盛 心火亢盛证是指心火内炽，扰乱心神所表现的证候。常因七情郁结，日久化火，或郁热内侵，或过食辛辣、肥腻、烟酒、温补药物，久而化热生火所致。

临床表现：心烦，失眠，发热，渴喜冷饮，尿黄便干，面赤，舌尖红绛，或口舌赤烂疼痛，苔黄，脉数。

护理要点：治疗以清心泻火为原则，方用大黄黄连泻心汤加减。对于口舌生疮较为严重者，可局部涂敷清热泻火的散剂，如双料喉风散。饮食应注意少食辛辣、酒酪之品，以免湿热内生。嘱患者调节情志，保持心情舒畅，以免气郁化火客于心。

4. 心脉痹阻 心脉痹阻证是指由于瘀血、痰浊、寒邪、气滞等致气血运行不畅，不能濡养心脏，甚至阻滞心脉所表现的证候。常继发于心气、心阳亏虚之后。本证多因正气先虚，心阳不振，有形之邪阻滞心脉所致。常因年老体弱、久病正虚，痰凝、寒滞、气郁而发作。

临床表现：心悸怔忡，心胸憋闷作痛，痛引肩背内臂，时发时止，或见痛如针刺，舌暗或有瘀斑瘀点，脉细涩或结代；或为心胸闷痛，体胖多痰，身重困倦，舌苔白腻，脉沉滑或沉涩；或遇寒疼痛加重，得温则痛减，形寒肢冷，舌淡，苔白，脉沉迟或沉紧；或疼痛而胀，胁胀，常善太息，舌淡红，脉弦。

护理要点：治疗以活血化瘀、温通心阳为主，方用桃仁红花煎之类。饮食应有节制，宜营养丰富而易于消化，忌过饥、过饱、烟酒、浓茶，宜低脂、低盐饮食。嘱患者保持心情舒畅，当出现心前区疼痛症状时，嘱患者立即服药，切忌麻痹大意，以免造成严重后果。

5. 痰迷心窍 痰迷心窍证是指痰浊蒙闭心神所表现的证候。大多因情志不遂，气郁不舒；或感受湿浊之邪，阻滞气机，气不行津，津液聚而为痰；或痰浊夹肝风内扰，致痰浊蒙蔽心神所致。

临床表现：精神抑郁，表情淡漠或神志痴呆，举止失常，或昏不识人，或突然昏仆不省人事，面色晦暗，胸闷呕恶，舌苔白腻，脉滑。

护理要点：治疗以涤痰开窍为原则，方用导痰汤合苏合香丸。饮食应少食肥甘厚腻、酒酪之品。避免患者受到精神刺激，鼓励患者多参加户外活动，保持心情愉快。

6. 小肠实热 小肠实热证为心火炽盛，下移小肠所表现的证候。本证多由心热下移小肠所致。

临床表现：发热，口烦渴，心烦失眠，口舌生疮，小便赤涩，尿道灼痛，舌红，苔黄，脉数。

护理要点：治疗以清泄小肠实热为原则，方用导赤散加减。饮食以清淡食物为主，少食辛辣、燥热之品。慎起居，调情志。

二、肺与大肠病证候的辨证施护

肺主气，司呼吸，主宣发和肃降，通调水道，外合皮毛，开窍于鼻，与大肠相表里。所以肺发生病变主要表现在咳嗽、气喘、咳吐痰血、胸痛，以及部分水液代谢的障碍。肺的病症有虚有实，虚证多见于气虚和阴虚，实证多由风、寒、燥、热等邪气侵袭或痰饮停聚于肺所致。

【护理措施】

1. 肺病患者应注意气候变化，做好防寒保暖，避免受凉感冒。

2. 饮食忌肥腻、生冷、辛辣及过咸，戒烟酒。

3. 哮喘患者应避免接触刺激性气体、灰尘、花粉，忌食海鲜发物等，防止过度疲劳和精神刺激。

4. 对有咳血过量者应立即卧床休息，给予精神安慰，消除紧张情绪，并且密切观察病情，警惕气随血脱危象的发生。

5. 适当加强锻炼以增强体质，提高机体抗病能力。

6. 缓解期应坚持"未发时扶正"和"缓则治其本"的原则，补虚固本以图根治。

7. 大肠病患者则尤其注意饮食卫生，少食生冷、辛辣、刺激之品，注意观察大便次数及性状，必要时配合实验室检查予以确诊。

【辨证施护】

1. 肺气虚 肺气虚证是指由于肺的功能活动减退所表现的证候。本证多由慢性咳喘日久迁延不愈耗伤肺气，或由于脾虚导致水谷精气化生不足，肺失充养所致。

临床表现：咳喘无力，咳痰清稀，少气懒言，语声低微，神疲倦怠，面色㿠白，或畏风自汗，易于感冒，舌淡苔白，脉虚弱。

护理要点：治疗以补肺益气为原则，方如玉屏风散。饮食宜清淡可口、营养适当，可食用以薏苡仁、黄芪、扁豆、百合等为主的药粥。慎起居，避风寒，加强体育锻炼。

2. 肺阴虚 肺阴虚证是指肺阴不足，失于清肃，虚热内生所表现的证候。本证多因久咳久喘、热邪留恋于肺、发汗太过等伤及肺阴所致。

临床表现：干咳少痰，或痰少而黏，不易咳出，或痰中带血，口燥咽干，声音嘶哑，形体消瘦，五心烦热，潮热盗汗，颧红面赤，舌红少苔或无苔，脉细数。

护理要点：治疗以滋阴润肺为主，方如沙参麦冬汤加减。饮食宜清凉滋润之品，如梨、枇杷、蜂蜜、甲鱼、木耳、鱼肚等，忌食辛辣、油腻、烟酒以防伤阴助火。并应经常观察患者的体温和病情变化，室内宜湿润，温度要适宜，空气要清新。

3. 风寒束肺 风寒束肺证是指由于感受风寒，肺气被束，肺卫失宣所表现的证候。

临床表现：咳嗽气促，咳痰色白清稀，鼻塞流涕，或兼恶寒发热，身痛无汗，苔薄白，脉浮紧。

护理要点：以疏风散寒，宣肺为主，方如麻黄汤。饮食以清淡易于消化为原则，忌食生冷、油腻之品。注意保暖、避风寒。

4. 风热犯肺 风热犯肺证是指由于外感风热之邪袭肺，肺失宣降，卫气失调所表现的证候。多是由于外感风热之邪内客于肺，风热之邪入里化热上侵于肺所致。

临床表现：咳痰色黄黏稠，鼻塞流浊涕，发热，微恶风寒，咽痛，有汗，头身痛，舌尖边红，苔薄黄，脉浮紧。

护理要点：以疏风清热，宣肺为主，主要以辛凉解表药为主，方如桑菊饮。饮食上以清淡易消化为原则，忌食辛辣、肥甘、厚味之品。

5. 燥邪犯肺 燥邪犯肺证是指由于燥邪侵犯肺卫,肺系津液耗伤所表现的证候。本证多因感受燥邪,耗伤肺津,或因风温之邪伤津化燥所致。

临床表现:干咳无痰,或痰少而黏,或痰中带血不易咳出,胸痛,口、唇、咽、鼻干燥,便干尿少,发热,微恶风寒,舌红少苔,脉浮数或浮紧。

护理要点:治疗以疏风润肺为主,药用以疏风润肺之品为主,如桑杏汤。饮食宜藕粉、梨、西瓜、蜂蜜等以清凉润肺。室内空气宜湿润,可常在地面洒水,空气流通,避免直接吹风,以免病情加重。

6. 痰热壅肺 痰热壅肺证是指由于痰热互结,内壅于肺,致使肺失宣降所表现的肺经实热证候。多因外邪犯肺,郁而化热,热伤肺津,炼液成痰,或素有宿痰,内蕴日久化热,痰与热结,壅阻于肺所致。

临床表现:咳嗽气喘,气短息粗,甚则鼻翼煽动,咳痰黄稠,或痰中带血,或咳吐脓血痰有腥臭味,发热,胸痛,烦躁不安,口渴喜冷饮,小便短赤,大便秘结,舌红,苔黄腻,脉滑数。

护理要点:治疗以清热化痰,宣肺为主,方如定喘汤或麻杏石甘汤加减。饮食上可食梨、橘、蜂蜜等清润化痰降气之品。病室内宜经常通风,温度不要过高,保持一定的湿度。

7. 痰湿阻肺 痰湿阻肺证是指由于痰湿蕴结,壅阻于肺,致使肺气失宣所表现的证候。多由于长期咳嗽,致使肺气不利,肺不布津,聚液成痰;或由脾虚生湿,中阳不足,输布失常,水湿凝聚为痰,上干于肺;或由寒湿内侵,肺失宣降,水液停聚而为痰湿所致。

临床表现:咳嗽痰多,痰质黏稠,或清稀色白易咳出,胸闷,或见气喘痰鸣,舌淡,苔白滑腻,脉弦滑。

护理要点:治疗以健脾燥湿,化痰止咳为主,方如二陈汤合三子养亲汤。饮食宜多食莱菔子、柑橘、梨、枇杷、百合等具有健脾燥湿、降气化痰作用的食品,忌食烟酒、辛辣、肥腻等助湿生痰之物。要注意劳逸结合,不要思虑过度,以免忧思伤脾而导致痰湿内生。

8. 大肠湿热 大肠湿热证是指由于湿热蕴结于大肠,传导失司,导致泄泻或痢疾的证候。多由饮食不洁或饮食不节,或暑湿热毒侵犯肠胃,湿热蕴结,下注大肠,损伤气血所致。

临床表现:腹痛下痢,赤白脓血,里急后重,暴注下泄,色黄而秽臭,肛门灼热,小便短赤,或发热口渴,舌红,苔黄腻,脉滑数。

护理要点:治疗以化湿解毒,调气行血为原则,方如芍药汤加减。在夏秋流行季节,应采取积极有效的预防措施,如搞好水源及粪便的管理、饮食管理,消灭苍蝇等。亦可用大蒜预防,或食用生蒜瓣;或将大蒜瓣放入菜食中食用;或用绿豆适量煎汤饮用。

9. 大肠津亏 大肠津亏证是由于阴液亏虚,不能濡润大肠,以大便干燥,排便困难为主要表现的证候。多由素体阴虚,或久病、吐泻,或温热病后期耗伤阴液,或热病伤津,或妇女产后出血过多,或年老阴血不足等所致。

临床表现:大便秘结干燥,难于排出,常数日一行,咽干口燥,或伴有口臭,头目眩晕,舌红少津,苔黄燥,脉细涩。

护理要点:治疗上以润肠通便为主,方用麻子仁丸、五仁丸。饮食宜多食含有大量纤维素的食物，少食辛辣、黏腻等食物。对于症状较轻者，嘱患者平卧，用双手手掌轻轻逆时针方向揉按下腹部，然后点按天枢穴。对于习惯性便秘者，遵医嘱服药后应保持心情舒畅，适当增加体力活动。

三、脾与胃病证候的辨证施护

脾主运化、主升清、主统血，胃主受纳，以降为顺，脾胃互为表里。脾胃病症，有寒、热、虚、实之不同。脾以虚证居多，胃以实证常见。脾病主要表现为腹胀、腹痛、便溏、浮肿、内脏下垂；胃病以脘痛、脘痞、食少、呕恶、呃逆、嗳气为主要症状表现。

【护理措施】

1. 脾为后天之本，是气血化生之源，而胃又主受纳水谷，二者关系密切，调护时应兼顾。

2. 脾胃病应特别注意饮食，当进易消化的食物，甚至采用流食，忌食油腻、鱼腥、辛辣、生冷、粗硬食物，以及醇酒厚味。要遵守进食的一般规律，必要时可少食多餐，要注意饮食卫生，忌食馊腐不洁之物，并可配合食疗加以调养。

3. 居室要寒温适宜，避免冷湿，防止外感。

4. 注意劳逸结合，病情较重时，应卧床休息。保持患者心情舒畅，避免精神刺激。

5. 对于危重患者应密切观察其神志、面色、脉搏等变化。

6. 平素加强体育锻炼，选择适当的锻炼方法。

7. 在脾胃病症中还应注意呕吐、泻下等排泄物的量、性质、气味、颜色、次数及排出时间等，特别应注意对吐血、便血的病情观察。

8. 服药时要寒热适宜。对于呕恶患者应少服频饮。

【辨证施护】

1. 脾气虚 脾气虚证是指脾气不足，运化失职所表现的证候。多由饮食不节，或思虑伤脾，或劳倦过度，或久病虚损，年老体衰，或先天禀赋不足，素体虚弱，或受其他疾病的影响，损伤脾气所致。

临床表现：食少纳呆，腹胀便溏，口淡无味，肢体倦怠，少气懒言，面色萎黄，形体消瘦，舌淡，苔白，脉缓弱。

护理要点：治疗以补脾益气为原则，以补益药为主，方如四君子汤。注意服药时不要吃萝卜等顺气之物，以免降低药效。保持心情舒畅。

2. 中气下陷 中气下陷证是指脾气亏虚，脾主升清的功能失常所表现的证候。本证多由脾气虚进一步发展，或久泄久痢，或妇女孕产过多，产后失于调护等原因损伤脾气所致。

临床表现：脘腹重坠作胀，食后益甚，或便意频频，肛门重坠，或久泄不止，甚或脱肛，或子宫下垂，或小便浑浊如米泔。常伴见气短懒言，语声低微，倦怠乏力，头晕目眩，面白无华，食少便溏，舌淡，苔白，脉缓弱等。

护理要点：治疗以补中益气为原则，方如补中益气汤。饮食多以补益中气的食物为主，如食用人参、黄芪、白术等制成的药粥。保持患者心情舒畅，增强患者战胜疾病的信心。

3. 脾不统血 脾不统血证是指脾气虚弱，不能统摄血液而致血溢脉外为主要表现的证候，多因久病脾气虚弱，或劳倦过度，损伤脾气，以致气虚统摄无权所致。

临床表现：面色萎黄或苍白无华，食少，腹胀便溏，神疲倦怠，少气懒言，并见便血，尿血、肌衄、齿衄、鼻衄或妇女月经过多、崩漏，舌淡，脉细无力等。

护理要点：治疗以健脾益气为主，方如归脾汤加减。注意观察出血部位、出血量等，必要时予以急救处理。宜进食清淡、易于消化、富有营养的食物，如肉、蛋、奶等。

4. 脾阳虚 脾阳虚证是指脾阳虚衰，失于温煦，阴寒内盛所表现的证候。多由脾气虚进一步发展而成，也可因饮食失调，过食生冷，过用寒凉药物，损伤脾阳；或肾阳不足，命门火衰，脾失温养所致；或久病损伤脾气，导致脾阳不足所致。

临床表现：腹胀纳呆，腹痛绵绵，喜温喜按，形寒肢冷，大便溏薄，口淡不渴，或见肢体浮肿，小便短少，或白带清稀，色白量多，舌淡胖嫩或有齿痕，苔白滑，脉沉迟无力。

护理要点：治疗以温补脾阳为原则，方如真武汤。忌食过于生冷、寒凉之品，以免寒凉伤中，加重脾阳的损伤。慎起居，调情志，避风寒。

5. 寒湿困脾 寒湿困脾证是指寒湿内盛，中阳受困所表现的证候。多因饮食不节，过食生冷，以致寒湿停滞中焦；或冒雨涉水，久居潮湿之地，导致寒湿内侵伤中；或因嗜食肥甘厚腻，湿浊内生，困阻脾阳所致。

临床表现：脘腹胀闷，不欲饮食，恶心呕吐，腹痛便溏，口淡不渴，头重如裹，身重困倦，或肢体浮肿，小便不利，或白带量多，舌淡，苔白滑腻，脉濡缓。

护理要点：治疗以散寒除湿为原则，方如实脾饮。宜食易消化食物，忌食过于生冷，肥甘厚腻之品。注意饮食清洁，生活环境不宜过于潮湿。

6. 脾胃湿热 脾胃湿热证是指湿热蕴结脾胃所表现的证候。多因感受湿热外邪，或饮食不节，或过食肥甘酒酪酿成湿热，内蕴脾胃所致。

临床表现：脘腹痞闷，纳呆呕恶，厌食油腻，渴不多饮，身重困倦，大便溏泻而不爽，小便短赤，或面、目、肌肤发黄，或有身热不扬，汗出不解，舌红，苔黄腻，脉濡数。

护理要点：治疗以清热利湿为主，方如葛根黄芩黄连汤。注意少食肥甘、醇酒厚味，以防助湿生热。

7. 胃阴虚 胃阴虚证是指胃的阴液亏虚，失却濡润，胃失和降所表现的证候。多由胃病经久不愈，耗伤阴液，或热病后期阴液未复，或嗜食辛辣燥热，或肝火犯胃，导致胃阴耗伤所致。

临床表现：胃脘隐痛或嘈杂似饥，饥不欲食，或干呕呃逆，痞闷不舒，咽干口燥，口渴欲饮，大便秘结，舌红少苔或无苔，脉细数。

护理要点：治疗以滋阴益胃为主，方如一贯煎。忌食辛辣、香燥之品，多食汁液丰富的水果、蔬菜，还可以配合药粥、药膳。

，8. 胃火炽盛 胃火炽盛证是指胃中火热炽盛，壅滞于胃所表现的证候。多由过食辛辣、厚味，化热生火，或邪热犯胃，或情志不遂，气郁化火，肝火犯胃所致。

临床表现：胃脘灼痛，吞酸嘈杂，口气臭秽，口渴喜冷饮，消谷善饥，或牙龈红肿热痛，齿衄，尿黄，便干，舌红，苔黄，脉滑数。

护理要点：治疗以清胃泻火为主，方如清胃散。注意少食辛辣生火之品，多食清凉的水果、蔬菜。可根据不同病症配合针灸、推拿等其他疗法。

9. 寒滞胃脘 寒滞胃脘证是因寒邪侵袭胃脘，胃失和降所表现的证候。多因过食生冷，或脘腹受冷，以致寒凝胃肠所致。

临床表现：胃脘冷痛，痛势急骤，遇寒加剧，得温则减，呕吐清水，面色苍白，形寒肢冷，口淡不渴，舌淡，苔白滑腻，脉沉迟有力或沉紧。

护理要点：治疗以温胃散寒为原则，方如理中丸。注意少食寒凉、生冷的食物，多食温胃养胃之品。

10. 食滞胃脘 食滞胃脘证是指饮食停滞胃脘，不能腐熟消化所表现的证候。多因饮食不节，暴饮暴食，或脾胃不和，稍吃不易消化的食物即引起宿食停滞于胃所致。

临床表现：脘腹胀满疼痛，拒按，嗳腐吞酸，或呕吐酸腐馊食，吐后胀痛得减，厌食，矢气酸臭，大便不调，舌苔厚腻，脉滑。

护理要点：治疗以消食和胃为主，方如保和丸。注意饮食有节，不要暴饮暴食，应少食多餐，平时可使用山楂、麦芽等消食健脾之物。

四、肝与胆病证候的辨证施护

肝主疏泄，其性升发，喜条达而恶抑郁，能够舒畅全身气机，调节情志。肝主藏血，与胆相表里。肝的病症有虚有实，虚证多为肝阴虚，肝血不足；实证多为气郁化火及寒邪、湿热等侵犯所致。

胆的主要功能是贮藏胆汁，促进食物消化。胆的病症主要表现为由于胆汁疏泄失常而引起的黄疸、口苦等。

【护理措施】

1. 肝病多实，宜疏、宜泄、宜利，肝胆用药多为辛散疏利之品，所以应适度不可久用，以防香燥伤阴。

2. 肝胆病的调护中对患者精神调护较为重要，应保持情绪稳定，避免强烈的精神刺激，增强战胜疾病的信心，解除顾虑，安心静养，以顺肝条达之性。

3. 饮食切勿饥饱失常，过食肥甘，尤其要避免饮酒过度，黄疸、鼓胀、肝癌患者更应禁酒。对于鼓胀、肝癌要采用低盐饮食。

4. 注意保暖，维护正气，防止外邪侵袭。

5. 可采用针灸、推拿等疗法配合治疗。

【辨证施护】

1. 肝气郁结 肝气郁结证是指肝失疏泄，气机郁滞所表现的证候。多因情志抑郁或受精神刺激，郁怒伤肝所致。

临床表现：情志抑郁，易怒，善太息，胁肋或少腹胀满窜痛，痛无定处，妇女可见月经不调，乳房胀痛，痛经，舌苔薄白，脉弦。或咽部如有物梗阻，吞之不下，吐之不出，然而不妨碍进食，称为"梅核气"。

护理要点：治疗以疏肝理气为原则，方如柴胡疏肝散。注意情志调护，因为情绪好坏直接影响治疗效果，应关心患者，消除其疑虑，保持心情愉快，以增强疗效。饮食宜清淡，以理气、疏肝食品为佳，忌食肥甘、厚味化火之品。

2. 肝火炽盛 肝火炽盛证是指火热炽盛，内扰于肝所表现的证候。多因情志不遂，气郁化火，或因火热之邪内侵，或他脏火热之邪累及于肝所致。

临床表现：胁肋灼痛，口苦咽干，烦躁易怒，或头晕胀痛，痛势若劈，面红目赤，甚或突发耳鸣、耳聋，或吐血、衄血，大便秘结，小便短赤，舌红，苔黄，脉数。

护理要点：治疗以清肝泻火为原则，方如龙胆泻肝汤。注意情志调护，避免患者过急过怒，使之心情舒畅，情绪稳定。忌食厚味化火之品，宜食清凉祛火之物。

3. 肝阴虚、肝血虚 肝血虚是肝血不足所表现的证候；肝阴虚是指肝之阴液亏损所表现的证候。多由生血不足，或失血过多，或久病耗伤营血所致。

临床表现：面白无华，头目眩晕，视物模糊或夜盲，爪甲不荣，肢体麻木，筋脉拘急，心烦失眠，或胁肋隐痛，妇女月经量少、色淡，甚或闭经，舌淡，脉细。若兼面赤颧红，五心烦热，潮热盗汗，舌红少苔或无苔，脉细数为肝阴虚证。

护理要点：治疗肝阴虚以滋养肝阴为原则，方用一贯煎；肝血虚以养肝血为原则，方选加味四物汤。可食用具有补血、滋阴功效的药物制成的药粥，如莲子红枣粥、枸杞菊花粥等。

4. 肝阳上亢 肝阳上亢证是指肝肾阴虚，肝阳上扰头目所表现的证候。本证多由于肝阴虚或肝肾阴虚，阴不潜阳，导致阴虚阳亢；或素体阳盛，突然肝阳暴涨而致肝阳上亢。

临床表现：眩晕耳鸣，头痛头胀，面红目赤，烦躁易怒，五心烦热，失眠多梦，口苦咽干，腰膝酸软，舌红少苔或无苔，脉弦或脉细数。

护理要点：治疗以平肝潜阳为原则，方用天麻钩藤饮。病室要保持安静、舒适，避免噪音，室内光线要柔和，不要太强。患者要保证充足的睡眠，注意劳逸结合。眩晕发作时要卧床休息，闭目养神，少做或不做旋转、弯腰等动作，以免诱发或加重病情。护理人员要加强责任心，对重症患者要密切注意血压、呼吸、神志、脉搏等情况，以便及时采取措施，做好妥善处理。患者要保持心情愉快，增强战胜疾病的信心。饮食宜清淡易消化之品，多吃蔬菜、水果，忌烟酒、油腻、辛辣之品，少食鱼腥等发物。

5. 肝风内动 凡在病变过程中出现震颤，眩晕欲仆，抽搐等动摇症状的，成为肝风内动。一般常见有肝阳化风、热极生风与血虚生风三种。

（1）肝阳化风：是肝阳升发，亢逆无制而出现的动风证候。多由情志不遂，气郁化火伤阴，或肝肾亏虚，不能潜阳所致。

临床表现：眩晕欲仆，头痛，肢体震颤，手足麻木，行走不稳，甚则突然昏倒，不省人事，或口眼㖞斜，半身不遂，舌强语謇，舌红，苔腻，脉弦等。

（2）热极生风：是邪热亢盛，热极动风所表现的证候。多见于外感温热病，由于热邪亢盛，燔灼肝经，筋脉失养所致。

临床表现：高热烦躁，躁扰不安，神昏谵语，抽搐项强，角弓反张，两目上翻，舌红，苔黄，脉弦数。

（3）血虚生风：是指肝血虚，筋脉失养所表现的动风证候。多由急、慢性失血过多，或久病血虚所引起。本证的临床表现、调护参见"肝血虚证"。

护理要点：治疗肝阳化风证以平肝潜阳息风为原则，方用镇肝熄风汤。热极生风证以清热息风为原则，方用犀角羚羊汤。饮食宜清淡甘寒，多食绿豆、芹菜、冬瓜、黄瓜、梨等水果蔬菜。对患者要耐心做思想工作，解除患者因突发此病而产生的急躁、恐惧、忧虑等情绪，避免一切精神刺激，稳定患者情绪。对于肢体处于痉挛状态者，可适当按摩，以缓解肌肉的拘挛，切忌强劲拉伸。关节活动的范围不要过大，注意保持患肢的功能位置，防止发生患侧受压、畸形、垂足等。嘱患者勤翻身，防止褥疮的发生。应尽早采取床上直立坐位，任何时候都应避免半卧位，以防坠积性肺炎、静脉血栓等并发症的发生。

6. 肝胆湿热　肝胆湿热证是指由于湿热蕴结肝胆，疏泄功能失常所表现的证候。多由感受湿热之邪，或嗜食肥甘厚腻，湿热内生，蕴结肝胆所致。

临床表现：胁肋胀痛，厌食腹胀，口苦呕恶，大便不调，小便短赤，舌红，苔黄腻，脉弦数，或见身目发黄，或阴部瘙痒，或带下黄臭，或阴囊湿疹等。

护理要点：治疗以清利湿热为原则，方用龙胆泻肝汤。患者保持精神愉快，情绪稳定，气机条达，这样对预防与治疗有着重要的作用。注意饮食，忌酒，忌辛辣、肥甘、生冷、不洁之物，对于香燥理气药物不宜过量或长期服用。

五、肾与膀胱病证候的辨证施护

肾为先天之本，藏元阴而寓元阳，为脏腑阴阳之根本，只宜固藏，不宜泄露。此外，任何疾病发展到严重阶段，都可累及于肾，所以肾病多为虚证，膀胱病多见湿热证。

【护理措施】

1. 调护中注意保护肾之元气，慎起居、保冷暖、多休息、节房事，并加强情志调护。

2. 饮食可根据证候之不同进行膳食调补，少食辛辣刺激之品。对于水肿的患者应注意限制水、盐的摄入；对于由于膀胱气化失职而致的淋证、癃闭等，则应注意水盐的合理摄入，及时观察尿量及性状的变化。

3. 注意适当的体育锻炼。

【辨证施护】

1. 肾阴虚　肾阴虚证是指肾脏阴精不足所表现的证候。多由久病伤肾，或房劳过度，或产育过多，或情志内伤所致。

临床表现：眩晕耳鸣，失眠健忘，腰膝酸软，齿枯发落，形体消瘦，五心烦热，潮热盗汗，男子遗精，早泄，女子经少或闭经，舌红少苔或无苔，脉细数。

护理要点：治疗以滋阴补肾为原则，方用六味地黄丸。饮食可采用滋阴的食物为主，如鳖甲、枸杞子等。注意劳逸结合，节制房事。

2. 肾阳虚　肾阳虚证是指肾脏阳气虚衰，机体失于温煦所表现的证候。多因素体阳虚，年高肾亏或久病伤肾，房劳过度，损耗肾阳所致。

临床表现：面色淡白或黧黑，畏寒肢冷，腰膝酸冷，眩晕耳鸣，神疲乏力，男子阳痿，女子不孕，小便清长，夜尿频多，舌淡，苔白，脉沉弱。

护理要点：治疗以温阳行水为原则，方用金匮肾气丸。饮食以补肾助阳食物为主，如羊肉、狗肉、肉桂等。要劳逸结合，节制房事，以免肾精亏损，肾阳虚衰。

3. 肾气不固　肾气不固证是指肾气亏虚，固摄无权所表现的证候。多因年老体衰，或先天不足，肾气不充，或房劳过度，或久病伤肾，致肾气亏虚，失其封藏固摄之权所致。

临床表现：腰膝酸软，小便频数清长，或尿后余沥不尽，或遗尿，或小便失禁，夜尿频多，男子滑精早泄，女子白带清稀，或胎动易滑，舌淡，苔白，脉沉弱。

护理要点：治疗以固摄肾气为原则，方用金锁固精丸。食疗多以固涩之品为主，如五味子、益智仁等。要劳逸适度，节制房事。

4. 肾虚水泛　肾虚水泛证是指由于肾阳虚衰，气化无权，水湿泛滥所表现的证候。多由久病失调，或素体虚弱，肾阳亏耗所致。

临床表现：身体水肿，尤以下肢为甚，按之没指，腰膝酸软，畏寒肢冷，小便短少，舌质淡胖，苔白滑，脉沉迟无力。

护理要点：治疗以温补肾阳，化气利水为原则，方如济生肾气丸。应吃无盐饮食，待肿势渐退后，逐步改为低盐，最后恢复普通饮食，忌食辛辣、烟酒等刺激性物品。若因营养障碍导致水肿者，不必过于强调忌盐。注意调摄生活，起居有时，预防感冒，不宜过度疲劳，尤应节制房事，以防损伤真元。

5. 膀胱湿热　膀胱湿热证是指湿热蕴结膀胱所表现的证候。多因外感湿热之邪，蕴结膀胱，或饮食不节，下注膀胱所致。

临床表现：尿频尿急，尿涩热痛，尿黄赤混浊，或尿有砂石，甚至尿血，可伴有发热，腰痛，舌红，苔黄腻，脉滑数。

护理要点：治疗以清利湿热为原则，方如八正散。饮食可食用赤小豆、绿豆煮汤代茶饮。可根据砂石存在的部位，指导患者做适当的跳跃运动，以促进砂石的排出。密切观察尿液的量、色、质。

第三节　常见危重症的辨证施护

危重症是指在疾病过程中出现的病情严重，甚至危及生命的症状或体征，如高热、剧痛、神昏、痉厥、出血等。危重症可见于多种疾病中，应加强治疗与护理，以免危及生命。

一、高热症的辨证施护

患者体温超过39℃，以发热为主要临床表现的，为高热症，亦称为壮热、大热、身灼热等，多由外感六淫、疫疠之邪所致，是各种温病的主要临床表现之一。现代医学常见的急性感染性疾病、风湿热、输液反应、恶性肿瘤、中暑、烧伤、外伤等引起的高热，可参照进行辨证施护。

高热既可见于外感病，又可见于内伤杂病，临床以外感病多见，故本节重点介绍外感引起的高热。

【护理措施】

1. 病室环境 病室应温度、湿度适宜，空气清新，但患者不宜处在空气直接对流处。室内光线要柔和，避免强光刺激。保持病室及周围环境安静，避免噪音干扰而影响患者休息。

2. 生活起居 发热期间，应卧床休息，并进行必要的肢体活动。热退神清体力恢复后，可进行适当锻炼，以促进康复。高热而具有传染性的疾病应注意消毒、隔离。

3. 病情观察 应重点观察寒热及其伴随症状，并注意区别外感与内伤发热。

（1）密切观察患者的体温变化，每2～4小时测量体温一次，必要时随时测量体温并记录。分析发热恶寒的特点、热型变化的规律、寒热及衣被的喜恶、发热的部位（如手心、胸腹、四肢、头面等），以判断热之在表在里或真假等。注意观察使用物理、药物等方法治疗后的退热效果，避免降温过速而导致虚脱。

（2）观察患者的神志、汗出、口渴、面色、出血、斑疹、饮食、呕吐、腹痛、二便、舌象、脉象及呼吸、血压等变化情况。如高热患者多见邪入心包，轻则心烦、谵妄，重则神昏，若出现意识模糊或神志不清，或撮空理线、循衣摸床等表现时，为失神重证，应及时报告，以便急救处理。长期高热、神昏、全身状况极差者，若见突然"清醒"等现象，应提防"假神"之危象。了解汗出的部位、时间、性质及其量的多少，口渴的程度，饮水量的多少，饮水是喜温还是喜凉，以判断津液的盛衰和病邪的性质。观察舌苔、脉象的变化，如舌质由红变深转为绛色，舌苔变厚转黄，提示里热邪毒炽盛，病情加重；若高热患者突然面色苍白，四肢厥冷，冷汗淋漓，神志淡漠或嗜睡，呼吸急促，脉微等，是亡阳之候，应及时配合医生救护。若出现呕吐，甚或呈喷射状，多为邪热逆传心包或肝风内动的重症。

（3）注意区分外感发热与内伤发热。外感发热多起病急，病程短，表现为壮热、潮热或寒热往来，发热之初多兼见恶寒或寒战，并伴有一系列外感的临床表现；内伤发热多发病缓，病程长，以低热为多，高热者较少，并伴有内伤杂病的临床特点。

4. 情志护理 高热患者极易出现烦躁表现，若体温多日不降又会产生悲观等情绪，故应加强心理疏导，避免患者受到不良情绪的影响。

5. 饮食护理 高热期间饮食以流质、半流质，清淡、细软易于清化为宜，忌油腻、厚味及辛辣之品。胸胁苦满者，宜食宽中理气的水果、蔬菜，如金橘、甜橙、萝卜等；不欲饮食、呕吐者，宜生姜煎水饮服或食山楂片。热病初愈，仍以清淡稀软饮食为主。随着身体的逐渐康复，可少食多餐，食用蛋类、新鲜蔬菜、水果、精肉等富于营养之品。鼓励患者多饮凉开水或果汁，如梨汁、西瓜汁等。

6. 用药护理 高热期间给药可根据病情和医嘱，汤剂可每日服2～3剂，也可酌情配伍中成药，如紫雪丹、牛黄清心丸等，或选用清热类注射液，用药后应密切观察体温的变化，并及时做好记录。小儿给药宜将药液浓煎以便服用。高热而神昏者，可采用鼻饲法给药。

7. 降温护理 根据医嘱适当运用冷敷、中药煎汤擦浴等方法降温，还可使用针刺、刮痧、中药灌肠等降温。但降温不宜太过，以防体温骤降而发生虚脱。

8. 口腔护理 患者高热而口干渴，易生口疮，应注意加强口腔护理，一旦出现口疮，应配合局部用药，以减轻疼痛不适。

9. 皮肤护理 高热患者汗出较多，又卧床休息，容易引起皮肤感染或褥疮，故应注意皮肤卫生，汗后及时擦拭皮肤，更换汗湿的衣被。

【辨证施护】

1. 表证高热

临床表现：发热重，恶寒轻，头痛，有汗，口微渴，咽喉红肿疼痛，舌边尖红，苔薄白或薄黄，脉浮数，为表热证；恶寒重，发热轻，头身疼痛，鼻塞流涕，咳嗽，舌苔薄白，脉浮紧，为表寒证。

护理要点：表热证采取辛凉解表透热的治疗护理方法，方药可选用银翘散加减；表寒证采取辛温解表发汗的治疗护理方法，方药可选用荆防败毒散加减。具体护理或参见八纲中"表热证、表寒证"的护理要点。

2. 里证高热

临床表现：发热，不恶寒反恶热，面赤气粗，心烦，汗出，口渴喜冷饮，舌红苔黄，脉洪大或滑数，为气分热盛；发热夜甚，烦躁不安，神昏谵语，甚或惊厥，或外发斑疹，或见衄血、便血，口干而不欲多饮，舌红绛，脉细数，为热入营血。

护理要点：气分热盛者，采取清泄里热，护阴保津的治疗护理方法，可选用白虎汤等方药加减；热入营血者，采取清营凉血，透热外达的治疗护理方法，可选用清营汤、犀角地黄汤等方药加减，具体护理可参见八纲中"里热证"的护理要点。

二、疼痛症的辨证施护

疼痛是患者就诊时常见的自觉症状之一，可见于许多疾病及危重症中。剧烈疼痛可引起精神紧张、烦躁、抑郁，或导致气血逆乱引起晕厥，故应予以重视。现将临床中常见的头痛、腹痛的辨证施护进行简要介绍。

（一）头部疼痛

头部疼痛可见于多种疾病。外感病头痛，多因外邪侵袭，上犯巅顶，清阳之气受阻，气血凝滞，络道阻遏而致；内伤病中，情志不遂，或肝肾不足，阴虚火旺，上扰清窍，或肾精亏损，髓海空虚，或气血不足，不能上荣，或痰浊上扰等，均可导致头痛。

【护理措施】

1. 病室环境 病室应安静，光线宜柔和，避免噪声、强光等不良刺激；空气清新，温湿度适宜。

2. 病情观察 主要观察头部疼痛的确切部位、性质、程度、发作时间和诱因，以及面色、体温、血压、脉象、舌象、两目与视力变化，有无头晕、恶心、呕吐及其他伴随症状，并及时做好记录。

3. 情志护理 头部剧痛，极为痛苦，容易出现烦躁、忧郁等情绪。应注意患者的情志变化，多安慰患者，使其保持心情平静，积极配合治疗与护理。

4. 生活起居 注意劳逸结合，不宜用脑过度。剧烈头痛者，应卧床休息。

5. 饮食护理 饮食宜清淡，多食蔬菜，不宜辛辣、荤腥，忌烟酒。

【辨证施护】

1. 风寒头痛

临床表现：头痛时作，痛连项背，遇风寒则加重，伴恶寒无汗，骨节酸痛，舌苔薄白，脉浮紧。

护理要点：采取祛风散寒止痛的治疗护理方法，方药可选用川芎茶调散加减。病室应温暖，避免风寒侵袭。汤剂不宜久煎，煎后热服，服药后可饮热粥或热饮料以助药力，并加盖衣被促其微微汗出，以祛邪外出。可配合穴位针刺、推拿等以散寒止痛。

2. 风热头痛

临床表现：头胀痛，甚或头痛如裂，发热恶风，面红耳赤，口渴欲饮，舌苔薄黄，脉浮数。

护理要点：采取祛风清热止痛的治疗护理方法，方药可选用芎芷石膏汤加减。病室宜凉爽，空气清新，但避免直接受风。汤剂不宜久煎，可温服。饮食宜清淡、易消化，夏日可多饮清凉饮料，忌辛辣、油腻荤腥之品。

3. 风湿头痛

临床表现：头痛如裹，沉重昏胀，阴雨天加重，身重肢倦，胸闷纳呆，舌苔白腻，脉濡缓。

护理要点：采取祛风胜湿止痛的治疗护理方法，方药可选用羌活胜湿汤加减。病室宜干燥，空气应清新。汤药不宜久煎，煎后热服，药后可服薏米粥以助药力。饮食宜清淡、易消化，忌食油腻、甘甜、生冷食品，以免生湿助邪。

4. 肝阳头痛

临床表现：头目胀痛，耳鸣目涩，口燥咽干，失眠健忘，或肢麻震颤，舌红少津，脉弦有力。

护理要点：采取平肝潜阳的治疗护理方法，方药可选用天麻钩藤饮加减。密切观察头痛、眩晕、肢体运动、全身症状的变化，若头痛剧烈且逐渐加重，出现烦躁易怒、面红目赤、肢体麻木，口角震颤等异常表现，多为中风先兆，应及时报告，积极处理，以防中风发生。汤剂宜文火久煎，煎后温服。头痛而眩晕者，可配合穴位针刺，或饮用草决明茶、菊花茶。

5. 血瘀头痛

临床表现：头痛如刺，痛有定处，时作时止，经久不愈，舌质紫暗或有瘀点，脉沉弦或沉涩。

护理要点：采取活血化瘀的治疗护理方法，方药可选用通窍活血汤加减。密切观察病情变化，尤应注意神志、视力、瞳孔等变化及其他并发症，发现异常，及时报告，以做进一步诊治。可配合穴位针刺止痛。

6. 痰浊头痛

临床表现：头痛时作，昏晕沉重，身重肢倦，胸脘满闷，恶心，呕吐痰涎，舌苔白腻，脉弦滑。

护理要点：采取化痰降逆的治疗护理方法，方药可选用半夏白术天麻汤加减。病室应保持干燥，空气清新。加强饮食护理，宜食清淡易消化之品，忌食生冷、油腻、肥甘之物。

7. 虚性头痛

临床表现：头脑空痛，眩晕耳鸣，腰膝无力，或遗精带下，舌红少苔，脉沉细无力，为肾虚头痛；头痛绵绵不休，过劳则甚，体倦乏力，声低气短，脉微弱，为气虚头痛；头痛隐隐，心悸失眠，手足麻木，面色苍白，舌淡白，脉虚涩，为血虚头痛。

护理要点：肾虚头痛采取补肾填精的治疗护理方法，可选用大补元煎等方药加减；气血亏虚头痛，采取补养气血的治疗护理方法，方药可选用八珍汤加味。加强饮食护理，鼓励患者多食血肉有情之品。汤药宜文火久煎温服，禁用辛散之品。头痛时应卧床休息，禁房事，病愈后也应加以节制。

（二）腹痛

腹痛是指胃脘至耻骨毛际以上整个腹部发生的疼痛。内、外、妇、儿各科多种疾病都可出现腹痛症状。腹部内有胃、脾、肝、胆、肾、膀胱、大小肠等脏腑。若外感寒湿之邪，或饮食不节，情志不遂，腹部外伤等，均可引起气血运行受阻而发生腹痛。腹部剧痛以实证、热证、寒证多见，多属危重症，病情变化快，甚至会危及生命。现代医学中的多种急腹症，可参照本节内容辨证施护。

【护理措施】

1. 病室环境 居室应空气清新、安静，避免噪音等刺激。腹痛剧烈、病情危重者，可安排单人房间给予特护。

2. 病情观察

（1）腹部剧痛的患者，病情变化迅速，应密切观察患者的体温、血压、呼吸、脉象的变化，注意腹痛的性质和部位，尤其在诊断尚未明确时，更应详细观察病情发展趋势，以便及时采取相应措施，避免病情恶化。

（2）腹痛剧烈，病情危重的患者常表现为面红气粗、烦躁等，但年老体弱患者也可见面色少华，少气懒言等虚弱表现。

（3）若血压下降，体温变化与脉搏不相称，或脉搏加快，可能出现虚脱之候，应及时报告，准备抢救。

（4）若体温突然从高热下降至正常以下，并伴有四肢厥冷，大汗淋漓，烦躁不安，精神恍惚淡漠等危象，可能为腹部内脏有穿孔或出血，应及时报告，迅速救治。

（5）注意观察腹痛的诱发原因、并发症状，及寒温、饮食、情绪、体力活动与疼痛的关系等。

（6）及时记录患者的出入量，为诊断治疗提供依据。

3. 情志护理 剧烈腹痛的患者，心情容易急躁、紧张或忧愁、恼怒。要多安慰患者，缓解其不良情绪，避免精神刺激。在病情变化时，要耐心解释，解除其思想负担，以配合治疗与护理。

4. 生活起居 患者应卧床休息，疼痛缓解后可适当活动。

5. 饮食护理 剧烈腹痛时，宜暂时禁食，待疼痛缓解后可逐步给予流质或半流质饮食。食物以清淡、易消化、营养丰富为原则，忌食生冷不洁、辛辣、油腻、煎炸厚味等食品。

6. 其他　病情尚未确诊，不可盲目使用止痛剂，尤其是麻醉性止痛剂，以免因疼痛减轻而掩盖病情，贻误诊断，造成严重后果。必要时建立并保持静脉通道通畅。

【辨证施护】

1. 阳明腑实证

临床表现：潮热汗出，腹部胀满疼痛，拒按，大便秘结，烦渴引饮，或呕吐，小便短赤，舌苔厚黄干燥，甚或焦黑燥裂，脉沉实。

护理要点：采取通腑泄热的治疗护理方法，可选用承气汤类方药加减。严密观察病情变化，如腹痛及腹胀特点、呕吐、大便、血压、体温、呼吸、脉搏、口渴、小便量等，结合相应的理化检查诊断方法，以明确诊断。病情确诊后，可行针刺穴位止痛，或使用适宜的止痛药。保持静脉通道畅通，以便及时补液给药。必要时可用大承气汤煎汤灌肠。

2. 食滞脘腹证

临床表现：脘腹胀满疼痛，拒按，嗳腐吞酸，厌食，或呕吐酸腐食物，大便秘结或泻下不爽，舌苔厚腻，脉滑实。

护理要点：采取消食导滞通便的治疗护理方法，方药可选用保和丸或枳实导滞丸。疼痛缓解前应禁食，待病情缓解后，酌情给以流质、半流质或细软饮食。便秘者可用大黄、山楂煎水服，或以大承气汤煎汤灌肠。

3. 气滞血瘀证

临床表现：脘腹胀闷或疼痛，攻窜不定，痛引少腹，嗳气或矢气后则胀痛稍减，遇恼怒则加剧，舌苔薄白，脉弦，是以气滞为主；若腹痛剧烈，痛处不移，舌质青紫，脉弦或涩，则以血瘀为主。

护理要点：气滞为主者，采取疏肝理气止痛的治疗护理方法，方药可选用柴胡疏肝散加减；血瘀为主者，采取活血化瘀止痛的治疗护理方法，方药可选用少腹逐瘀汤加减。密切观察脘腹疼痛的特点、诱因及呕吐、血压、体温、呼吸、脉搏等表现，以便及时明确诊断。由郁怒所致的脘腹剧痛，应加强情志护理，疏导患者情绪，避免精神刺激。明确诊断后，可配合穴位针刺等止痛，或适当使用止痛剂。根据具体病情给予合理饮食。

4. 寒邪凝滞证

临床表现：脘腹冷痛，痛势急剧，得热痛减，遇寒更甚，口不渴，小便清利，大便正常或溏薄，舌苔白腻，脉沉紧或弦。

护理要点：采取温中散寒止痛的治疗护理方法，方药可选用良附丸加味。病室应温暖，多加衣被以防寒保暖，脘腹局部可热熨。饮食宜温热细软，可适当食葱、姜、胡椒等，或饮生姜红糖水，以温通散寒，忌生冷瓜果。可配合艾灸、针刺有关穴位，以祛寒止痛。

三、神昏症的辨证施护

神昏是以神志不清，甚至不省人事为特征的一种危重证候，病位主要在心、肝、肾。中医学常把神昏描述为昏迷、昏厥及昏蒙、不省人事等。神昏可见于多种疾病，如风温、暑温、春温、疫毒痢等外感时行热病。另外，中风、厥证、痫证、消渴、鼓胀，以及中毒、电击等，亦可出现神昏。外感邪热或内有痰饮湿浊、瘀血、热毒等，阻闭清窍，扰乱神明，多为神昏之闭证，属实；若阴阳衰竭，神无所依，多为神昏之脱证，属虚；也有邪闭清窍，气血耗散，神无所依的内闭外脱证，属虚实夹杂。本节主要介绍外感邪热内陷及湿浊内闭所致的神昏。

【护理措施】

1. 病室环境　患者宜安排在单人病房或抢救室。保持适宜室温，室内安静、清洁，空气新鲜，光线柔和，避免强光、噪音等刺激。备齐抢救药品、器械，以便随时使用。设立特护，并做好记录。

2. 起居护理

（1）神昏患者宜取平卧位，保持呼吸道通畅，对有呕吐或痰多的患者，应将头偏向一侧，并及时将呕吐物或痰液清除干净，以防阻塞气道而窒息。

（2）解开衣服领口，以免压迫呼吸道而影响呼吸，并利于呼吸道分泌物的引流。昏迷患者牙齿间填以牙垫，以防咬伤舌头；去除患者的义齿、发卡，剪短患者指甲。

（3）加强口腔护理，可用两层生理盐水湿纱布覆盖于口鼻部，以吸入湿润空气，保护口腔黏膜；同时可用 2% 黄柏水或银花甘草液清洗口腔，每日 3 次。出现口疮时，可用冰硼散或养阴生肌散喷涂。牙龈出血、红肿者，可用黄芩或地骨皮等煎水清洗口腔。

（4）及时更换汗湿的衣被，保持皮肤清洁卫生，预防发生褥疮。保持二便通畅，二便失禁者，应及时更换床单。给患者使用热水袋时，水温应在 50℃ 左右，不宜过高，以防患者对温度不敏感而被烫伤。

（5）昏迷，尤其是谵妄、抽搐等患者的卧床，应加床挡或约束带，以防神昏患者因意识不清、随意运动而发生意外伤害。

（6）传染病神昏者，应做好消毒、隔离措施。

3. 病情观察

（1）神昏患者病情变化迅速，应密切观察并记录患者的血压、呼吸、脉搏、舌象、体温、汗出、气味、瞳孔等情况，记录 24 小时出入量。

（2）根据医嘱，做必要的理化检查，必要时做心电监护等。如呼吸深大或浅数，或逐渐减慢以致暂停，或呼吸深大与暂停交替出现，或体温骤升骤降，或血压过高过低均为危重或濒死的危象，应高度重视。

（3）观察昏迷轻重程度变化。如神志转清，是病情好转的表现；昏迷加重，标志病情恶化，应立即采取救护措施。患者一直处于昏迷衰惫状态，全身状况很差，精神突然出现所谓的"好转"，如言语不休、面色潮红等，应注意判断是否为"回光返照"的假神危候。

（4）注意高热、呕吐、痰涎、抽搐、黄疸等兼症及变化，以判断是否出现危象。

4. 情志护理　应及时告知患者家属或陪诊者病情状况，使其配合治疗与护理，避免对患者的任何不良刺激。对神昏病情较轻或病情由重转轻者，也应做好病情解释和安慰工作。

5. 饮食护理　昏迷初起 2 ~ 3 天及昏迷脱证者应禁食，可静脉补充水液和营养。闭证昏迷患者，在昏迷 2 ~ 3 天后仍昏迷不醒者，根据病情给予鼻饲饮食，每日 3 ~ 4 次，每次 200 ~ 300ml。饮食宜清淡、富有营养，易于消化，并注意避免烫伤和呛食。对肝性脑病、尿毒症的昏迷患者，应避免摄入蛋白质食物。

【辨证施护】

1. 热毒内陷证

临床表现：神昏因邪热炽盛，内陷心营而致者，可见高热，烦躁谵语，重则昏迷不语，面赤气粗，或时有抽搐，舌红绛而干，苔黄燥或焦黄，脉滑数或细数；若热结阳明、腑热上扰心神而致者，多见谵语，躁扰不宁，高热或日晡潮热，气粗，大便秘结，腹部胀满，按之坚硬，肢厥，舌红而干，苔黄燥或焦黄起刺，脉滑数或沉实；由热扰心神，肝风内动而致者，则见高热神昏，抽搐频作，牙关紧闭，颈项强直，角弓反张，舌红绛，苔黑而干，脉弦数。

护理要点：分别采取清心开窍，通腑泄热，清热息风等治疗护理方法，可选用清营汤、安宫牛黄丸、大承气汤、羚角钩藤汤、紫雪丹等方药加减。密切观察体温、神志、肢体异常运动、腹部、大便等方面的表现及变化。持续高热者，可用物理降温；抽搐者，应加强护理以防意外损伤。另外，应及时补充体液，并做好皮肤、口腔护理。保持二便通畅，以利于邪热下达。

2. 湿浊内闭证

临床表现：烦躁，嗜睡，渐至昏迷，头痛，恶心呕吐，面色苍白或晦暗，胸腹胀满，大便少行，或溏而不爽，尿少，浮肿，畏寒肢冷，舌淡胖，边有齿痕，苔白腻或灰腻，脉沉缓或沉迟。

护理要点：采取温散寒湿，化浊开窍的治疗护理方法，可选用苏合香丸、温脾汤等方药加减。密切观察患者神志、呕吐、二便、肢体温度等情况。注意保暖，并保持室内空气流通、清新。汤药宜温热服。保持呼吸道通畅，注意皮肤及个人卫生。

四、痉厥证的辨证施护

痉是以项背强直，四肢抽搐，甚至角弓反张为主要表现的病症，风、寒、湿邪侵袭，导致经络不通，气血不畅，或热盛灼津，或阴虚血少等，均可导致筋脉失养而成痉证。厥是以突然昏倒，不省人事，四肢厥冷，面色苍白为主要表现的病症，有气厥、血厥、痰厥、食厥、暑厥等。多因情志不遂，肝阳上亢，痰浊内阻，饮食不节，高温暑热等，突然导致气机逆乱，升降失常所致。厥证发作后大多可在短时间内苏醒，醒后无偏瘫、失语等后遗症，但严重者可能一厥不醒，甚至导致死亡。现代医学中的流行性脑脊髓膜炎、脑肿瘤、晕厥、中暑、虚脱以及各种原因引起的高热痉厥等，可参考本证辨证施护。

痉以手足抽搐，筋脉拘急为主；厥以突然昏倒，四肢厥冷为主，两者症状表现虽不同，但临床上痉与厥常同时并见，故又统称痉厥。

【护理措施】

1. 病室环境 病室应洁净，空气应清新，冬季注意防寒保暖。光线宜稍暗，避免各种噪音、声光刺激。病情危重者，应安排单人房间设立特护。

2. 起居护理 患者应卧床休息，可侧卧或头偏向一侧平卧。病情发作时，要解开衣领裤带，床边加床挡防护，以免坠床。抽搐时，切忌强力约束，以免引起骨折等。

3. 病情观察 密切观察体温、脉搏、呼吸、血压、瞳孔及面色等表现与变化。注意痉厥发作的次数，每次发作的持续时间，发作时和发作后的症状，并做好记录。

4. 情志护理　劝告患者消除急躁、恐惧等不良情绪，避免情志过激。做好家属及陪诊者的思想工作，配合医护人员做患者的疏导工作，切忌在病床前谈论病情或伤心哭泣，以免影响患者情绪，加重或诱发病情。

5. 饮食护理　发作时，暂禁食。病情缓解后，给予易消化、高热量流质饮食，并补以足够水液，如橘子汁、甘蔗汁、西瓜汁、番茄汁、藕汁、梨汁等；不能进食者，可鼻饲给食。忌食辛辣、油腻、煎炸、腥发等助热生痰之品。

6. 皮肤护理　患者如有汗出，应及时擦干，并更换潮湿衣被，以保持皮肤和衣被的干燥、清洁。痉厥发作停止后，应给患者翻身，更换体位，按摩骨突部位，预防褥疮发生。

7. 口腔护理　患者痉厥发作，出现牙关紧闭时，应用开口器轻轻撑开口腔，用裹有纱布的压舌板或牙垫垫在上下牙齿之间，以防咬伤舌体。抽搐停止后，应协助患者做好口腔护理，可用银花甘草液等漱口。

8. 其他　做好有关的救治准备，并积极救治。在患者痉厥发作时，应将头后仰，并及时清除口、咽部痰涎及分泌物，以保持呼吸道通畅。如患者出现呼吸微弱，或不规则，或有面色紫绀等缺氧现象时，应立即给予吸氧。

【辨证施护】

1. 邪壅经络证

临床表现：头痛，项背拘急不舒，恶寒发热，肢体酸重，舌苔白腻，脉浮紧。

护理要点：采取祛风散寒，燥湿和营的治疗护理方法，方药可选用羌活胜湿汤或葛根汤加减。病室温暖，湿度适宜。服药后给予热饮料，以助药力。出汗后及时擦干，以防汗出当风。头痛、项背强急者，可选风池、合谷、太阳、列缺等穴进行穴位针刺。

2. 热甚痉厥证

临床表现：项背强直，甚则角弓反张，壮热，心烦，或神昏谵语，四肢厥冷，手足挛急，口噤不开，腹胀便秘，舌红绛，苔黄燥，脉弦数。

护理要点：采取泄热存津，舒筋开窍的治疗护理方法，可选用紫雪丹或牛黄承气汤等方药加减。病室宜凉爽安静，避免不良刺激。口噤不开者，可选用紫雪丹、安宫牛黄丸、至宝丹鼻饲；腹满便秘者，可用大承气汤煎汤灌肠，以通便泄热。高热时，可用温水或薄荷煎水擦浴退热。痉厥严重者，可加服牛黄粉、羚羊角粉等。

3. 阴血亏虚证

临床表现：项背拘急，手足蠕动，甚或四肢抽搐，面白无华，口唇、爪甲淡白，头晕目眩，神疲乏力，舌淡少苔，脉弦细。

护理要点：采取滋阴养血的治疗护理方法，可选用四物汤合大定风珠等方药加减。若因失血而发痉者，应及时输血、补液。饮食应加强营养，可多食补血养阴之品，如牛奶、牛肉、鸡蛋、阿胶、紫河车等。加强情志护理，避免不良刺激。发作时可针刺人中、合谷、涌泉、足三里等穴。

4. 气厥证

临床表现：突然昏倒，不省人事，口噤拳握，呼吸气粗，四肢厥冷，舌苔薄白，脉伏或沉弦，为气厥实证；眩晕昏仆，呼吸微弱，汗出肢冷，面色苍白，舌淡，脉沉微，为气厥虚证。

护理要点：气厥实证，采取顺气开郁的治疗护理方法，方药可选用五磨饮子加减；气厥虚证，采取补气回阳的治疗护理方法，方药可选用参附汤加味。病室温度宜稍高，四肢厥冷者，可用热水袋保暖，但应防止烫伤。加强情志护理，避免忧思恼怒，以免诱发本病。昏厥时，可灌服生姜红糖水；气厥虚证出现血压下降时，可急用大剂量独参汤鼻饲或灌服，灌服时宜少量、缓慢，防止误入气管；并可根据医嘱给予人参注射液等。平时未发作，身体壮实者，可服逍遥散以理气开郁；体质较弱者，可常服香砂六君子丸以培补脾土。

5. 血厥证

临床表现：突然昏倒，不省人事，牙关紧闭，面赤唇紫，舌红，脉沉弦，为血厥实证；或突然昏厥，四肢震颤，呼吸微弱，目陷口张，肢冷自汗，面色苍白，唇舌淡白，脉芤或细数无力，为血厥虚证。

护理要点：血厥实证，采取活血顺气的治疗护理方法，可选用通瘀煎等方药加减；血厥虚证，采取补养气血的治疗护理方法，可先灌服独参汤，后服用加减人参养荣汤。血厥虚证多因失血过多所致，应迅速止血，并做好输血抢救的准备。汤药可少量、多次口服或鼻饲。血厥虚证可多食补血之品，如牛肉、牛奶、鸡蛋、羊肝、荔枝、龙眼、大枣、菠菜等。痉厥时，可用针灸救治，实证可针刺人中、内关、太冲、涌泉等穴；虚证宜艾灸百会、神阙、气海、关元等穴。

6. 痰厥证

临床表现：突然昏厥，呕吐痰涎，喉间痰鸣，呼吸气粗，舌苔白腻，脉沉滑。

护理要点：采取豁痰开窍的治疗护理方法，可选用导痰汤等方药加减。病室宜干燥，空气应清新。加强情志护理，避免精神刺激而诱发痰厥。汤药煎后口服或鼻饲，并可加少许姜汁以和胃止呕，药后饮热粥以和胃气。保持呼吸道通畅，如痰黏难咯，可轻拍患者背部，帮助咯出，或用吸痰器将痰吸净，或服竹沥水、姜汁以化痰泄浊。昏迷时可配合针刺天突、丰隆等穴位以豁痰开窍。饮食应清淡，忌食肥甘、油腻、黏滑之品，以防助热生痰。

7. 食厥证

临床表现：暴饮暴食后突然昏倒，气息窒闷，脘腹胀满，舌苔厚腻，脉滑实。

护理要点：采取消导和中的治疗护理方法，可选用保和丸等方药加减，或以大承气汤加味煎汤灌肠以导滞。过量饮食不久出现食厥，可先用盐汤探吐以祛实邪，再给以汤剂少量、多次口服或鼻饲；食后较长时间出现食厥，可用大承气汤加味煎汤剂灌肠以导滞。昏厥时可取人中、中脘、足三里等穴位针刺。食厥苏醒后，应暂禁食，平时注意节制饮食，控制食量。加强情志护理，餐时、餐后应避免不良情志刺激，以防诱发本病。

8. 暑厥证

临床表现：身热胸闷，面红目赤，汗出口渴，头晕头痛，继而昏仆，不省人事，或谵语，手足抽搐，角弓反张，牙关紧闭，舌红苔黄，脉洪大或滑数。

护理要点：采取解暑益气，清心开窍的治疗护理方法，可先以安宫牛黄丸或紫雪丹凉水调和后灌服或鼻饲，再用白虎加人参汤加减调服。痉厥时，应立即将患者移到阴凉通风处平卧，解开衣领，地面洒少许凉水或冰水，也可用电风扇散热，但避免患者直接受风。可针刺大椎、曲池、合谷、委中等穴，或十宣穴放血降温；也可用刮痧等法以泄热救厥。高热者，可用温水或薄荷煎水擦身，或额部冷敷以降低体温。给以清凉饮料，如果汁饮料、凉盐水、冷西瓜汁、冷绿豆汤等。

五、血证的辨证施护

血证是指血不循经，溢出脉外而表现为咯血、吐血、衄血、皮下出血以及便血、尿血等出血性病症。多因感受外邪、饮食不节、情志失调、劳倦过度，使血络受损，血热妄行，或气不摄血所致。病位主要在肺、脾、胃、肠，与心、肝、肾等脏腑也密切相关。现代医学中的支气管扩张、肺结核、肺癌、胃肠道溃疡及息肉、肿瘤、肝硬化、泌尿系感染、肾炎、肾结核等所引起的出血，可参照本证辨证施护。

【护理措施】

本着"急则治其标"，"缓则治其本"的原则进行调护。出血时以止血为主，宜从治气、治火、治血等方面着手。实热证出血，应清热泻火，凉血止血；虚热证出血，应清热养阴，降火止血；气虚失血证，应补中益气，摄血止血。血止后当积极护理原发病。

1. 病情观察

（1）主要观察出血先兆、出血部位，出血量、颜色、质地、伴随症状及出血后的情况等，以了解病变的部位、性质，病情的轻重、预后等。部分出血证可有先兆症状，如咯血前多有喉痒、咳嗽、胸闷、心悸等症；吐血前可有胃脘部疼痛或胃中灼热不适等。及早发现出血的先兆症状，并及时适当处理，可以缓解病情，或防止出血。

（2）观察体温、脉搏、呼吸、血压、面色、神志、四肢、汗出、二便、舌象、脉象等表现及变化，定时测量血压、体温、脉搏，以了解疾病情况。如急性出血患者，常伴有烦躁不宁、惶恐不安，眩晕，乏力，自汗，心悸，气短等症。血出如泉涌，面唇苍白，神志恍惚，四肢厥冷，大汗淋漓，脉微欲绝等，为大出血导致亡阳的危候。急性大出血的患者，初期病情极不稳定，最易危及生命，应每隔 15～30 分钟测量脉搏、血压、呼吸 1 次，直到病情稳定为止。

（3）结合其他理化检查，明确诊断，以便及时采取相应的治疗与护理措施。

2. 生活起居　绝对卧床休息，保持环境安静。患者宜平卧，头部偏向一侧，以防咯、吐之血呛入气道，导致窒息。出血量大、全身状况差、情绪高度紧张者，宜安置于抢救室观察救护。出血等污染的床单衣被应及时更换，保持床铺干燥整洁。防止外邪侵袭，一旦受病，应立即进行治疗，以免邪气深入，伤及脉络及加重病情。

3. 给药护理　保持静脉通畅，以便根据医嘱及时施行输血、输液等救治措施。

4. 饮食调护　饮食应有规律，多食易于消化、清淡、富有营养的食物，如新鲜的蔬菜、水果、瘦肉、鸡蛋等。大咯血、吐血、便血时，应禁食；出血停止后12小时，可给予流质饮食，如米汤、藕粉等，但不可过热过多；长期便血者，可多食含铁丰富的食物，如猪肝、菠菜等。热证出血的患者，可饮鲜藕汁、梨汁、荸荠汁、橘子汁、西瓜汁、绿豆汤、百合汤等清凉之品。戒烟酒，忌辛辣、油腻、煎炸之食物。

5. 情志护理 多安慰患者，避免和消除紧张、忧虑、恐惧、烦恼等不良情绪，保持良好稳定的心态，以配合治疗与护理。

6. 对症处理 根据医嘱，正确使用止血药物。咯血者，不宜用力咳嗽、吸气和屏气，如喉中有痰，应轻轻咳出。应保持患者神志清醒，尽量不用镇静剂、麻醉剂和镇咳剂，特别是年老体弱、肺功能不全者，禁用吗啡等麻醉剂，必要时可少量输血。大咯血伴高热的患者，可用冰袋冷敷胸部，并按照高热证护理。吐血、便血的患者，由于食管、胃底静脉曲张而导致出血不止时，根据医嘱及时正确使用三腔管压迫止血，并认真加以护理，血止后正确取出。出现气随血脱的危候时，应将患者取平卧位，及时测量血压、脉搏，立即上报医生，并可给独参汤或参附汤频服，以益气敛阴，回阳固脱。注意口腔护理，如吐血、咯血患者易出现口臭及口腔感染，可给予银花甘草水、淡盐水等漱口。

【辨证施护】

1. 燥热伤肺证

临床表现：痰中带血，干咳少痰或无痰，或鼻衄，身热心烦，口燥咽干，舌尖红，苔薄黄，脉数。

护理要点：采取清肺润燥，宁络止血的治疗护理方法，方药可选用桑杏汤加减。病室宜凉爽湿润，保持安静，避免不良刺激。饮食宜清淡，多饮清凉生津类的饮料，如西瓜汁、梨汁等，忌辛辣温燥之品。可配用白及粉或三七粉冲服。

2. 肝火犯肺证

临床表现：发热，面红目赤，口苦咽干，烦躁易怒，胸胁灼痛，咳嗽阵作，咳痰带血，或咳鲜红纯血，舌红苔黄，脉弦数。

护理要点：采取泻肝清肺，凉血止血的治疗护理方法，方药可选用泻白散合黛蛤散加减。病室宜凉爽、安静，温湿度适宜。生活起居有规律，多休息，少劳累。稳定患者情绪，消除恐惧心理，避免不良因素刺激。饮食宜清凉，忌辛辣燥热之品。密切观察病情变化，尤其注意出血量、呼吸、神志、血压、脉搏、面色等情况，以便及时调治。

3. 肺阴亏虚证

临床表现：干咳无痰或少痰，痰中带血，或咳血反复发作，血色鲜红，口干咽燥，潮热，颧红盗汗，舌红少津，脉细数。

护理要点：采取滋阴降火，润肺止血的治疗护理方法，方药可选用百合固金汤加减。病室宜空气清新、安静。多卧床休息，避免劳累。饮食宜清淡、清补，忌辛辣动火之品。多安慰、开导患者，使其保持良好稳定的情绪，配合治疗与护理，以便早日康复。疾病有传染性者，要做好消毒、隔离措施。

4. 胃热壅盛证

临床表现：吐血色鲜红或紫暗，常夹有食物残渣，脘腹胀满疼痛，口臭，便秘或大便色黑，舌红苔黄，脉滑数。

护理要点：采取清胃泻火，化瘀止血的治疗护理方法，方药可选用泻心汤加减。及时清理呕吐物，保持病室洁净，空气清新。绝对卧床休息，取平卧位或头低足高位；呕吐时，头偏向一侧，以防堵塞气道。严密观察出血情况及病情变化，以防发生气随血脱的危候。出血停止后，适时给以清淡、易消化的流质或半流质清凉饮食，忌食辛辣厚味及粗糙食物。可辅以云南白药或大黄粉等以助止血。

5. 血热妄行证

临床表现：高热烦躁，神昏谵语，肌肤斑疹，或吐血、衄血、便血、舌红绛起刺，脉数或细数。

护理要点：采取清热解毒，凉血止血的治疗护理方法，可选用犀角地黄汤或化斑汤等方药加减。严密观察出血情况及伴随症状，以防病情迅速恶化。神昏谵语者，多为热陷心包，可调服安宫牛黄丸或鼻饲给药。病情缓解后，可给以清淡、易消化的半流质清凉饮食，忌食辛辣厚味。保持大便通畅，以利邪热下达。

6. 肝火犯胃证

临床表现：吐血衄血，色深红或紫暗，心烦易怒，胁痛口苦，失眠多梦，舌红绛，脉弦数。

护理要点：采取泻肝清胃，凉血止血的治疗护理方法，方药可选用龙胆泻肝汤合玉女煎加减。患者应安心静养，避免各种不良因素刺激。其他方面参照本节血证中"胃热壅盛证"的护理要点。

7. 气虚血溢证

临床表现：吐血时轻时重，绵绵不止，血色暗淡，或肌肤瘀点、瘀斑，面色苍白或萎黄，神疲乏力，心悸气短，舌淡，脉细弱。

护理要点：采取健脾养心，益气摄血的治疗护理方法，可选用归脾汤等方药加减。病室宜温暖安静，空气清新，温湿度适宜。多卧床休息，避免劳累，以防外感。血止后可给以营养丰富、易于消化的温补类食品，如红枣、桂圆、山药、莲子等，忌生冷、粗硬食物。可酌配云南白药、白及粉、三七粉等辅助止血。

8. 肠道湿热证

临床表现：便血鲜红或脓血，大便黏滞不畅，肛门灼热，或便血色暗，日久不愈，舌红苔腻，脉弦数或濡数。

护理要点：采取清化湿热，凉血止血的治疗护理方法，可选用白头翁汤或槐角丸等方药加减。注意观察便血的颜色、血量，以辨近血与远血。血色鲜红者为近血，出血多来自肠；血色紫暗，或如柏油样为远血，出血多来自胃；反复出血不止者，应警惕恶性肿瘤。出血量多者，应卧床休息，防止气随血脱而发生危候。饮食宜清淡，忌辛辣燥热之品。

9. 脾胃虚寒证

临床表现：便血紫暗，或黑如柏油，脘腹隐痛，喜温喜按，面色无华，神疲乏力，少气懒言，便溏，舌淡，脉迟无力。

护理要点：采取健脾温中，养血止血的治疗护理方法，方药可选用黄土汤加减。密切观察患者出血及大便等情况，及时诊治与护理。病室宜温暖、安静，空气清新。多卧床休息，注意保暖，以防外感。出血时应根据医嘱及时予以止血；血止后，适时给以温热的流质或半流质温补食品。

10. 下焦湿热证

临床表现：尿血鲜红，小便黄赤灼热，心烦口渴，夜寐不安，发热面赤，口舌生疮，舌红苔黄，脉数。

护理要点：采取清热利湿，凉血止血的治疗护理方法，方药可选用小蓟饮子加减。密切观察尿血及伴随症状，以明确诊治与护理。病室宜保持洁净、凉爽。多卧床休息，避免劳累。饮食宜清淡，多饮凉开水，或用白茅根煎水代茶，以利小便而清湿热，忌辛辣刺激之品。

目 标 检 测

A1 型试题

1. 表证最主要的症状是（　　）
   A. 恶寒发热　　　　B. 口燥咽干　　　　C. 头身疼痛
   D. 脉数　　　　　　E. 舌红苔黄
2. 下列哪项不是表寒证的临床表现（　　）
   A. 恶寒发热　　　　B. 头身疼痛　　　　C. 鼻塞流清涕
   D. 无汗　　　　　　E. 舌苔薄黄
3. 表证发热一定具有的症状是（　　）
   A. 潮热　　　　　　B. 寒热往来　　　　C. 但热不寒
   D. 恶寒　　　　　　E. 壮热
4. 真寒假热的病机是（　　）
   A. 阴盛阳虚　　　　B. 阴盛格阳　　　　C. 阳气暴脱
   D. 阴阳俱衰　　　　E. 以上均不是
5. 虚证的病理特点是（　　）
   A. 正虚邪不胜　　　B. 邪胜正不虚　　　C. 正虚邪胜
   D. 邪正交争　　　　E. 正邪相持
6. 属于阴虚证表现的是（　　）
   A. 面色萎黄　　　　B. 咽干盗汗　　　　C. 神疲乏力
   D. 舌淡嫩　　　　　E. 以上都不是
7. 辨别病位及病势深浅的纲领是（　　）
   A. 寒热辨证　　　　B. 阴阳辨证　　　　C. 表里辨证
   D. 虚实辨证　　　　E. 以上都不是
8. 热证的舌苔和脉象是（　　）
   A. 舌质淡，苔白润　　B. 舌苔薄白，脉数　　C. 舌苔厚腻，脉实有力
   D. 舌红苔黄燥，脉数　E. 舌胖大苔滑，脉濡
9. 病在脏腑，病位及病势均较深重的是（　　）
   A. 里证　　　　　　B. 表证　　　　　　C. 寒证

D. 热证   E. 实证

10. 寒热是辨别下列哪一项的纲领（   ）
     A. 邪正盛衰   B. 病程   C. 病位
     D. 疾病性质   E. 病势深浅

11. 下列哪项不属于心病的常见症状（   ）
     A. 心胸憋闷作痛   B. 急躁易怒   C. 心悸怔忡
     D. 失眠多梦   E. 神昏谵语

12. 心热移于小肠的主要特征表现为（   ）
     A. 口舌生疮   B. 心烦失眠   C. 尿赤涩灼痛
     D. 大便干结   E. 面赤口渴

13. 心血虚与心阴虚的共有症状是（   ）
     A. 头晕目眩，面白无华   B. 五心烦热，潮热盗汗
     C. 心悸怔忡，失眠多梦   D. 唇舌淡白，脉细数
     E. 心悸怔忡、自汗，动则益甚

14. 肺病的典型症状是（   ）
     A. 神疲   B. 咳嗽   C. 自汗
     D. 胸闷   E. 痰饮

15. 下列症状中哪一项是肝血不足的主要判断依据（   ）
     A. 视物模糊   B. 面色苍白   C. 头晕目眩
     D. 心悸耳鸣   E. 少气乏力

16. 膀胱湿热的典型表现是（   ）
     A. 尿频，尿急，尿痛   B. 尿少   C. 尿失禁
     D. 小便淋漓不尽   E. 癃闭

17. 胁痛与哪些脏腑关系最密切（   ）
     A. 肝脾   B. 肝胃   C. 肝胆
     D. 肝肾   E. 以上都不是

18. 与泄泻无关的脏腑是（   ）
     A. 脾胃   B. 心肺   C. 肝
     D. 肾   E. 大小肠

A2 型试题

1. 病人刘某，形体肥胖，面色无华，精神不振，应是（   ）
     A. 阳气不足   B. 阴血不足   C. 精气不足
     D. 津液不足   E. 元气不足

2. 张某，面色无华，头晕眼花，心悸，肢麻，失眠，应是（   ）
     A. 气虚   B. 津液不足   C. 血虚
     D. 阳虚   E. 阴虚